师承实录 医理切磋

——附：魏长春答疑录

主　编　张卫华

编委（按姓氏笔画排序）

王秋雁　毛小华　朱黎红

张　洁　周天梅　盛桐亮

中国中医药出版社

·北 京·

图书在版编目（CIP）数据

师承实录　医理切磋 / 张卫华主编 . —北京：中国中医药出版社，2013.10（2023.5重印）

ISBN 978-7-5132-1651-7

Ⅰ . ①师… Ⅱ . ①张… Ⅲ . ①中医学—临床医学—经验—中国—现代 Ⅳ . ① R249.7

中国版本图书馆 CIP 数据核字（2013）第 235222 号

中 国 中 医 药 出 版 社 出 版

北京经济技术开发区科创十三街 31 号院二区 8 号楼

邮政编码 100176

传真 010-64405721

三河市同力彩印有限公司印刷

各地新华书店经销

*

开本 710×1000 1/16 印张 20.5 彩插 0.5 字数 320 千字

2013 年 10 月第 1 版 2023 年 5 月第 3 次印刷

书号 ISBN 978-7-5132-1651-7

*

定价 69.00 元

网址 www.cptcm.com

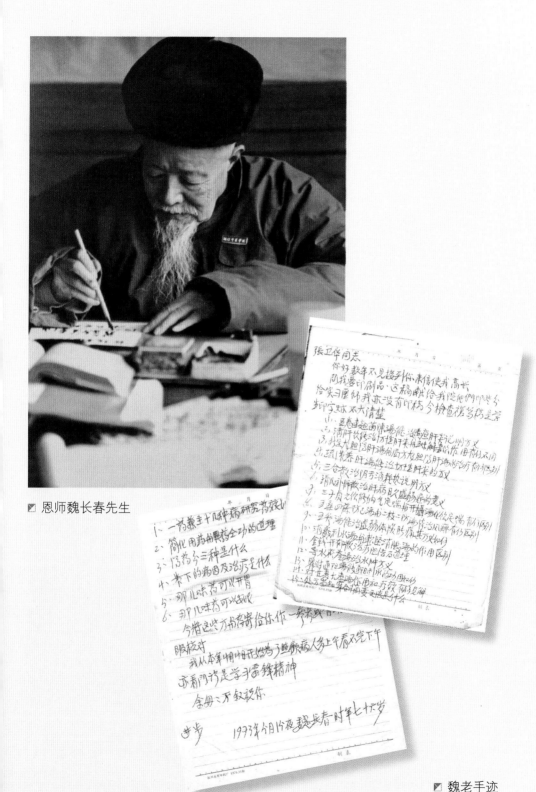

☑ 恩师魏长春先生

☑ 魏老手迹

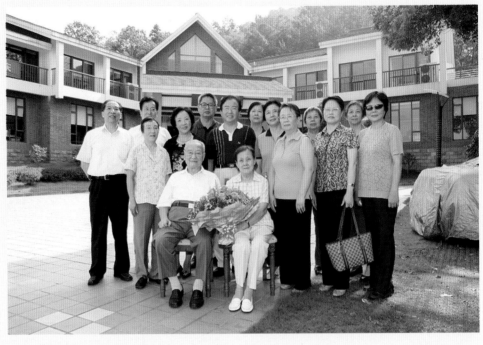

■ 与国医大师何任先生及其夫人在一起

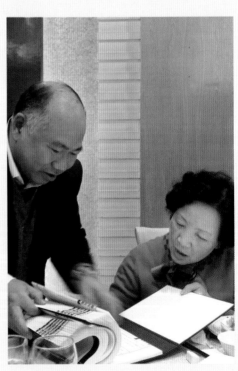

春華秋實

己丑秋月 連建偉

衡華方家存念

■ 连建伟教授惠赠墨宝　　　　　　　■ 与连建伟教授切磋

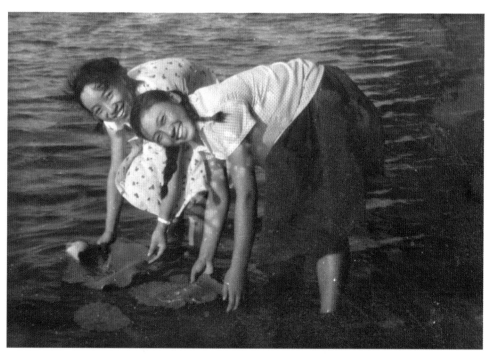

初入大学 ，丽先（右）为友

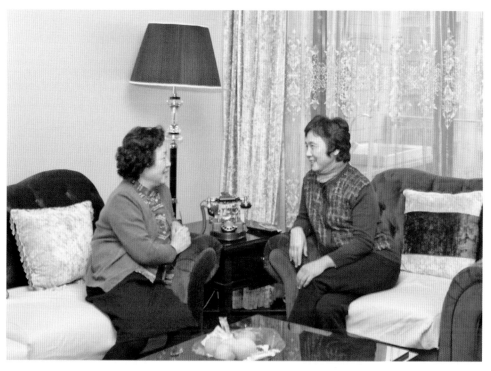

同窗挚友，携手进步

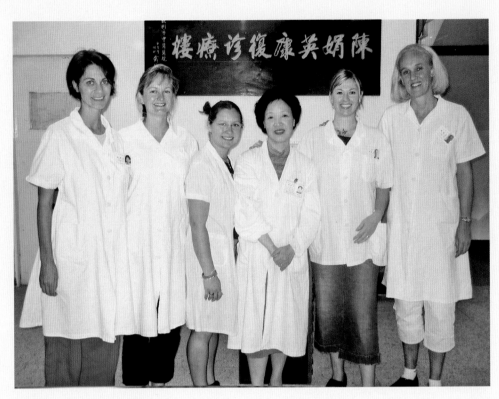

▣ 杏林广传，医术无疆

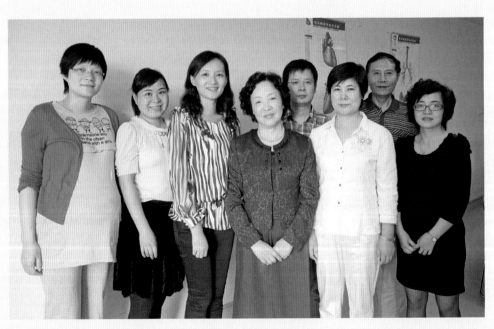

▣ 师承留念

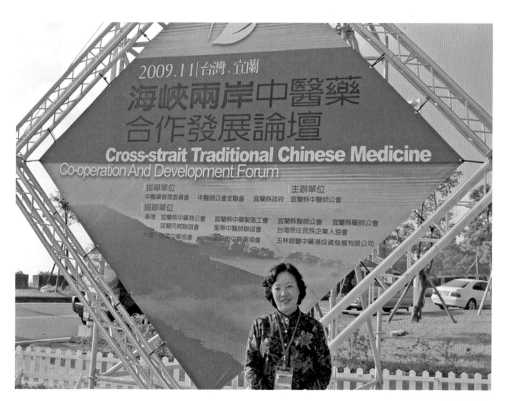

▧ 学术交流

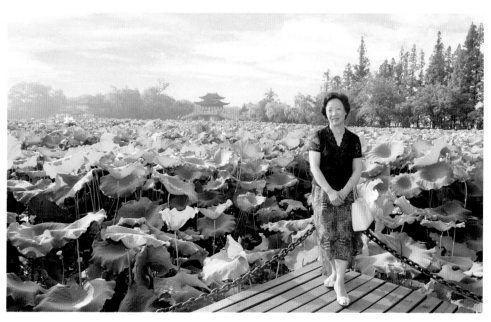

▧ 诊余小憩

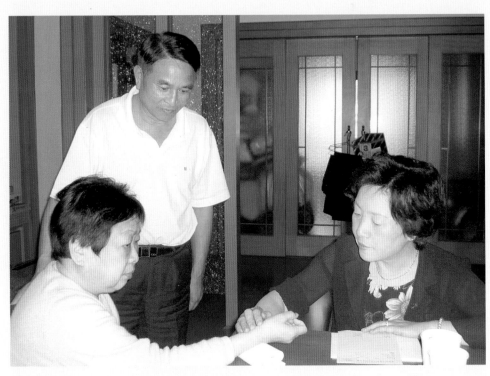

▨ 病患之友

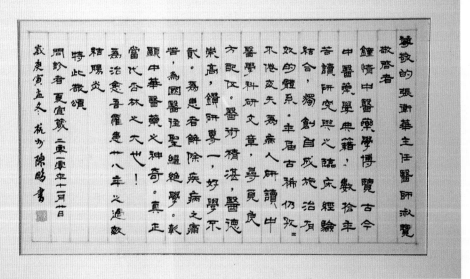

▨ 患者回馈

作者简介

张卫华　女，主任中医师，1942年8月出生于浙江杭州，1968年毕业于浙江中医学院（现浙江中医药大学）。2005年获杭州市名中医称号。为第一、二期杭州市名中医学术继承工作指导。原浙江中医药学会老年病分会副主任委员。

拥有45年的临床和教学经验。以"益火之源，以消阴翳"，"离照当空，阴霾自散"等学术思想开拓了治疗疑难病的思路，逐渐形成了"寒邪非温不散，水饮非温不去，痰湿非温不化，疼痛非温不止，瘀滞非温不通，气机非温不畅，食滞非温不消，虚寒非温不补"的学术观点。擅长内科疾病的中医治疗，尤其对慢性胃炎、溃疡病、胆囊病、结肠炎、口腔溃疡、热证、痛证及疑难杂症有独特经验。

连序

1973 年秋，我在浙江嘉兴乡村行医，有缘与嘉兴第二医院中医科张卫华医师相识，常在一起切磋医理，迄今已四十年了。四十年来，因彼此忙于工作，每年见面仅数次而已，然君子之交淡如水，我们一直保持着诚挚的友谊。

张卫华于 1962 年考入浙江中医学院，1968 年随浙江省中医院名老中医魏长春先生抄方学习，深得魏老真传。大学毕业后，一直从事中医临床工作，现为杭州市名中医、杭州市中医院主任中医师。

一月前，卫华姐持其大作《师承实录 医理切磋》嘱我作序。遵嘱忙里偷闲，认真阅读了一遍，深感该书确是一部理论联系实际的杏林佳作。

卫华姐的体悟源自其半个世纪以来的不断读书与反复临证。她胆大心细、行方智圆，提出"寒邪非温不散，水饮非温不去，痰湿非温不化，疼痛非温不止，瘀滞非温不通，气机非温不畅，食滞非温不消，虚寒非温不补"的学术观点，并在临床上屡获佳效。如治疗头发全脱，提出"养血则生发，补肾则乌发，血盛则发润，精足则发盛"的观点，并有医案佐证，确有见地。

卫华姐对疑难病的诊治，在前人经验的基础上深思熟虑，有所提高，有所创新。如对腹痛腹泻，病史经久，痛有定处，按之痛如针刺，局部有异物感者，前辈名家常用膈下逐瘀汤治疗，卫华姐认为王清任膈下逐瘀汤中理气药较多，而少腹逐瘀汤用温热药较多，对此类腹痛腹泻患者，用小茴香、干姜、官桂等温通散寒，化瘀止痛，更为妥帖。

卫华姐用方得心应手，源于她对组方理论的深刻理解。如认为仲景乌梅丸由数方组成，其中"蜀椒、干姜、人参为大建中汤主药，温运中脏之阳；附子、干姜为四逆汤主药，功能回阳救逆，子寒母亦寒，虚则补其母；当归、桂枝、细辛属当归四逆汤主药，阳运痹阻而治肢厥；连、柏、参、姜、附含泻心之意，辛开苦降，调其寒热，恢复中州升降之功。其方含多种功效，故临床运用广泛"。对经方的剖析如此深刻，不愧为仲景门人。

卫华姐现年七旬，仍骑着电动车奔波往返，忙于治病救人，充实快乐健康地过好每一天。她深刻理解《素问·上古天真论》"恬淡虚无，真气从之，精神内守，病安从来"这十六字经文，认为"恬淡虚无并非心如枯井，更非麻木不仁，是一种理性的平衡，是人格升华和心灵净化后的崇高境界。无论荣与辱，升与降，得与失，往往不以自己的意志为转移，要做到荣辱不惊，淡泊名利"。正因为卫华姐具有出世的心态，才能干好入世的事业。我为其医学成就深感欣慰，故乐而为之序。

连建伟

于杭州自度斋

2013 年 10 月

连建伟，浙江中医药大学教授，原浙江中医药大学副校长，全国第三、四、五批老中医药专家学术经验继承工作指导老师，中华中医药学会方剂学分会主任委员，享受国务院政府特殊津贴，第十、十一届全国政协委员，浙江省文史研究馆馆员。兼任台湾中国医药大学荣誉教授，台湾长庚大学客座教授。

盛序

1962年9月，丹桂飘香之季，我和张卫华相识在浙江中医学院（现浙江中医药大学）。从青春女生到古稀老人，我们的友谊因中医之缘与日俱增。忆当年，学院何任、徐荣斋、马莲湘、詹起荪等老一代恩师引领我们进入了浩瀚的中医宝库；在浙江省中医院实习期间，魏长春、裘笑梅等著名临床家的精湛医术，让我们领略了中医学的神奇疗效。如今通过数十年的不断读书和临证，我们更体悟到中医学的博大精深，深感做到老，学到老，仿佛刚刚开启了中医之门，却已老矣！

1968年，在那个动乱的年代，我们戴着"臭老九"的帽子毕业了，大家都被分配到农村，接受贫下中农再教育。卫华去了义乌县苏溪卫生院，我去了东阳县盘山（现磐安县）卫生院，在那里从清洁工、护工、护士、药剂师、收费员到全科医生，样样都要干，还经常背着药箱巡回出诊……这样的艰苦岁月不仅磨练了我们的意志，而且让我们学到了很多书本上学不到的知识和技能，为日后的工作积累了无形的财富。

70年代后期，卫华调到杭州市中医院，从住院医师做起，经历病房、急诊，到全院二唤值班。为适应工作，她如饥似渴地学习西医，边学边干。在临床中她将西医辨病与中医辨证相结合，提出胃镜窥视的胃黏膜表现可以作为中医望诊的补充，将西医先进的诊疗技术为中医所用，大大提高了临床疗效。西医确诊或难以确诊的病证，她常从中医角度去辨证用药，古方新用，并运用西医检测的客观指标来检验中医的治疗效果，促进了中医诊疗的发展，努力实践着理论与临床融会贯通的医学之路。

90年代初，卫华从病房调入门诊，进入了钻研中医的黄金阶段。几十年的中西医临床及对温热药的潜心研究和实践，厚积薄发，开拓了她治疗疑难病的思路。她提出"寒邪非温不散，水饮非温不去，痰湿非温不化，疼痛非温不止，瘀滞非温不通，气机非温不畅，食滞非温不消，虚寒非温不补"的学术观点，运用祛寒湿、温阳气、补脾胃、化痰瘀等法治愈诸多疑难沉疴。尤其是胆大心细、恰到好处地运用附子，如治疗风湿性多肌痛，附子用量从每剂10g逐渐加至50g，达到了最佳疗效，5个月共用附子4549g，终获治愈，解除了患者痛不欲生之顽疾。又如冠心病心绞痛，先用温阳益气、活血化瘀等法，后选别直参、附子、鹿茸、紫河车、三七粉、藏红花等固本培元，治疗一年余，终于免除了搭桥及装支架之手术。如果没有她日复一日勤奋读书的领悟和厚实的临床根底，是不会有如此胆识的。

2005年，杭州市卫生局授予她"杭州市名中医"的殊荣。诊务虽然繁忙，但她仍不忘读书，只要有好书出版，她都会争取第一时间阅读。如《李可老中医急危重症疑难病经验专辑》、《扶阳讲记》、《扶阳论坛》、《朱良春临床经验集》、《俞氏中医消化病学》等，她带着临床问题一遍又一遍地读，不断地读书与临床，温故而知新。她常将所获与我交流，同我分享。数十年来，她在读书中发掘、继承前人的经验，领悟其真谛，创制了较多经验方，如治急慢性咽炎、扁桃体炎的"咽炎方"，是在《伤寒论》第313条半夏散及汤的启示下，融入著名中医蒲辅周、朱良春先生的治疗经验而成。加味内托生肌散是在张锡纯《医学衷中参西录》内托生肌散的基础上加味，用于阑尾脓肿，获得较好疗效。

2006年后，杭州市卫生局多次授予卫华师承工作优秀带教老师称号。在带教中，她将自己多年来读书、思考和实践的体悟逐一整理成讲稿，共计10篇，面对面传授给学生，深受学生欢迎。近来该书稿经反复修改、补充，即将出版，我有幸先睹，细细拜读，深感这是一本非常值得读的好书。她精勤不倦四十余年，读书、临床不加修饰，不求全，但求真，以鲜活的临床实例向我们展示了中医疗效的卓越。如反复胸痛38年案、真寒假热口疮案等。

她从临床思维角度，简化繁琐的病因病机，介绍最简捷的辨证要领，列举最实用的经验方，如治疗外感发热的加味羌英汤，治疗腹泻的加味七味白术散等，我用于儿科临床，同样颇有效验。该书叙述生动，言之有据，验之有效，能启发辨证思路，指导临床用方，不仅对在校学生及初涉临床的医师有较大帮助和指导，即使临床多年的医师，读后也将受益匪浅，会有茅塞顿开之感。

我和卫华相识相知五十载，她做人诚信，做事认真，对专业投入。数十年来，厚德行医，医德共济，今又将毕生临床经验公诸医界，提携后学，此乃仁者之心，故乐为之序。

盛丽先

2013 年 10 月于杭州

盛丽先，女，浙江中医药大学教授，浙江省中医院（浙江中医药大学附属第一医院）主任中医师，浙江省名中医。从事中医儿科教学、临床、科研四十余年，为第五批全国老中医药专家学术经验继承工作指导老师。

贺卫华胞妹
《师承实录　医理切磋》出版

四秩寒夜唯苦读，

古今名典熟如流。

钻研杂证患难解，

著作杏林精要收。

桃李芬芳传宇内，

师恩点滴记心头。

高超医术人称颂，

无限情怀现已酬。

张若文

若文姐姐原系余姚人民医院内科医师，退休后在老年大学诗词班学习，作品曾多次获奖。闻及拙著出版，欣然作诗，以示祝贺。

前言

我于 1962 年考入浙江中医学院，从事中医的学习、临床及教学已 50 余年。1997 年退休后，有更多的时间阅读中医经典和书籍，弥补了以往之不足。现在我可全身心地投入酷爱的中医临床。

唐代药王孙思邈曰："凡有一技之长者，必百计以求之。"这种谦卑的学习精神是值得我们每个中医人学习的。名家书籍中不仅记载着各自的技术所长，而且将自己的学习方法、临床经验、用药技巧及感悟心得和盘托出，这种医家风范和胸怀给了我们许多启示，使我十分敬佩和感叹！读他们的书，再结合临床，在传承中发扬，随之加深了我的中医功底，亦大大提高了临床疗效。

2005 年杭州市卫生局授予我"杭州市名中医"称号，面对荣誉，内心愧疚，但激励我进一步学习钻研，提高疗效，为人民服务。继而接到带徒的任务，重任在肩，责无旁贷。徒弟还需竞争上岗，必须是中医副主任医师以上。首批有缘的是王秋雁、朱黎红及毛小华医师，他们都是在各自医疗领域中有相当造诣的优秀医师。起初我顾虑重重，恐难胜任，静夜细思，不能入睡，如何向他们交出满意答卷？思考再三，决定 3 年中除跟师抄方外，要面授或书面讲课十次。日复一日，月复一月地过去，我们逐渐完成了三年的传承工作。学生满意结业，优秀学术继承人他们榜上有名。两年后毛小华医师还评上了"杭州市名中医"。我为他们高兴！

2010 年底我又担任了第二批师承老师，与周天梅、张洁、盛桐亮医师有缘聚在一起。他们同样是有相当建树的佼佼者，周天梅医师还是博士生。我决定删除原讲稿中的部分篇章，增加临床疾病治疗的经验。在批阅评注他们的读书心得、月记、病案时，我有启发，有收益，真是后生可爱！教与学、师与生是相长的。此期师承尚有一年结束，我萌生了将其整理成册，付梓出版的意愿。"师承实录"是我的临证与读书感悟，其中有许多老一辈名中医的宝贵经验，亦有我自己得心应手之验方。许多我治愈的病例体现了中医的疗效及优势。我心中有数百首熟背的经方、验方，心中有方，思维不乱，心中有方，难病不怕！"医理切磋"有师生问答，亦有我问学生之内容；有他们的读书心得、月记及病案。此书不仅是我们师承的总结，而且可以让刚踏入中医殿堂的学子们开拓临床思路，使临床经验富足的中医师们温故而知新，增加用之颇效的良法验方。

本书即将付梓之际，要感谢数十年来诚挚相助的良师益友连建伟教授，他百忙之中对书稿仔细阅读，悉心修改。感谢我的同窗好友盛丽先，我们从青年到壮年直至老年，一起切磋医理，交流心得，讨论病案。中医事业让我们退而不休，我们在治病、教学中体会到人生的价值和快乐。感谢盛桐亮医师，从实习生到现在的学术继承人整整已十二年，常为我购书送书，为我节省了很多时间和精力。感谢钟艳医师，耐心仔细地帮我在电脑中反复修改、核对书稿。感谢连建伟教授的高足张卓文博士对我的支持，感谢朱苗全先生对书稿、照片等进行电脑处理。

讲稿是心悟之见，言之所至，尚不系统，也不完善，难免偏颇。本人及学生的文笔中如有表达未能到位及辞意欠雅之处，敬请同道谅解。

张卫华

2013 年 10 月

目录

师承实录

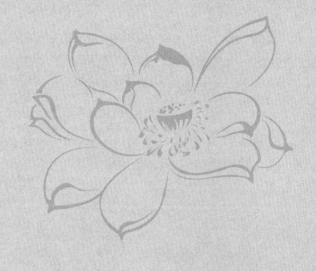

临证与读书感悟

天梅、张洁、桐亮：此篇讲稿的内容已在 2010 年出版的《杏林精要——杭州名中医学术经验集》中登载，今修改后发给你们，作为我的第一篇讲稿，附有治愈的疑难病案，基本体现了我临证与读书的体悟，也是我的学术观点。

中医学是在长期发展过程中形成的医疗体系，四大经典及历代医家著作博大精深，是中华传统文化的瑰宝。近年来出版的大量中医书籍，记载了现代德高望重的专家们的临床经验，富足而精彩。我们长期从事临床，有一定的经验积累，但对部分疑难病时感棘手，读他们的书能温故而知新，并开拓治疗疑难疾病的思路，用于临床，疗效颇佳。无机会得到名家面对面的传授，亦可从书本中得到传承。

我 40 年的临证积累和读名家书籍，感悟到外感寒邪及阳气亏损是众多疾病发生的根本。唐代王冰的"益火之源，以消阴翳"以及"离照当空，阴霾自散"等学术思想，时时指导着我对疾病的治疗。我喜欢用温热药物及温法治疗疾病。温热药有麻黄、桂枝、白芷辛散之温，有羌活、独活、防风渗湿之温，有附子、肉桂、干姜燥热之温，有南星、半夏、白芥子化痰之温，有丁香、细辛温通之温，有人参、黄芪、鹿茸温补之温。长期的临床中我逐渐形成了"寒邪非温不散，水饮非温不走，痰湿非温不化，疼痛非温不止，瘀滞非温不通，气机非温不畅，食滞非温不消，虚寒非温不补"的学术观点，确认祛寒湿、温阳气、补脾胃、化痰瘀能使部分沉疴获得痊愈。

一、脾胃虚寒，温通温补

众多原因可致寒湿损伤脾胃，久则脾胃虚寒。①寒湿致病。《素问·举痛论》曰："寒邪客于肠胃之间，膜原之下，血不得散，小络急引，故痛。"江南温差变化剧烈，又常阴雨绵绵，并喜用空调，阴寒湿邪易从皮毛而入，亦可直犯太阴，损伤脾胃阳气，而成虚寒。寒邪非温不散，虚寒非温不补。②饮食所伤。天气稍热，嗜食凉茶冷饮、冰啤冰块、生冷瓜果，或喜食生猛海鲜及膏粱厚味，损伤脾胃阳气。《医药正传·胃脘痛》曰："……多由纵恣口腹，喜好辛酸，恣饮热酒煎煿，复餐寒凉生冷，朝伤暮损，日积月深……故胃脘痛。"疼痛非温不止。③用药失当。《证治汇补·心痛选方》曰："服寒药过多致脾胃虚弱，胃脘作痛。"抗生素、苦寒中成药滥用或反复多用可致脾胃阳气受损，里寒无法外散。④过度疲劳。工作、学习竞争激烈，损伤阳气。《思考中医》谓："阳气者，静则神藏，躁则消亡。"⑤长期睡眠不足致阳气亏损。睡眠为阳气收藏蓄积、滋养归根之时，不寐则阳不入阴，久而久之，阳气虚损，非温补莫治。⑥过度锻炼。如冬季过早起床晨练，或因经常高强度锻炼而大汗淋漓，耗伤阳气，损伤脾胃，必须温补阳气。

二、老年患者，温补化瘀

1. 温补肾阳化瘀

调补肾的阴阳，以补肾阳为主，可使全身阴阳达到平衡。《素问·阴阳应象大论》曰："阳生阴长，阳杀阴藏。"《医宗必读》曰："阴阳并需，而养阳在养阴之上"，"气血俱要，而补气在补血之先"。气为阳，血为阴，"阳能生阴"。王旭高云："真阳旺而邪自退，所谓正治之良图。"阳气充沛，布达全身，五脏得养，使客于体内之寒湿能发散外出。《素问·生气通天论》曰："阳气者，若天与日，失其所，则折寿而不彰。"有一分阳气便有一分生机。老年患者以冠心病、病态窦房结综合征、肺心病、心力衰竭、呼吸衰竭等为常见病，可用附子等以温肾阳，振胸阳。大剂量附子有退阴回阳之力，有起死回生之功。前列腺肥大所致的尿频不畅或尿潴留多因肾阳衰微，命火不足，膀胱气化失司兼夹瘀滞所致，温肾阳以活血用真武汤加补肾化瘀之品屡获良效。老年患者之眩晕多属阳气虚损，清阳不升，兼夹痰瘀。"无虚不作眩"，"无痰不作眩"，用补肾升阳化痰瘀之剂，症状即可改善。老年骨质疏松、骨质增生、类风湿性关节炎等疼痛，关节变形，活动障碍，其本为肾阳亏损，精血不足，其标为寒湿痰瘀凝滞。《素问·长刺节论》曰："病在骨，骨重不可举，骨髓酸痛，寒气至，名曰骨痹。"用补肾阳、益精血、化痰瘀、祛风寒之剂可缓解症状。

2. 温补脾胃化瘀

老年患者元气已虚。郑钦安谓："元气之根在肾，培根之本在脾。"脾运精微，化源充足，精血复生，则五脏得养。李东垣云"脾胃内伤，百病由生"。《素问·阴阳应象大论》云"清阳实四肢"。老年患者常有四肢软弱、肌肉消瘦、腓肠肌痉挛及大小便失控，用温补脾胃之法，清阳得升，四肢营养充足则步行轻健有力，肌肉才能丰满，二便才能控制。老年患者脾肾阳虚兼夹瘀滞，血行不畅，升降失常，气滞血瘀痰阻，常易患上肿瘤。古代医家认为"健脾即可以磨积，脾健积自消"，温补健脾、化痰破瘀为治疗肿瘤大法之一。临床用药遣方需重视气机之升降，升降顺畅是疾病痊愈之前提，健康长寿之条件。

三、难病怪病，温化痰瘀

难病怪病表现为寒热错杂，虚实并见，病程缠绵，病因复杂。疾病初起在气，久病入络，导致血液流通受阻，脉络必有痰瘀，久则变为虚寒，必须温化痰瘀。

1. 怪病多痰

《丹溪心法》曰："凡人身上中下有块者，多是痰。"又有"怪病多痰"，"百病皆痰"之说，临床治疗痰饮、痰浊、痰核，非温不化，非温不消。

2.顽疾兼瘀

颜德馨先生重视"瘀血为百病之胎""怪病必有瘀""久病必有瘀",瘀血既可成病之果,亦可成病之因。《丹溪心法》曰:"痰夹瘀血,遂成窠窝。"傅青主述:"久病不用活血化瘀,何除陈年坚固之沉疾,破日久闭结之瘀滞。"故瘀滞非温不破。

3.久病必虚

久病难病往往脏腑虚弱,日久阴阳两虚,气血运行失畅,而成瘀滞,闭阻脉络,痰瘀交阻,易成癥积,治疗必须以温补温通为主。《素问·至真要大论》云:"疏其血气,令其条达而致和平。"气血调畅方能奏效。

四、真寒假热,温阳散寒

真寒假热是指阴寒之邪壅盛于内,逼迫真气上浮,隔阳于上,或阳虚于下,虚阳外越,使阴阳之气不相顺接的系列症状。真寒假热在经典中有较多记载,如《素问·阴阳应象大论》"重阴必阳""重寒则热",《伤寒论》"患者身大热,反欲得衣被者,热在皮肤,寒在骨髓也"。张景岳云:"真寒假热之病为极多,而真热假寒之病则仅见耳!"郑钦安云:"牙痛龈肿,口疮舌烂,齿血喉痛,大小便不利之病,不得妄以滋阴降火之法施之。若妄施之,是助阴以灭阳也。"只要遣方用药正确,假热现象即可消失。临床常用麻黄附子细辛汤治愈众治不愈的真寒假热之高热。该方被历代医家称为温散寒邪之神方。麻黄、附子并用,内外协调,加细辛温散,风寒得散,阳气自归。慢性咽炎和化脓性扁桃体炎反复咽痛、脉沉细、舌胖嫩者,用抗生素及清热解毒之剂效差,实属反复感受寒邪,阳气受损,阴寒内盛,格阳于上,先予半夏散及汤治之,或麻黄附子细辛汤温散,症状改善后用潜阳丹等以收纳浮阳,疗效颇佳。部分慢性胃炎患者除疼痛、嗳气、泛酸外,常伴有胃脘灼热、口臭便秘等症,实属脾胃虚寒,阳气不足,浮热于外之假热,选附子理中汤合黄芪建中汤加封髓丹等,皆能迅速改善。又如牙痛龈肿，齿根松动，不能咀嚼，脉沉而虚，往往属寒邪凝滞，阳气受损，阴火上浮，治疗宜温通寒凝，引火归原，封髓丹、潜阳丹加祛风散寒之剂效佳。范中林曰"口内少实火"。口腔溃疡、更年期及疲劳综合征，倦怠思睡，夜间失眠，阵阵烘热，手足心灼热，即使在隆冬，夜间手足亦需伸至被外，症似热象，脉舌皆虚，实属阴火，亦需温补脾肾之阳，用引火归原可将假热之象解除，正如《医理真传》所述："阳气若伤，群阴即起，阴气过盛，即能逼出元阳。元阳上奔，即随人身之脏腑、经络虚处便发。"

五、典型病案

1. 胃肠疾病案

附子理中汤为补火生土之剂，犹如锅底加薪，使胃阳鼓动，脾土得温则运化尤佳，其能恢复脾胃受损之阳气，亦能发散肠胃之寒湿。我临床用此方加味治疗胃肠疾病，获得较好疗效。

（1）便血　郑钦安《医法圆通》云："由其一经出血，死者甚多，不知非死于病，实死于泻火之凉药耳。"认为失血实证少，正气衰者十居八九，并深情地赋诗一首以示后学，详见该书卷四之失血破疑说。临床上消化道出血大多需用此法。王某，男，25岁，血性黏液便一年余，一天两次，经中西治疗效不显，肠镜诊断为溃疡性结肠炎，回盲部活检提示：黏膜慢性炎伴糜烂。舌脉与脾虚阳损相符，用附子理中汤合仙鹤草、血余炭、桔梗、防风等，7剂。复诊时告之，3剂即血止。后因其他疾病来诊，未再出现血便。

（2）疼痛　周某，女，27岁。胃脘隐痛反复5年，加重2个月。喜温喜按，痛时无法工作，面色晦黯，自述病起于春节，因食大量西瓜所致，并伴虚寒脉证。投附子理中汤合黄芪建中汤加味，胃痛渐止，服药1月，症状消除，面色转华，神采奕奕。张景岳说"三焦痛症因寒者十居八九"，寒则凝，温则通。胃脘痛虚寒证为多，治疗宜温通调补。余用此方法治愈慢性浅表性胃炎、萎缩性胃炎、溃疡病患者众多，此不赘述。

（3）泛酸　边某，女，52岁。重度泛酸4个月余，夜间更甚，酸水常涌入鼻腔而咳呛不已。《素问·至真要大论》曰："诸病水液，澄沏清冷，皆属于寒。"饮为阴浊，得温则化，用附子理中汤合吴茱萸汤4剂，泛酸消失。

（4）呃逆　王某，男，58岁。呃逆频作1周，甚则胸闷难忍，似有濒死感。在当地卫生院服用山莨菪碱4天，注射过利他林针等，效不显，遂投附子理中汤合吴茱萸汤、旋覆代赭汤加丁香。方中芍药、甘草各30g，吴茱萸15g，先煎3分钟，洗后入药。复诊时告之，服1剂呃逆即除。《医法圆通》云："因阳虚者由中宫之阳不足，以致阴邪隔拒于中，法宜温中降逆为主，如理中汤加吴萸、半夏之类。"

（5）呕吐　陈某，女，51岁。食入即吐1天。昨日清晨始不能进食，原患贲门失迟缓症，脉、舌皆为中焦虚寒之象。方用附子理中汤合小半夏汤，加娑罗子、诃子、通草等，3剂。复诊时述服1剂呕吐即止。《医法圆通》云："更有阳虚之人，俨若平常好人，却不能劳心用力多言，但劳神一刻，即有发呕发吐者，法只宜温中或补命门相火。"

（6）便秘　顾某，女，16岁。反复便秘多年，近15天来未解，时有胃痛纳差、肢冷。病起于饮食起居失常，每年体重增加5kg，当体重达80kg时，毅然在健身中心进行剧烈锻炼减肥，每天大量汗出，不久体重骤降至64kg，此后出现严重便秘。处以附子理中汤，加大白术剂量至50g，加升降药对葛根、枳壳及火麻仁、杏仁等，7剂。复诊述：药后大便即通畅，四肢转热，胃纳增加。此为大汗后损伤阳气、津液，脾胃阳虚，肠道失于温煦，传导失司而致。《伤寒论》理中丸条下记载：渴欲得水者加白术，说明白术能大生津液，增水行舟。调治后至今患者大便正常，多年便秘随之消失，体重未再增加。

（7）腹泻　卢某，女，41岁。腹泻腹痛反复十余年，呈黄色水便，3～4次/日。饮食生冷或肉类食品5分钟后即泻，倦怠乏力，畏寒骨冷，消瘦明显。肠镜示：直肠炎。胃镜示：慢性浅表性胃炎。曾服多种药物，效不佳。处以附子理中汤合四神丸，加乌梅、赤石脂、仙鹤草等，7剂。复诊述：服药2剂腹泻即止，食瓜果及肉类已不腹泻，仍感倦怠乏力。原方加黄芪、升麻以升清气，乃宗《素问·阴阳应象大论》"清气在下，则生飧泄"之意。

附子理中汤加味还用于胃虚不食、嘈杂易饥、流涎口臭等胃肠疾病，常可得心应手。李东垣说："脾胃不足之源，乃阳气不足，阴气有余。"彭承祖《圆运动的古中医学》记载"三阴统于太阴"，"阳明燥热永不敌太阴寒湿"。冯某，男，73岁。患冠心病、糖尿病，正规用药，血糖控制不够理想，房颤频发，甚则持续十余小时。在原西药治疗基础上，遵李可经验，用大剂量附子理中汤合引火汤，加肉桂、乌梅。1周后血糖控制满意，频发房颤明显减少。脾胃阳气不振，浊阴内伏，非温通温补则不能复其阳，亦不能祛其寒。

2. 冠心病案

徐某，女，62岁，苏州医学院第一附属医院心内科22床，2005年12月25日初诊。胸闷隐痛，时呈绞痛，反复2年，2005年8月中旬心绞痛加重，住入吴江医院，疼痛放射至肩背及左手臂，痛则大汗，24日转入该院。

住院诊断：①冠心病、不稳定型心绞痛、心功能Ⅳ级。②2型糖尿病。③高血压病3级。④脑梗死。2005年9月冠脉造影提示：三支弥漫性病变，狭窄最重处70～80%，不宜装支架，建议冠脉搭桥（图1、图2）。经住院正规治疗，白天胸闷胸痛消失，夜间仍隐痛。家属特请中医会诊。患者面色苍白，表情淡漠，少气懒言，文静少动，形体稍胖，舌胖嫩苔薄白，脉沉细涩。处方以活血化瘀，益气温通为先：三七粉（分吞）6g，血竭（分吞）1.5g，琥珀（药汁再煎）6g，沉香粉（分吞）6g，水蛭10g，高丽参（炖后兑入）6g，黄芪30g，麦冬15g，瓜蒌12g，五味子10g，薤白10g，桂枝12g，姜半夏12g，丹参12g，赤芍12g，石菖蒲12g，葛根30g。7剂。2006年1月3日其丈夫来电告之，1周来夜间未再出现心绞痛，改高丽参为3g，加附子（先煎1小时）30g，干姜12g，党参15g，通天草12g。

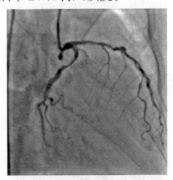

图1

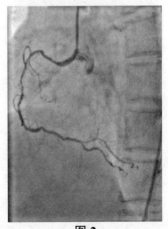

图2

14剂，另嘱每天服一小碗炖烊之黑木耳。至春节前胸痛未作，嘱停用汤药，改服培元胶囊：三七45g，琥珀45g，胎盘1具，别直参30g，鹿茸30g，五灵脂45g，野生灵芝45g，血竭15g。研粉装胶囊，分45天吞服。2006年3月15日、5月16日两次驱车来杭复诊，面色转华，喜带笑容，自述无明显不适，频频道谢，与治疗前比较判若两人。返家后来电告之：长途驱车来回，未感疲乏不舒。继则电话改方，每剂皆用附子30g，先煎1小时。根据不同病情，曾用过参附

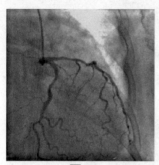

图3

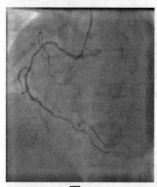

图4

汤、真武汤、黄芪防己汤、乌药顺气散、当归四逆散等。培元胶囊中曾加用冬虫夏草、藏红花。2007年5月14日住入北京阜外医院检查，冠脉造影提示：与一年前比较有显著改善，嘱不必再搭桥及装支架（图3、图4）。阜外医院医生感到诧异，问家属除西药外在服用何药，还让住院的其他患者向徐某讨教。徐某将一年来服用的中药处方和盘托出。

【思路辨析】

（1）患者心绞痛，舌脉皆属心阳亏损，瘀痰痹阻胸络。《颜德馨诊治疑难病秘笈》云："若心痛剧烈可加血竭粉与三七粉，和均分吞，每次1.5g，一日3次，效果显著。"琥珀活血化瘀止痛，加虫类药水蛭以穿透络脉，沉香行气止痛，高丽参大补元气，合用使心绞痛迅速缓解。另黄芪生脉饮与瓜蒌薤白桂枝汤、瓜蒌薤白半夏汤为益气温阳化瘀常法。

（2）《李可老中医急危重症疑难病经验专辑》记载培元固本散治诸虚百损。李可老中医是受岳美中先生启发。该方由名贵中药组成，功在温补阳气，补益精血，活血化瘀，推陈致新，能修复重要脏器之因病损伤。

（3）血肉有情之品的补益之功在关键时刻要胜过无情草木之味。

（4）木耳色黑入肾，有补肝肾之功。按药理研究，具抗凝、抗血栓、抗肿

瘤、降低血脂、延缓衰老作用。

（5）此患者用中药干预，免除了冠脉搭桥术，其成功的基础是：有好的医疗条件，合理的西药治疗（现仍使用美托洛尔缓释片、伊贝沙坦、福辛普利、硝苯地平缓释片、阿卡波糖、罗格列酮及精蛋白锌胰岛素针等控制血糖、血压、血脂），有温馨和睦的家庭环境。

3. 硬膜下血肿案

管某，男，60岁，2007年6月28日初诊。头痛头昏，恶心呕吐2天，4月9日急诊收入邵逸夫医院。CT示：左侧硬膜下血肿，脑中线向右偏移1.7cm。次日手术，钻孔引流出80ml左右，住院10天（病起于3月5日摔跤后，当时CT提示左侧硬膜下血肿，保守治疗7天出院）。5月9日CT复查提示：左侧硬膜下血肿术后，左侧额颞叶硬膜仍见高密度条状影。6月9日再次复查，又发现硬膜下血肿，脑中线向右偏离1.1cm。6月15日在117医院再次钻孔引流出50ml，并告之因年过花甲，有可能继续出血。患者忧心忡忡，6月28日由进修医师陪同来诊。时有眩晕，心烦焦躁，形体消瘦，舌红苔薄黄，脉来弦劲，治宜平肝潜阳，清化痰热，化瘀止血：生牡蛎（先煎）30g、龙骨（先煎）30g、山萸肉30g、三七粉（分吞)6g、血竭（分吞)3g、生白芍12g、钩藤（后下）15g、天麻12g、牛膝12g、黄芪20g、制半夏12g、桑叶10g、茯苓15g、泽泻15g、炒白术15g。7剂。服中药后停服西药。7月9日CT复查提示：硬膜与颅骨间有阴影。原方中加入益智仁20g，补骨脂12g，熟地12g。7天一复诊。8月14日CT复查提示：左侧慢性硬膜下血肿钻孔引流术后改变，颅内未见异常。

【思路辨析】

（1）以上主方是张锡纯的补络补管汤。龙牡平肝潜阳，收敛止血，山萸肉酸敛，并补肝肾。三药合之，滋水涵木，平肝止血。三七、血竭合用，活血化瘀止血，其效更著。

（2）瘦人多痰火，半夏与茯苓泽泻汤合桑叶化痰清热，天麻钩藤饮中部分药物平肝息风，补养肝肾，加黄芪以补气摄血。

4. 风湿性多肌痛案

汤某，男，62岁，杭州机电公司退休，2005年5月9日初诊。两下肢及颈部肌肉僵硬疼痛近1年。2004年6月始，两髋部僵硬重着，疼痛逐渐加重，继而不能蹲跨弯腰，难以步行，不能逾越5cm以上的台阶，外出无法乘车。3个月后颈肩部不能转侧，肩背疼痛，双手不能上举，遇寒加剧，渐致身体难以屈伸，移步困难，洗澡亦需家人帮助。在多家医院检查，肌电图、头颅CT、颈椎磁共振、腰椎片等皆正常，各项免疫指标无异常，血沉偏高，皆诊断为"风湿性多肌痛"。曾服过多种药物及艾灸，无效。肌肤关节颇凉，苔白腻，脉弦紧、尺弱，从寒痹论治，治宜祛风寒，补肝肾：桂枝12g，炒白芍15g，知母15g，麻黄10g，防风10g，附子12g，制首乌12g，当归12g，川芎12g，补骨脂12g，独活10g，制草乌12g，狗脊12g，葛根30g，威灵仙12g，茯苓12g，生半夏12g，生南星15g，细辛6g。5剂。

5月14日复诊：颈部稍能转动，疼痛略微减轻。此后逐渐加大附子剂量，症状也随之明显减轻。当附子加大至每剂50g（先煎两小时）时，僵硬疼痛重着消失，能敏捷弯腰拾地面之卡片。每周复诊一次，经5个月治疗，病告痊愈。2005年11月在全市各医院医师四大经典竞赛时作为典型案例到场，考核结束后该患者情不自禁地面向医生高抬腿快速跑步以示痊愈，与大家分享喜悦。患者仔细地做了统计，5个月中共用附子4549g，服用过程中未出现任何毒副作用，几次检查肝肾功能、血常规及电解质皆正常。治疗中先后用过蕲蛇、菟丝子、仙灵脾、怀牛膝、豨莶草、鸡血藤、老鹳草、海风藤、党参、黄芪、秦艽、黑大豆、防风、炙甘草、蜂蜜等，中成药用过通心络胶囊、扎冲十三味。

【思路辨析】

（1）《素问·痹论》曰："风寒湿三气杂至，合而为痹也，其风气胜者为行痹，寒气胜者为痛痹……"患者以痛痹为主，故治以祛风寒为主。

（2）《金匮要略》曰："诸肢节疼痛……桂枝芍药知母汤主之。""病历节不可屈伸，疼痛，乌头汤主之。"《古今录验》谓"续命汤治中风痱，身体不能自收持，口不能言，冒昧不知痛处，或拘急不得转侧"。以上三方加减可补益肝肾，温里散寒，透发寒邪。

（3）当附子用至每剂 50g，制川草乌各 15g 时，患者能弯腰屈膝拾地面之物。乌头、附子量减少时，曾一度疼痛反跳，提示寒邪深伏肌肉骨骼，痹阻血脉，已变沉寒痼冷之顽症，必须以大剂量乌头、附子来温通表里内外，才能开冰解冻。此患者痊愈为热药治疗疑难病别开径庭。

（4）附子用 30～50g，与制川乌同用，根据李可先生经验，与炙甘草 60g，防风 30g，黑大豆 30g，蜂蜜 60g 同煎，以解毒。蜂蜜为百花之精华，又为附子、乌头毒性之克星。《本草经集注》中记载防风"杀附子毒"，《本草求原》中记载防风"解乌头、芫花、野菌诸毒"。《本草纲目》中记载黑大豆"煮汁，解砒石、甘遂、天雄、附子……百药之毒"。

（5）患者治愈后用培元胶囊，乃血肉有情之品，培补真元以收全功。

5. 腱鞘囊肿案

吕某，男，38 岁，2005 年 12 月 7 日初诊。右肘关节外侧触及一块状物 3 年，两月来增大至小鸡蛋大小，质硬，推之不移，边缘光滑，局部无红肿热痛，但屈伸不舒，即日 B 超示：右肘部背侧肌肉内可见大小约 3.6cm×1.9cm×1.4cm 囊性无回声团，诊断为腱鞘囊肿（图5）。苔白腻，脉弦滑，以往局部有外伤

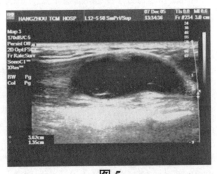

图 5

史。分别在西医外科及骨伤科就诊，认为囊肿太大，无法压碎，必要时可手术切除。患者要求中药治疗。从痰湿瘀阻之痰核论治：生牡蛎（先煎）30g，浙贝 12g，玄参 12g，白芥子 10g，片姜黄 12g，胆南星 12g，姜半夏 12g，茯苓 30g，泽泻 30g，王不留行子 12g，莱菔子 12g，猫爪草 15g，莪术 12g，海藻 12g，夏枯草 15g，郁金 12g，楮实子 30g，威灵仙 15g，生黄芪 15g，穿山甲 10g，枸橘李 12g。10 剂。12 月 13 日复诊：服药 7 剂后明显缩小，服至 10 剂时自觉块状物消失。原法出入。12 月 24 日复查 B 超提示：囊肿大

小 1.5cm×0.9cm×0.5cm（图6）。2006年1月14日再次复查B超，大小为 0.8cm×0.6cm×0.4cm（图7），症状消失。该患者至今未再出现可触及之腱鞘囊肿。治疗中曾用过僵蚕、紫背天葵、干姜、延胡索、刘寄奴、黄药子、猫人参等加减。2006年1月下旬以下药研细末，每日15g，煮沸服汤：生黄芪30g，党参30g，茯苓30g，炒白术30g，穿山甲30g，片姜黄30g，郁金30g，浙贝30g，刘寄奴30g，莱菔子30g，白芥子30g，姜半夏30g，楮实子30g，威灵仙30g。1剂。

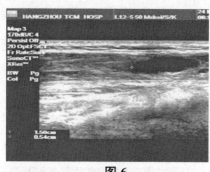

图6

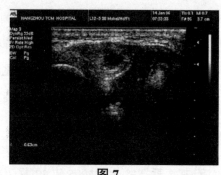

图7

【思路辨析】

（1）《丹溪心法》曰："百病多有夹痰者，世所不知，人身中有结核，不痛不红不作脓，痰注也。"腱鞘囊肿作痰核论治，实为中的。

（2）患者超重，矮胖，肥人多气虚，多痰湿。《灵枢·口问》曰"邪之所在，皆为不足"，患者原有外伤史，局部曾有骨折，最虚之处即是留邪之地，加之脾虚气滞，痰湿内生，痰气夹瘀而成大痰核。

（3）方中牡蛎、浙贝、玄参为消瘰丸，软坚散结；楮实子、威灵仙为化铁丸，能治一切坚硬难化之肿块；莱菔子消导化痰，有推墙倒壁之功；白芥子温化寒痰，祛皮里膜外之痰；痰核非温不消，片姜黄下气最速，可用于肩部及上臂痰核；猫爪草、海藻、莪术、夏枯草活血化瘀，消除痰核；穿山甲、王不留行子穿透祛瘀；黄芪益气，气行则痰去瘀消。

（4）最后以益气健脾化痰之品作散剂，治本以固疗效。

6.脱发案

黄某，女，70岁，2005年10月10日初诊。脱发半年，全脱如僧，头皮瘙痒，羞于出门，腰腿酸痛，夜寐不安，舌苔正常，脉细尺弱。年轻时荣获劳模称号，体力透支严重，肝肾精血亏损，脾虚失运，治宜补肝肾、益精血、健脾运：制首乌12g，补骨脂12g，枸杞子12g，菟丝子12g，巴戟天12g，狗脊15g，仙灵脾12g，怀牛膝12g，杜仲12g，附子12g，胎盘粉（分吞）6g，当归12g，侧柏叶12g，丹参12g，党参12g，茯苓12g，苍术12g，甘草6g，黄芪15g，葛根12g，麦冬15g，炙远志10g，夜交藤60g，杏仁15g，五味子10g。此方随证加减两个月，头发逐渐长出，初起为白色，像羊绒，渐渐变粗变黑，后茂盛而有光泽。类似此病已治愈若干人，年轻者服之收效更快。

【思路辨析】

（1）头发的生长脱落、润泽枯竭与气血及肾精息息相关。《素问·举痛论》曰"劳则气耗"，《素问·生气通天论》曰"阳气者，烦劳则张"。患者年轻时操劳过度而致正气亏虚，阳气受损，精血化生乏源，气血不能滋荣皮肤毛发，加之禀赋不足，精血素虚，故毛发极易脱落。

（2）《诸病源候论》曰："若血盛则荣于须发，故须发美；若气血衰弱，经脉虚竭，不能荣润，故须发秃落。"《素问·六节藏象论》曰"肾者……其华在发"，《医学入门》曰"发乃血之余"。养血则生发，补肾则乌发，血盛则发润，精足则发盛。

（3）已故名医梁剑波先生谓"早秃宜投生发丹，填精益髓可除烦"。生发丹加减治疗脱发效佳。首乌、枸杞子、菟丝子、杜仲补肝肾之阴；巴戟天、仙灵脾、狗脊、附子温补肾阳；党参、黄芪、当归、丹参、胎盘粉大补气血；酸枣仁、远志、夜交藤宁心安神；当归、侧柏叶为生发丸；四君以健脾，黄芪、党参、麦冬补心之气阴。诸药合用，功在填精益髓、养血祛风、生发滋荣、安宁心神。

7. 真寒假热案

刘某，女，43 岁，2007 年 9 月 29 日初诊。口腔溃疡反复发作半年，耳内疖痛，每次经行提前一周，经常眩晕，工作繁忙，腰酸乏力，Hb8.9g/L，舌胖苔白，脉沉细。证属脾肾虚寒，阴盛于内，格阳于外，选潜阳丹合附子理中汤加味：附子 12g，炮姜 12g，党参 12g，生白术 15g，茯苓 12g，甘草 10g，黄柏 10g，砂仁 10g，龟板 15g，姜半夏 10g，陈皮 6g，木香 6g，石斛 12g。8 剂。10 月 8 日复诊：服 1 剂后即感全身轻松，3 剂后口腔溃疡已愈，耳疖消失，蹬梯喘息明显好转，末次月经至今已四周。原方改炮姜为干姜，去石斛。7 剂。

【思路辨析】

（1）口腔溃疡及耳疖似乎是热象，但其脉舌及证候提示脾肾虚寒，阴盛于内，格阳于外，故谓真寒假热案。选潜阳丹合封髓丹等，效如桴鼓。

（2）潜阳丹出于《医理真传》。郑钦安认为此方为纳气归肾之法。砂仁辛温，能宣中宫一切阴邪，又能纳气归肾；附子辛热，能补坎中真阳；龟板得水之精气而生，有通阴助阳之功；甘草补中，有伏火互根之妙，故曰潜阳。封髓丹出于《奇效良方》，由黄柏、砂仁、甘草组成，亦可纳气归肾，为补土伏火之方。郑钦安非常赞赏此方，并赋诗一首，涵盖了病机和疗效："阴云四合日光微，转瞬真龙便欲飞，识得方名封髓意，何忧大地不春归。"

（3）药物配伍得当，药后可现速效，处方共 12 味，除潜阳丹、封髓丹外，还含有附子甘草汤。土得火生而中气可复，并含附子理中汤及六君子汤，补脾胃、化痰湿以助运化。

治疗痛证的体悟

疼痛见于许多疾病，可分急性和慢性。现代医学以病位分为：①头痛。有颅内因素的脑膜刺激、血管扩张性头痛和颅外因素的血管紧张性头痛和偏头痛，亦有外伤性及高血压性、癫痫性和颅内低压性头痛。②内脏痛。有心绞痛、胆绞痛、胃痉挛、肾绞痛、肠绞痛。③躯体痛。可由皮肤、皮下结缔组织、肌肉、肌腱、关节及关节囊、滑膜、骨膜等病变引起。

根据病因，疼痛分为外感、内伤及外伤三类。外感是因风、寒、暑、湿、燥、火所致；内伤极为复杂，与肝、心、脾、肺、肾五脏相关；外伤包括车祸、金刃创伤、自残等。任应秋先生曾云："身体内外发生一种难以忍受的苦楚，叫做痛；痛而带有一些酸感的，叫做疼。"我体会前者以实证为多，后者以虚证为多。

一、疼痛的病机与治则

1. 不通则痛

外感风、寒、湿等病邪，寒凝气滞，痰湿凝滞，饮食积滞，气滞血瘀，经络阻滞，闭阻不通或气机升降失常，气血逆乱，攻冲经络而出现疼痛。我认为大部分疼痛患者属寒性。《素问·举痛论》曰："经脉流行不止，环周不休，寒气入经而稽迟，泣而不行，客于脉外则血少，客于脉中则气不通，故卒然而痛。"《素问·至真要大论》曰："喉痹项强，独胜则湿气内郁，寒迫下焦，痛留顶，互引眉间。"《素问·举痛论》中列举十四种疼痛，只有一种属热，即"热气留于小肠，肠中痛，瘅热焦渴，则坚干不得出，故痛而闭，不通矣"。

我的观点是治宜温通止痛。寒邪非温不散，痰湿非温不化，气机非温不畅，瘀血非温不破，食滞非温不消。用此指导临床，已使许多疼痛患者痊愈。

2. 不荣则痛

各种原因而致邪伤正气，气血虚弱，阳气亏损，阳不生阴，精血不足，脏腑经络失于温煦、滋润、濡养而出现疼痛。阳气旺盛则阴精富足。阳能生阴，气能生血，人体阳气旺盛，气血充足，才能"正气存内，邪不可干"，风、寒、湿等才不会入侵体内。《素问·举痛论》曰"寒气客于背俞之脉则脉泣，脉泣则血虚，血虚则痛"，"寒气客于五脏，厥逆上泄，阴气竭，阳气未入，故卒然痛，死不知人，气复反则生矣"，指的是阳微阴竭而致疼痛。《灵枢·阴阳二十五人》曰"血气皆少，则喜转筋，踵下痛"，亦是指气血虚损，无以濡养、温煦经脉所致的疼痛。"此于身皆为痛痹，甚则不行，故凝涩。凝涩者，致气以温之，血和乃止"，指出治疗应选用温热补气血之剂。

虚则补之，治宜补气养血，温阳生精。我的观点是虚寒非温不补，治宜温补阳气以生阴精。

3. 诸痛属心

唐代王冰注释《素问·至真要大论》"诸痛痒疮，皆属于心"曰："心寂则痛微，心躁则痛甚。百端之起，皆自心生，痛痒疮疡，生于心也。"心主神明，心主脉，脉舍神。心主导着血脉的运行，使血脉布散于周身，故诸痛属心是通过心主血脉、主神明实现的。临床上除心绞痛必须治心外，很多疼痛可选用镇痉止痛、镇静安神之法治疗。部分患者的处方中加入心经药物可以提高疗效。针灸医师常选心俞，能起到特殊的止痛效果。

疼痛非温不止。治宜镇静止痛，宁心安神。临床上往往病机复杂，虚实相兼，必须先辨明疼痛性质再选方用药，才能获得最佳疗效。一般胀痛属气滞，刺痛属血瘀，痛处游走属风痹，空痛、隐痛属阳气不足，精血亏损，治疗时加入相应药物更能提高疗效。

曹仁伯云："凡治病，每病必须揣定一主方，从此前后左右，轻重徐疾，化为八法，即有八方。"朱良春先生治病常以辨证论治与专方专药相结合，自拟了许多治疗杂病奇症的专方专药。现讲述有关典型病案。胃脘痛另有专篇讨论，部分痛证病例散在其他讲座中。

二、临床验案

1. 三叉神经痛案

李某，女性，66 岁。

初诊：左侧面部三叉神经痛 8 月余，加重 1 周，讲话则痛，饮食时更甚。痛呈闪电样及针刺样，难以忍受，舌体麻，味觉消失。神经科门诊已将卡马西平增至 1 片，每日 3 次，疼痛仍不能控制，来我院要求中药治疗。仿李可先生医经验，选傅山引火汤合潜阳丹加减。砂仁 12g，附子 15g，龟板 15g，炙甘草 30g，炒白芍 30g，黄柏 12g，白蒺藜 30g，制首乌 30g，生地 50g，天冬 20g，麦冬 20g，葛根 30g，细辛 10g，肉桂 3g，麻黄 10g，巴戟天 15g，五味子 10g。7 剂，水煎服。

二诊：服上药 2 剂，疼痛立止。正当患者高兴时，疼痛复现，且更剧烈。原方改附子 20g，生地 40g，熟地 40g，麻黄 15g，细辛 15g，炒白芍 60g，加川乌 15g，威灵仙 15g，白芷 10g，川牛膝 15g，黑大豆 30g。4 剂，水煎服。

三诊：疼痛基本消失，诸症减轻。予原方 5 剂，水煎服，嘱卡马西平减至每日 1 片。另予：全蝎 10g，蜈蚣 5 条，僵蚕 15g，地龙 12g，川芎 15g，白芷 15g，白附子 10g。7 剂，研粉约 600g 左右，每服 5g，每日两次，两个月服完。

当晚接来电：服药粉 5 分钟后头部灼热，汗出，1 小时后感恶心，饮水后呕吐 3 次，为胃内容物，继则眩晕，感房屋旋转，气促，面色苍白。告之是"瞑眩现象"，即"排病反应"，嘱暂停服药。次日清晨致电询问，瞑眩现象消失，稍感乏力，但觉舒适，三叉神经痛未出现，嘱停药两天再服。

一周后复诊：服上药未再出现恶心等症状，其余诸症继续减轻。仍以原法出入，服药二月余，诸症消失，至今未再疼痛。

【思路辨析】

（1）《李可老中医急危重疑难病经验专辑》中治疗三叉神经痛痼疾的病案中分析曰："肾气已衰，肾阴下夺，阴不恋阳。时值春令，阳气升发。脚底为肾经循行始发部位，龙雷之火不能下安宅窟，循经上攻，上奔冲击无制。拟傅山引火汤合芍药甘草汤大剂，滋阴恋阳，引火归原，柔肝缓急，以制雷火。""水亏者，以引火汤壮水敛火，导龙归海；水寒者，以引火汤加肉桂……温脏敛阳，引火归原。"我在此方基础上合潜阳丹、封髓丹，全方亦体现了"亢则害，承乃制"，"壮水之主，以制阳光"之意。

（2）患者4月25日初诊，时值春令阳气升发之时，又外感风寒，引动旧疾，故加入麻黄附子细辛汤以透发少阴之寒邪。随麻黄附子细辛汤量的增加，疗效亦叠进。祝味菊谓"麻黄得熟地则通络而不发表"，另加入被干祖望先生称之为植物麝香的白芷与大乌头煎中的川乌和威灵仙，更加强了止痛之效。黑大豆补肾，又解乌头、附子之毒。

（3）用虫类药物取其穿透搜剔之功以息风止痛。叶天士谓"气血瘀痹者，用虫蚁搜逐血络，宣通阳气"。白附子祛面部之风，川芎为治疗头部疼痛之要药。"高巅之上，唯风可到。"按颜德馨先生经验，川芎活血止痛，用量宜大，独有其功，可用30～45g，重者可用60g。

（4）《姜附剂临证经验谈》主张"正确解读排病反应"。治疗中患者呕吐后痛减，精神不减，且诸症减轻，绝非乌头、附子、蜈蚣、全蝎之中毒反应。《史记》中早已记载，"药不瞑眩，厥疾弗瘳"。我用此方法已治愈多例三叉神经痛，如患者病机一致，可重复应用，定有佳效。

2. 扁桃体炎案

吴某，女性，40岁。

初诊：咽喉疼痛5天，吞咽尤甚，咳嗽痰少，畏寒，时热，不愿服西药，要求中药治疗。咽喉充血，右侧扁桃体有少量脓点，舌质淡红，苔薄白微黄，脉浮。证属外感风寒，郁而化热。治宜祛风散寒，利咽清热。姜半夏12g，桂枝 12g，甘草 10g，桔梗 10g，僵蚕 12g，蝉衣 9g，蜂房 12g，前胡 12g，射干 12g，连翘 12g，牛蒡子 12g。5 剂。

复诊：服 1 剂后疼痛即止，3 剂后脓点消失。

【思路辨析】

（1）足少阴肾经循喉咙，夹舌本。《伤寒论》云："少阴病，咽中痛，半夏散及汤主之。"全方仅三味药，半夏、桂枝、甘草。《本经》谓半夏主咽喉肿痛，桂枝治结气喉痹，甘草解金疮肿毒。

（2）蒲辅周治急性扁桃体炎疼痛发热，提出用药要祛风重于清热，在此学术观点指导下，我在临床上受益匪浅。桔梗甘草汤利咽，僵蚕、蝉衣、蜂房祛风，连翘、牛蒡子为止咽痛药对，又能清热。

（3）风寒咽痛非温不止。此方我已作为急慢性咽炎、扁桃体炎疼痛咳嗽之常用验方，整个方子以温热祛风药为主，屡收显效。

（4）刘力红教授治一患者，扁桃体疼痛月余，曾用小柴胡汤等不效，后用潜阳丹加熟地，附子用至 60g。5 剂后咽痛，脓点消失，扁桃体亦大大回缩，说明肿痛化脓不一定是热证。

3. 乳腺增生疼痛案

陆某，女性，50 岁。

初诊：两乳反复胀痛 5 年，加重 6 月余。经前疼痛尤甚，心情焦躁，近因工作烦劳加剧，连柔软内衣摩擦亦感疼痛难忍。多次 B 超提示：两乳多发性小叶增生。胸闷心烦，两胁胀满，夜寐不安，舌苔微黄而腻，脉弦。本院红外线检查再次排除肿瘤等，治宜疏肝理气，清火化痰，软坚散结。处方：当归 12g，炒白芍 15g，柴胡 10g，茯苓 12g，炒白术 12g，焦山栀 12g，丹皮 6g，海藻 15g，胆南星 12g，生牡蛎 30g，浙贝 12g，玄参 12g，莪术 12g，猫爪草 15g，八月札 12g，青皮 10g，大麦芽 12g，郁金 12g，姜半夏 12g，夏枯草 15g。7 剂。

复诊：疼痛明显改善。上方加减治疗二月余，症状全部消失，小叶增生局部已柔软，经前无疼痛。加味用过橘络、橘核、丝瓜络、枳壳、陈皮、桃仁、香附、薄荷、昆布、蒲公英、仙灵脾、菟丝子、炙甘草、淮小麦、桑椹等。

【思路辨析】

（1）中年女性因月经、生育、哺乳等因素而成血少气多之体，再因思虑劳心，难免郁怒，气郁化火，火灼津液成痰，痰气交阻而成痰核。

（2）血虚之体，肝失所养亦致肝郁，肝郁生热，热灼阴血成痰。反之，肝郁亦可导致血虚。肝血不足，失其濡养，则肝木乘脾土，脾虚生痰，痰气交阻亦生痰核。

（3）选方以丹栀逍遥散合消瘰丸、导痰汤加减，疏肝解郁，健脾和营。丹皮泻血中伏火，山栀清三焦之郁热，二者合奏木郁达之、火郁发之之功。消瘰丸用生牡蛎、浙贝、玄参，加海藻、莪术、猫爪草以软坚化痰，散结消肿，南星、半夏、茯苓为导痰汤主药，半夏配夏枯草以安心神，亦能止痛。八月札、小青皮、大麦芽、郁金为治乳房胀痛要药。

4. 胸痛案

杜某，男性，67岁。

初诊：胸胁反复隐痛38年，时呈绞痛，疲劳后发作频繁，痛甚时曾服用可待因，注射杜冷丁，后用散利痛2片、卡马西平2片同服才能缓解。夜寐不安，形体肥胖，原患高血压病，已正规治疗，心电图、胸片、肺部CT、生化、血常规等皆正常。西医诊断为肋软骨炎、肋间神经痛。苔白微腻，脉沉涩。证属寒凝气滞，痰气阻遏胸阳，治宜温通理气，化瘀宣痹。处方：瓜蒌皮12g，薤白12g，桂枝10g，制半夏12g，香附12g，旋覆花12g，茯苓15g，陈皮10g，杏仁12g，桔梗10g，枳壳10g，苡仁30g，降香12g，大黄（后下）5g，附子12g，细辛10g，片姜黄10g，炒白芍30g，甘草6g。5剂。

复诊：服上药4剂即效，效不更方，另予7剂。服药12剂疼痛消失，夜寐能安，血压亦正常，困扰38年之沉疴得以痊愈。

【思路辨析】

（1）《金匮要略》曰："胸痹不得卧。心痛彻背者，瓜蒌薤白半夏汤主之。"患者素体阳虚，胸阳不振，寒湿之邪乘虚而入，寒凝气滞，痹阻胸阳，而成胸痹，故选瓜蒌薤白桂枝汤合瓜蒌薤白半夏汤。

（2）患者形体肥胖，肥人多痰湿，寒凝气滞夹痰痹阻胸络，病久必瘀、必虚。寒、痰、气、瘀、虚夹杂则病程持久，数十年不去。方中二陈化痰，大黄附子细辛汤温阳散寒，行滞止痛。

（3）《素问·六微旨大论》曰："非出入则无以生长壮老已，非升降则无以生长化收藏。"气当升不升，当降不降，"升降失常，百病乃生"，故方药中选用了祝谌予先生的调气药对：薤白通阳散结于左，杏仁利肺顺畅于右；桔梗宣发肺气于上，枳壳通脾胃气在下。此病治愈，除温阳散寒之外，药物的升降出入亦功不可没。

5. 胆石症胆绞痛案

刘某，女性，38岁。

初诊：右胁下阵发性剧痛复发一周余，夜间加重，难以忍受，连续7天夜间痛剧。B超提示：胆囊炎，胆结石，胆总管结石（约0.8～1cm强光团）。肝功能：ALT178U/L。7天来每晚皆需静滴解痉抗炎之药，才能返家入睡。医师嘱手术治疗。患者来我处门诊时感寒热，口苦咽干，苔白腻，脉弦紧。证属肝胆疏泄失司，寒凝痰气交阻成石。病属实、属寒热错杂，病位在少阳，治宜温通缓急、疏肝利胆为先。处方：制川乌12g，细辛10g，公丁香10g，乳香10g，柴胡10g，枳壳110g，黄芩10g，姜半夏10g，炒白芍20g，甘草10g，延胡索15g，制军（后下）10g。5剂。

二诊：服药后当天晚上未去医院输液，3剂后疼痛全止。患者十分感谢，要求继服。原方去前四味药，加附子12g，金钱草30g，郁金12g，鸡内金10g，党参10g。14剂。

药后复诊时复查B超：总胆管结石已消失。肝功能ALT已正常。

【思路辨析】中药的干预使该患者免除手术之苦。《金匮要略》曰："诸黄，腹痛而呕者，宜小柴胡汤。"颜德馨先生的《中华名中医治病囊秘》中指出："如胆石症、尿路结石等，用附子助其气化而推动结石……诸痛甚者，生乌头、细辛、公丁香、花椒等温阳祛寒，镇痛多有殊效。"名家指点立竿见影。阳气不到之处就是寒湿凝聚之所，温通阳气是止痛的关键所在。临床上一些患者用了大黄仍大便不通，加用附子就通了。大便通了，绞痛才会缓解。颜德馨等医家经常把乌头、附子与半夏同用，屡用屡效，无不良反应。

6. 腹痛案

陈某，女性，53岁。

初诊：下腹部及阴道隐痛，时呈刺痛3月余，加重10天，痛时难以忍受。体温37.5℃。病起于3月前，因丈夫患病需照料，过度疲劳，初起白天痛，夜寐后消失。妇科按盆腔炎治疗，多种抗生素静滴及口服后不仅无效，反致整个腹部疼痛，夜间疼痛拘急加重，恶寒头痛，面色苍白。10天来经常因痛而坐立难安，不能平卧，需走动才能减轻症状。腹部B超、血尿便常规、生化、血沉均正常，以往结核杆菌试验阳性，舌淡苔白，脉弦紧。治宜散寒化湿，养血止痛。选用五积散加减：苍术12g，厚朴12g，陈皮6g，生甘草6g，姜半夏12g，茯苓12g，当归12g，炒白芍30g，川芎10g，泽泻12g，麻黄10g，肉桂6g，桔梗10g，干姜10g，白芷10g，枳壳12g。7剂。

二诊：腹痛改善，已可坐立，可平卧，不必再走动止痛。药后胃脘嘈杂，易饥，以原方出入：怀山药30g，党参15g，麻黄6g，细辛12g，附子15g，茯苓12g，炒白术12g，当归12g，丹参12g，乳香6g，没药6g，炒白芍30g，泽泻12g，干姜10g，蚤休15g，萆草15g，白芷10g，小茴香10g，荔枝核12g，仙灵脾12g。7剂。

三诊：服上药3周余腹痛完全消失，胃脘嘈杂已除，以原方出入。经一月余治疗完全恢复健康，曾用三叶青、徐长卿、威灵仙、乌梅、花椒、黄柏、红藤等。

【思路辨析】

（1）患者过度疲劳则正气亏损，且患者53岁精血已亏，"邪之所凑，其气必虚"，寒湿乘虚而入，属实中夹虚之证。

（2）五积散出自宋《太平惠民和剂局方》，在《仙授理伤续断秘方》一书中亦有记载，具有调中顺气、祛风散寒、温化痰湿、和胃消食之功，是治疗寒、湿、气、血、痰五积之主方。我在临床上治疗寒湿凝滞所致的腹痛已有上百例，五积散确实是可以重复之良方。时人甚至有"一首五积散，房上不喊房下喊"之说，可见其受欢迎之程度。刘力红教授《思考中医》中用此方治疗坐骨神经痛、上腭恶性肿瘤及胃痛，皆获良效。

（3）五积散由麻黄汤去杏仁、桂枝汤去红枣、平胃散、二陈汤、当归芍药散去泽泻，加白芷及桔梗、枳壳升降药对组成，容易记忆，便于加减。

（4）患者复诊时加山药、党参以消嘈杂，加麻黄、细辛透发少阴寒邪，加荔枝核、仙灵脾以温肾助阳，散寒湿，加活络效灵丹以化瘀止痛，又加蚤休、葎草以清解寒湿郁久而化火毒之"炎症"。临床我们要警惕宫外孕和黄体破裂的腹痛，以及急性阑尾炎或穿孔等急腹症腹痛，不能误诊。

于某，男性，29岁。

初诊：左侧腹部持续隐痛一年半。病起于2009年夏季，某天出差时车上饮食不慎后腹痛腹泻，当时体温39℃，自服氟哌酸0.2mg，每日2次，腹痛腹泻即止。一月后局部又感疼痛，似有异物，继则腹泻，按之呈针刺样疼痛，大便呈糊状，一天2～3次，疲劳时症状加重，肠镜、B超、CT检查皆正常，舌质红苔薄白，脉沉紧。证属寒凝气滞，兼夹瘀血。治宜行气散寒，化瘀止痛。处方：小茴香10g，干姜10g，延胡索12g，五灵脂12g，没药6g，乳香6g，当归12g，川芎10g，生蒲黄12g，肉桂6g，炒白芍30g，丹参12g，白芷10g，细辛10g。7剂。

复诊：服上药2剂腹痛即止，人感舒适，大便已一天一次。

【思路辨析】

（1）患者腹痛腹泻病史长，痛有定处，按之呈针刺样疼痛，局部有异物感，故选用王清任《医林改错》之少腹逐瘀汤。该书中的方歌云："少腹茴香与干姜，延胡索灵脂没芎当，蒲黄官桂赤芍药，种子安胎第一方。"书中还说："此方治少腹积块疼痛或疼痛而无积块，或少腹胀满……或经血一月见三五次……更有奇者，此方种子如神……此方去疾、种子、安胎，尽善尽美，真良善方也。"该方在妇科用于痛经、闭经、不孕、盆腔包块、附件炎等，内科经常用于溃疡性结肠炎、慢性菌痢、肠功能紊乱、肠粘连、腰骶痛及不明原因之腰痛。

（2）颜德馨先生经常用膈下逐瘀汤治疗慢性结肠炎，每多应手而效，其运用需具备三个条件：病程较久；痛有定处，拒按；大便黏液。我用少腹逐瘀汤治疗腹痛腹泻亦遵循这三个条件，常获良效。此二方皆活血化瘀，膈下逐瘀汤理气药较多，少腹逐瘀汤温热药为多，腹痛患者用温通散寒、化瘀止痛更为妥帖。

7. 神经鞘瘤术后案

陆某，女性，62 岁。

初诊：左下肢疼痛难忍 20 余天。病起于后腹膜神经鞘瘤术后。8 月中旬在杭州市第一医院健康体检，B 超提示"子宫肿块，性质待查"。住院于浙江省妇女保健院，经妇保及浙二神经外科专家手术后作如上诊断。术前还告之家属有下肢截瘫可能。术后当天夜间左踝关节以下麻木，足趾活动障碍，次日清晨麻木至左膝关节，用激素、弥可保、维生素等静滴，于 8 月底出院。出院后服强的松，每日 20mg，口服。一周后减至每日 10mg 时，出现左下肢疼痛难忍，夜间加剧，睡 1 小时即痛醒，痉挛抽痛，必须用拳重捶、用力按摩等才可好转入睡，一夜反复多次。白天亦疼痛呻吟，特来门诊。舌偏胖，脉弦紧。治宜补肾温通，活血止痛。处方：附子 60g（先煎两小时），制川乌 12g，制草乌 12g，山萸肉 30g，知母 20g，当归 12g，丹参 12g，乳香 10g，没药 10g，炒白芍 50g，炙甘草 30g，独活 10g，怀牛膝 15g，细辛 10g，威灵仙 15g，防风 10g，鸡血藤 30g，木瓜 15g，川芎 12g，黑大豆 30g，合欢皮 15g，夜交藤 60g。3 剂。

二诊：服药后夜间疼痛明显减轻，白天基本已止，左下肢仍感麻木，痉挛抽痛消失。原方加干姜 30g，丁香 10g，防风 30g，血竭 3g，桂枝 12g。8 剂。另加通心络胶囊，每次 2 片，每日 3 次。

三诊：药后出现腹泻，一日十余次，无腹痛，除肛痛外无其他不舒，嘱停服中药一天，方中去草乌。此后逐渐好转，中药调治 1 月半，病痛消失。曾用药物有仙灵脾、菟丝子、徐长卿、黄芪、党参、当归、麻黄、白芥子、老鹳草、豨莶草、制首乌、姜半夏、制南星、僵蚕、红花等。

【思路辨析】

（1）此患者疼痛剧烈，非重用附子、川乌不可。《金匮要略》曰："病历节不可屈伸，疼痛，乌头汤主之。"《素问·痹论》曰："痛者寒气多也，有寒，故痛也。"附子有卓越的散寒止痛作用，与川乌、草乌同用可使剧痛缓解。李可等医家对附子已有详细论述。《伤寒论》中的 1 两 =15.625g，3 枚生附子即为47g，现用附子、川草乌已炮制，这样的剂量不会引起中毒。

（2）方中用了张锡纯《医学衷中参西录》中的曲直汤：山萸肉、知母、乳香、没药、当归、丹参，书中云 "至肝虚可令人腿疼，方书罕言"。患者六十花甲，肝肾精血已亏，不荣则痛，用之合拍。

（3）大剂量芍药甘草汤以缓急止痛，炙甘草、黑大豆、防风又能解乌头、附子之毒，细辛、威灵仙加强散寒化湿止痛之效，木瓜祛湿舒筋。全方具有速效止痛之功。

（4）患者服药中曾出现腹泻，一天十余次，属排病反应，正如《姜附剂临证经验谈》中所云："元气经过蓄积，排陈积之寒……但泻后痛减，精神不减或精神稍减，但人觉得舒服。"如患者不配合，到医院急诊，西医大夫肯定说是乌头、附子中毒，给患者洗胃及静滴等，我们不仅前功尽弃，而且还背有乱用中药而致中毒之罪名，故我非常感谢患者的配合。

8. 风气（连建伟教授验案）

储某，女，62 岁。

风气，手足之关节肿痛已久，右脉缓弱无力，左关虚弦，舌苔薄白而光，拟仲师法。处方：山药 30g，党参 25g，炒白术 12g，茯苓 12g，炙甘草 6g，陈皮 6g，当归 10g，炒白芍 15g，川芎 5g，生地 15g，麦冬 12g，阿胶 9g，桂枝 6g，防风 6g，焦六曲 12g，鸡血藤 20g，大枣 20g。21 剂。

时隔三周，其同乡来诊，告知患者关节刺痛已除。

【思路辨析】我体会此例是选用了《金匮要略》血痹虚劳病脉证并治篇中的薯蓣丸方，书中记载："虚劳诸不足，风气百疾，薯蓣丸主之。"我仔细对照，处方只是在薯蓣丸方中去了柴胡、桔梗、干姜、白蔹、豆黄卷、杏仁，加用了

27

鸡血藤和陈皮。患者年过花甲，体内气血精津皆不足，邪之所凑，其气必虚，很容易感受风寒而成风气。风气是指风邪侵入人体所引起的多种疾病。治疗中连教授着重扶助正气，故重用怀山药，另加陈皮，合方中原有的四君为异功，即以健脾为主。脾胃为后天之本，是气血生化之源，脾胃一健，营卫气血生化有源。丸中本有四物、麦冬、阿胶等补血之品，加用鸡血藤补血行血，舒筋活络，再用桂枝、防风以祛风散邪。诸药合用，共奏健脾助运、资生气血、扶助正气、驱除外邪之功。此例是不荣则痛的典型病案。

痛则不通，不通则痛，治疗痛证定要通。外感致痛往往是实证：寒者温之，风者散之，暑者清之，湿者化之，燥者润之，火者泻之。内伤致病往往实中夹虚，虚中夹实：痰者化之，气者理之，瘀者行之，虚者补之。前贤有"若欲通之，必先充之"之说，充之即针对不荣则痛而言。

疼痛不论是祛邪为主还是以补为主，绝大多数皆需用温热药物及方剂才能快速奏效。我的经验是：寒邪非温不散，痰湿非温不化，气机非温不畅，食滞非温不消，瘀血非温不破，虚寒非温不补。

治疗腹泻的体悟

腹泻临床常见，急性肠炎、慢性肠炎、菌痢、溃疡性结肠炎、克隆恩病、肠易激综合征、肠功能紊乱、肠结核以及慢性胰腺炎、甲亢、肠癌、肝癌、糖尿病等皆可引起腹泻。长期腹泻可导致消瘦、营养不良、贫血，抵抗力下降，甚至继发感染，出现肠麻痹、肠套叠、肠出血、肠穿孔和腹膜炎，亦可出现休克等。中药对腹泻特别是慢性腹泻有较好疗效。

一、病机分析

1. 感受外邪

风、寒、暑、湿、热之邪皆可导致腹泻。

风：《素问·阴阳应象大论》曰"春伤于风，夏生飧泄"。《素问·生气通天论》曰"春伤于风，邪气留连，乃生洞泄"。风邪又往往与寒湿之邪相合。

寒：《素问·举痛论》曰"寒邪客于小肠，小肠不得成聚，故后泄腹痛矣"。寒邪侵袭肺卫，由表入里，使脾胃升降失司，而致腹泻。

湿：《素问·阴阳应象大论》曰"湿胜则濡泄"，外感湿邪，内伤脾胃，脾失健运均可致腹泻。湿邪又常夹寒、热、暑等病邪。

暑：酷暑炎夏季节，暑邪夹湿伤人亦可出现腹泻。

六淫之邪伤人，肠胃功能失调，皆能使人发生泄泻，其中又以湿为主。《难经》曰"湿多成五泄"。

2. 饮食所伤

《素问·痹论》谓"饮食自倍，肠胃乃伤"，《素问·风论》谓"食寒则泄"。《景岳全书》曰："若饮食失节，起居不时，以致脾胃受伤……精华之气不能输化，乃致合污下降而泻痢作矣。"过食、嗜食、暴食，饮食持续失调，或过食生冷海鲜、肥甘厚味，或药物所伤，皆可引起脾胃受伤而致腹泻。

3. 情志失调

《景岳全书·泄泻》曰："凡遇怒气便作泄泻者，必先以怒时夹食，致伤脾胃……盖以肝木克土，脾气受伤而然。"《医宗必读》有"七情泻"之名。思虑恼怒，肝郁脾虚而现腹泻。

4. 脾胃虚损

《素问·阴阳应象大论》曰："清气在下，则生飧泄。"《景岳全书》曰："泄泻之本，无不由于脾胃。"劳倦内伤，疾病缠绵，脾胃虚弱，精微运化失调，可致腹泻。

5. 肾阳虚衰

久病之后，肾阳损伤，或老年体衰，阳气不足，命门火衰，不能助脾腐熟水谷，水谷不化而成泄泻。久泻无不伤肾，久泻无火。《景岳全书·泄泻》曰："肾为胃关，开窍二阴……肾中阳气不足，则命门火衰……即令人洞泄不止也。"

腹泻与寒邪、湿盛、脾虚关系最大。寒邪可夹风、夹湿侵入人体。湿邪也可夹寒、夹暑、夹热伤害脾胃。湿盛可以困脾，脾虚失运可致湿阻，湿盛、脾虚互相影响，互为因果。

二、治则

外感风寒湿邪者，宜祛风散寒，芳香化湿。风邪非温不祛，寒邪非温不散，湿邪非温不化。外感湿热之邪则宜清热利湿。暑湿所致则宜清暑化湿。

饮食所伤者，宜消食导滞，温运止泻。属饮食寒凉、生冷或药物所致者，则需停服相关药、食。部分患者需通因通用之法。

情志失调者，宜疏肝理气，抑肝扶脾，并需心理开导。人不逍遥，药亦不能逍遥。

脾胃虚弱者，宜温中益气，健脾止泻。中气下陷则需升提。

肾阳虚衰者，宜温阳补肾，温脾止泻。滑泄、久泻必须固涩止泻。

三、常用方剂及验案举例

多种疾病可致腹泻，任其病机复杂，虚虚实实，临床只要辨明表里、寒热、虚实、新旧，可采用异病同治、同病异治之法。我通过长期的临床实践，不断地总结经验，再读名家的书籍，从中领悟他们的心血结晶，这样逐渐积累了用起来得心应手的专病方药，使用于同类患者，可提高疗效及工作效率。

1. 七味白术散（《小儿药证直诀》）

党参、炒白术、茯苓、藿香、葛根、木香、甘草。

七味白术散为北宋中医儿科鼻祖钱乙所创制。书中曰："治脾胃久虚，呕吐泄泻，频作不止，精液苦竭，烦渴……不论阴阳虚实并宜服。"本方原名白术散，对小儿慢性腹泻或急性腹泻误治后脾虚失运，虚中夹实之腹泻，确有良效。历代医家亦多用此方，认为用于儿童腹泻有神效。明代儿科医家万全说"白术散乃治泻作渴之神方"。

此方健脾补益，消胀止泻，补而不滞。四君补气健脾，加藿香芳香化湿，加木香理气消胀，加葛根升提清气止泻。此方不仅用于腹泻，还可用于消化不良、厌食、营养不良等。我体会，不论小儿、成人、老人都有效。气虚为阳虚之渐，脾阳不伤则不泻。脾阳虚者应加炮姜、附子，恶心加苏叶，腹痛甚者加炒白芍，水样便加车前子，纳谷不香加木瓜、鸡金、炒谷芽。

我在阅读余国俊先生《中医师承实录》一书时受到很大启发。书中用七味白术散合滋阴清燥汤、理中汤、仙桔汤治愈了半年之婴儿腹泻。理中汤、仙桔汤我们熟悉。我查阅了张锡纯《医学衷中参西录》，滋阴清燥汤是由"宣解方"化裁而来，由滑石、甘草、连翘、蝉衣、生白芍组成，"治外感久在太阳，致热蓄膀胱，小便赤涩，或因小便秘而大便滑泻。"若胃阴素亏，燥渴益甚，加怀山药，更名为"滋阴宣解汤"。方中去连翘、蝉衣，即"滋阴清燥汤"。读此书体会其意不久，门诊来了二位病孩，我套用此方，其效若神。确实是一看就懂，一用就灵，现介绍如下，供参考。

验案 1 周孩，男，6 个月。

腹泻 20 余天，呈青黄色水样便，一天 10 余次。病起于母亲因病用抗生素后，怕影响婴儿健康，故予断奶，改用奶粉等喂养所致。初起便检示：白细胞（+++），采样阴性，培养提示轮状病毒阳性。经补液、抗感染等治疗，腹泻曾止，但停药后症状复现，后住我院儿科病房。患儿清瘦，面色苍白，两眼眶微凹陷，皮肤微干燥，熟睡时黄色水便外流，指纹淡青紫，近风关，醒后烦躁哭闹，苔白。症属骤改食谱，轻舟重载，脾胃虚寒，津液不足，清气不升，治宜健脾助运，温中止泻。处方：党参 10g，炒白术 10g，茯苓 12g，葛根 12g，藿香 10g，木香 6g，甘草 6g，怀山药 50g，滑石 20g，干姜 6g，仙鹤草 20g，桔梗 6g，芡实 15g，白芍 12g。2 剂。嘱浸泡 10 分钟，文火煎煮 1 小时，取 200ml，分 5～6 次温服。

二诊：2 剂后大便减至每日 3～4 次，部分已成形，原方再进 2 剂。

三诊：大便每日两次，成形，改为七味白术散原方治之。3 剂后痊愈出院。

此患儿的治愈离不开住院期间的输液、纠正电解质紊乱、抗感染等治疗，但中药也起到了极其重要的作用，《医学衷中参西录》曰："清其燥热，则滑泄愈甚，补其滑泄，其燥热亦必愈甚。唯此方用山药以止滑泄，而山药实能滋阴退热，滑石以清燥热，而滑石实能利水止泻，二药之功能相得益彰，又佐以芍药之滋阴血、利小便，甘草之燮阴阳、和中宫，亦为清热止泻之要品，汇集成方，所以效验异常。"其分析之精辟令人感叹，方中滑石与山药重用，意在健脾滋阴，利水止泻，另加芡实以健脾收敛。

验案2 朱孩，11个月。

腹泻1周，呈水样黄色便，一天约5～6次，进食后即泻，哭闹不安，发热，体温38.7℃。予补液、抗感染及服用思密达等治疗4天，又在余杭当地医院治疗2天，腹泻未止，母乳喂养及饮食皆正常，苔白。治宜健脾化湿，温中止泻。用上述周孩方去芡实，3剂。

复诊时家长述：一剂后腹泻基本已止，二剂后大便恢复正常，体温亦退，不治热而热自退，治本标愈，后以七味白术散原方收功。

2. 温阳止泻汤（本人经验方）

附子、炮姜、党参、炒白术、茯苓、甘草、肉桂、赤石脂、乌梅、黄连、丁香、郁金、诃子、防风。

此方我用于久泻不止的阳虚患者。久泻则脾气更虚，寒湿内生，阴寒内盛，中阳不足。久泻无火，无不伤肾，肾为胃关，主二便，肾阳不足，火不生土，脾更失养失运，久泻不愈而成脾肾阳虚之泻。此方可治慢性肠炎、慢性菌痢、溃疡性结肠炎、肠易激综合征属脾肾阳虚者。火神派卢铸之曰"人生立命在于以火立极，治病立法在于以火消阴"，"病在阴者扶阳抑阴，病在阳者用阳化阴"，提示脾肾阳气、肾火是何等之重要。此方由附子理中汤（四逆汤）合桃花汤、梅连丸加减而成。附子理中汤为补火生土之剂，釜底加薪则脾胃之阳鼓动。脾土得运，不为湿困，水湿得化，才能恢复脾胃受损之阳气，亦能透发肠胃之寒湿。无虚无寒无湿，泻从何来。

连梅丸中黄连、乌梅二味源于《松峰说疫》，用于瘟疫噤口痢，现用来固涩止泻。黄连虽属苦寒之品，在一派温热药中起反佐作用，并为止泻要药。桃花汤中赤石脂、干姜、粳米温中祛寒，涩肠止泻。方中郁金与丁香、肉桂与赤石脂为"十九畏"对药，《李可急危重症疑难病经验专辑》述丁香、郁金"对脾肾阳虚、五更作泻（包括部分肠结核）兼见上症（指脘腹冷痛胀满，或寒热错杂之当脘胀痛）者，效果最好……煎剂入胃不及一刻，即可气行、胀消、痛止）"。"肉桂补命火，益阳消阴，开冰解冻，宣导百药，温中定痛，引火归原；赤石脂甘温酸涩收敛，为固下止泻要药……二药相合，对脾肾虚寒导致久痢……五更泻、久泻滑脱不禁、脱肛、各型溃疡性结肠炎，一服立效，一月痊愈。"防风为风药，风能胜湿；诃子固涩止泻。原方中常用罂粟壳，现已缺药，故选诃子。

温阳止泻汤加减：泻前腹痛加炒白芍、陈皮，即痛泻要方，亦可加玫瑰花、玳玳花、川朴花、合欢花等以抑肝扶脾，调节神经功能。大便夹白色黏冻，擦肛难尽，属寒湿成痰，故加苍术、半夏、陈皮、桔梗，含平胃二陈汤以燥湿化痰；桔梗提肺气止泻，又能有效地化痰，止黏冻样便。腹胀肠鸣加小茴香、藿香、川椒、制川乌，宗痰饮病"当以温药和之"之意，亦可加羌活、防风、细辛，能驱肠中之风。风药多燥，燥能胜湿止泻，使肠蠕动减慢，减少肠鸣及泄泻次数。行血则便脓自愈，脓血便加仙鹤草、地榆炭、当归，炮姜易干姜。调气则后重自除，里急后重加枳壳、槟榔。腹泻、便秘交错，可用贾海忠《中医体悟》中的理乱复元汤：吴茱萸、知母、石菖蒲、枳实、白术。肛门下垂或脱肛加升清提肛之黄芪、升麻、柴胡。纳差加木瓜、鸡内金、炒谷芽。清晨则泻加四神丸（补骨脂、五味子、肉豆蔻、吴茱萸）。

验案3 章某，男，30岁。

腹泻反复十余年，为黄色糊状便，时呈水泻，一天约5～7次。因幼小时多食桃子、生番茄等所致，大学时代饮冷水及不易消化食物即腹泻，吃海鲜或吹冷风更易腹泻。自觉腹冷腹胀，苔白，脉紧。治宜温阳健脾，固涩止泻：附子12g，干姜12g，炒白术12g，茯苓12g，甘草10g，赤石脂15g，乌梅10g，黄连5g，党参15g，肉桂6g，仙鹤草30g，桔梗10g，丁香10g，郁金12g，诃子12g。5剂。

复诊：服上药后泻止，腹部感舒适，上方加藿香10g，葛根12g，7剂。后未再出现腹泻。

余用此方加减治疗慢性腹泻数百例，成功率极高。只要腹泻长久，具备脾肾阳虚症状者，效佳。

3.仙桔汤（朱良春经验方）

仙鹤草、桔梗、乌梅炭、白槿花、炒白术、炒白芍、白头翁、木香、槟榔、甘草。

关于此方，朱良春先生曰："慢性泄泻，迭治不愈。缠绵难解者，辨证往往既有脾虚气弱的一面，又有湿热滞留的存在，呈现虚实夹杂的征象，所以在治疗上既要补脾敛阴，又需清化湿热，才能取得效果。余之仙桔汤即据此而设，主治脾虚湿热型慢性泄泻。适用于久泄便溏、夹有黏冻、纳呆肠鸣、腹胀乏力、舌尖红苔腻、脉象细濡等症，包括过敏性结肠炎、溃疡性结肠炎、慢性痢疾急性发作者。"书中还阐述了方解："仙鹤草除善止血外，并有治痢、强壮之功。"《滇南本草》载其"治赤白痢"。个人体会本品不仅可以治痢，还能促进肠吸收功能的恢复，而且对脾虚湿热型慢性泄泻最为有益，可谓一药数效。《名医别录》载桔梗"利五脏肠胃，补血气……温中消谷"；《大明本草》谓其"养血排脓"；《本草备要》载其治"下痢腹痛"。其功能排脓治痢，凡大便溏泄夹有黏冻者，用桔梗甚效。白术、木香健脾调气；白芍、乌梅、甘草酸甘敛阴，善治泄泻而兼腹痛者。腹痛甚者，可加重白芍、甘草之用量，白芍用至15～30g。白槿花甘、平，清热利湿，凉血，能迅速改善下焦湿热症状。槟榔本是散结破滞、下滞杀虫之药，小量则善于行气消胀。对泄泻而腹胀较甚者，芩、连宜少用，因苦寒之味，过则伤脾，损阳耗阴，久泻脾虚尤需注意。白头翁配白槿花可以增强清泄湿热之效，而无弊端……本方桔梗伍槟榔，升清降浊；槟榔伍乌梅炭，通塞互用；木香伍白芍，气营兼调（《百年百名中医临床家丛书·朱良春》）。朱老还指出："对久泻久痢证属脾肾阳虚或肾阳不振者，或大寒凝内多年不愈者，仙桔汤并不适用。"全方药少而精，配伍精当，对药的理解分析详尽。我用于临床，随证加减，疗效极佳。

验案4 计某，男，50岁。

腹痛腹泻十余年，加重6个月，晨起及早餐后必须大便，中餐前亦泻，呈黄色糊状便，午后至晚上正常，驱车在高速公路上，亦必须下车解便，自感十分窘迫。特别是一吃面条即腹痛，而且当天夜间定腹泻三次后才痛止，消瘦，曾服米雅、培菲康等，无效。肠镜提示：慢性结肠炎。舌胖苔白，脉弦。治宜抑肝扶脾，兼清湿热。处方：仙鹤草30g，桔梗6g，白槿花12g，炒白术12g，炒白芍15g，乌梅10g，木香6g，防风10g，生甘草10g，葛根12g，党参12g，茯苓 12g，炒扁豆 12g，怀山药 12g，补骨脂 12g，肉豆蔻 10g，木瓜 12g，升麻 6g。7 剂。

复诊：药后每日大便一次，部分成形，原方加吴茱萸、五味子，10 剂。

2 年后患者又出现腹泻，症状基本同治疗前。我曾用原法，服之无效，改用温阳止泻汤合四神丸，加仙鹤草、桔梗，腹泻即止。

《闽东草药》记载仙鹤草别名为"泻痢草"，对久泻颇有效验。脾气虚者合参苓白术散，肾虚者合四神丸，肝木犯脾合痛泻要方。

4. 少腹逐瘀汤（《医林改错》）

小茴香、干姜、延胡索、没药、当归、川芎、官桂、赤芍、蒲黄、五灵脂。

少腹逐瘀汤是清代王清任用于少腹痛、胀、积块、月经不调、崩漏带下之方，认为"此方去疾、种子、安胎，尽善尽美，真良善方也"。对冲任虚寒，瘀血内阻的妇科疾病有较好的疗效。我在临床用于慢性结肠炎、肠功能紊乱属虚寒瘀滞的腹泻，疗效颇佳。多年前我阅读《名中医治病囊秘》颜德馨卷得到启示，颜老用膈下逐瘀汤治疗慢性结肠炎，书中曰："近年来施之于临床，多应手而效。总结经验，用此方需具备以下三个条件：①病程较久；②痛有定处而拒按；③大便黏液。"我按颜氏的三个条件再加肠鸣一症，选少腹逐瘀汤治之，效果更好。许多患者常感左下腹胀痛，部分患者可扪及条块状物，该部位为乙状结肠区。少数患者痛胀在右下腹，为升结肠处。左右两处皆称少腹，又往往自感怕冷，以方测症，样样相符。方中小茴香、干姜、官桂三味乃温热之品，温里止痛，温肾止泻，助火化湿。患者往往肠鸣阵阵，《金匮要略》曰"其人素盛今瘦，水走肠间，沥沥有声，谓之痰饮"；"病痰饮者，当以温药和之"。肠鸣必须用温药，三味温热之药恰到好处。久病必瘀，方中其他药物皆属于活血化瘀、养血理气之品。

临床用此方时可加葛根升清止泻，加防风祛风胜湿，亦可加藿香芳香化湿以利止泻，泻下频仍可加收敛之品，如乌梅、诃子、石榴皮之类，气虚加黄芪，阴液亏损可加扁豆、怀山药以甘温复其阴。

验案 5 蒋某，女，43 岁。

腹痛腹泻 4 年余。病起于子宫内膜癌放疗 1 月后，大便每日 3～5 次，呈水样，夹黏液，时呈血性或脓性黏液便，里急后重，消瘦，多次大便培养皆正常，经常口腔溃疡、疼痛，舌质红夹瘀滞，脉弦。浙一医院诊断为放射性肠炎，证属脾虚湿困，肠道气滞血瘀，方选少腹逐瘀汤合封髓丹加减治之。当归 12g，小茴香 10g，干姜 10g，肉桂 6g，延胡索 12g，五灵脂 12g，没药 6g，川芎 10g，蒲黄 12g，黄柏 10g，砂仁 10g，甘草 10g，细辛 6g，白蒺藜 12g，大豆卷 10g，炒枳壳 12g，黄连 6g。7 剂。

复诊：大便已减至每天一次，黏液脓血便及里急后重消失，口腔溃疡十去八九。原方出入治之。

服汤药后症状逐渐消失，正如前人刘河间所述："调气则后重自除，行血则便脓自愈。"封髓丹由黄柏、砂仁、甘草组成，我常用于口腔溃疡。清代医家郑钦安谓此病乃"阳气不得潜藏，虚火上浮"。黄柏坚肾清火，为君；砂仁温健脾运，引五脏六腑之精归属于肾，为臣；佐以甘草益脾气，并调和黄柏、砂仁之寒温。三药合之，补土伏火，水火相济，相火安宁，口腔溃疡可愈。黄连、细辛为口疮止痛对药，白蒺藜平肝，豆卷化湿。

5. 溃结汤（俞尚德经验方）

黄芪、炒苍术、甘草、炒白芍、肉桂、葛根（或桔梗）、荆芥炭、生地榆、白及、乳香、败酱草、红藤、三七粉。

黏液量多者加秦皮、苦参、忍冬藤等，排便不畅加苁蓉、升麻等，排便次数多者加诃子炭。

俞氏治疗非特异性溃疡性结肠炎还配用灌肠 1 号方，用于急性期，认为"急性期的中药治疗，口服方法不及灌肠方法奏效、迅捷，一则是灌肠处方剂量较口服大，还可以通过肠壁吸收而作用于全身"。《俞氏中医消化病学》一书对溃结汤配伍未作详细分析，但指出："活血行瘀药必不可少，改善微循环，促进溃疡愈合，以参三七作用最好。生地榆收敛解毒，对本病的脓血黏液便收效甚捷。"

我将此方用于溃疡性结肠炎伴脓血便者，药后脓血便会迅速消失，症状暂可改善。溃疡性结肠炎用中药治疗近期疗效尚可，要根治尚需积累经验。

验案6　姚某，男，33 岁。

腹泻已三年，每天 5～6 次，大便呈黄色糊状，夹有脓血，里急后重，消瘦纳差，胃脘不舒，面色㿠白。肠镜提示：溃疡性结肠炎。血常规：血红蛋白 8g/L。舌淡苔黄，脉弦。证属脾虚失运，肠道邪热蕴结，日久瘀滞，气不摄血，气不升清。处方：生黄芪 30g，苍术 12g，生甘草 10g，炒白芍 20g，肉桂 10g，葛根 15g，荆芥炭 10g，生地榆 15g，白及 10g，乳香 6g，败酱草 15g，三七粉 3g（分吞），血竭粉 3g（分两次冲），仙鹤草 30g，桔梗 10g。7 剂。

另配灌肠方（俞尚德方）：白及 12g，苦参 20g，诃子 10g，赤石脂 15g，木香 6g，五味子 6g，血竭 3g，锡类散 1 支（自加）。

药后每周复诊，另力蜚能每日 1 片，血性黏液便曾消失，大便次数减至每天 2 次，贫血貌改善，腹痛缓解，持续约 2 月余，病情稳定，无明显痛苦。

6. 胃风汤（焦树德经验方）

党参、葛根、白术、肉豆蔻、防风、白芍、茯苓、当归、荆芥、川芎、肉桂或桂枝、升麻。

上方乃焦树德先生用于飧泄之方。我曾在《新中医》杂志上看到此方的报道。飧泄临床表现为腹泻来势迅速，餐后即泻，日泻数次。《素问·风论》曰"久风入喏，则为肠风飧泄"，《素问·阴阳应象大论》曰"春伤于风，夏生飧泄"，这与肠易激综合征相似。喻嘉言说："风邪伤人，必入空窍，而空窍唯肠胃为最。风即居于肠胃，其导引之机，如顺风扬帆，不俟脾之运化，食入即出，以故餐已即泄也。"方中四君去甘草健脾助运，四物去地黄养血柔肝和营，桂枝、荆芥温里祛风，升麻、葛根升清止泻，肉豆蔻温肾固肠。诸药配伍，具有祛风和营、调和肝脾、固肠止泻之功。

我临床用于饮食后肠蠕动增强即要腹泻的患者。有的表现为对某种食物不耐受现象，食之必泻。如进食面条即泻，或进食牛奶或海鲜即泻。有的患者与情绪有关，遇事即怒，怒则腹泻腹痛，属肝木犯脾，肝脾不调。方中有痛泻要方之防风、白术、白芍，可另加陈皮。有当归、白芍、川芎养血柔肝以防肝木相乘，脾弱得复，泄泻可止。方中荆芥、防风、桂枝能驱肠中之风，合党参、升麻等有逆流挽舟之意，使肠蠕动减慢，改善吸收，有效地缓解泄泻。

验案7 张某，男，48岁。

泄泻已两年余，每天4~5次，大便呈糊状，不论行驶在何处，欲便必须停车，自感十分窘迫。一遇紧张即泻，每餐后必定腹泻一次，晨起干呕，刷牙时更甚，肠鸣腹痛，舌胖嫩苔白，脉沉。于2010年11月因病被迫停薪留职。证属肝脾不和，脾胃亏损，兼夹风寒，方宜胃风汤加减。党参12g，白术12g，茯苓12g，葛根12g，防风10g，荆芥10g，当归12g，炒白芍12g，桂枝10g，肉豆蔻12g，补骨脂12g，吴茱萸6g，干姜10g，附子12g，姜半夏12g，乌梅10g，细辛6g，黄连6g。7剂。

二诊：药后大便减至每日1次，便量减少，干呕已除，要求继服。前方去干姜、附子、黄连、乌梅。7剂。

三诊：腹泻已愈，改用参苓白术散合附子理中汤以巩固疗效。

7. 乌梅丸（《伤寒论》）

乌梅、细辛、干姜、黄连、当归、附子、蜀椒、桂枝、党参、黄柏。

此方仲景用于胃热肠寒、寒热错杂的蛔厥证。全方酸、辛、甘、苦之味合用，柯琴曾对本方治蛔作了概括："蛔得酸则静，得辛则伏，得苦则下。"在国富民强的今天，医疗条件日益趋好，饮食卫生水平提高，饮水条件大大改善，特别是发达的城市，肠寄生虫病及胆道蛔虫症相对较少，因此乌梅丸用于蛔厥的机会很少。此方寒热并用，补虚祛邪合参，酸甜苦辣并存，临床用于慢性结肠炎、肠易激综合征、不明原因的慢性腹泻，确有良效。

部分患者久泻不愈，多表现为本虚标实，寒热错杂。由于病程过长，泻下日久导致气阴两虚，脾阳亏损，肠中湿热余邪停滞。此类患者往往曾用过苦寒燥湿止泻，或健脾化湿止泻，或温补脾肾，或益气升提止泻等，皆乏效。选乌梅丸加减，常可起到意想不到之疗效。

方中重用乌梅，《本草求真》中曰乌梅"入肺则收，入肠则涩，入筋则软，入虫则伏，入于死肌，恶血则除"。肺与大肠互为表里，乌梅使肺气收敛升提，使肠道收涩止泻；干姜、附子、细辛、蜀椒、桂枝五药占全方药味之半，能温肾暖脾以除久寒；久泻必伤气血，党参益气，当归养血，可扶正以祛邪；黄连、黄柏苦寒燥湿，祛余邪而止泻，并能兼制五种热药之辛热。十味佳药合为一方，确为治疗慢性腹泻久治不愈之良方。

验案 8（连建伟教授验案） 安某，男，33 岁。

大便溏泄二月余，一天多次，左关小弦，右脉沉，舌边齿印，苔薄黄腻。从寒热错杂治之，守仲师法。

乌梅 12g，川椒 5g，北细辛 3g，制附子 6g，桂枝 6g，党参 20g，炒当归 10g，川连 3g，川柏 5g，炮姜 5g。14 剂。

一月余后来杭复诊，服前方 42 剂，大便已正常。

连建伟教授是我的良师益友，善用经方治病救人，屡起沉疴，诊病特别擅长于脉诊，在平脉辨证上有深厚的造诣，我深感弗如。

验案 9 夏某，男，69 岁。

反复腹痛腹泻 28 年，加重 10 年。饮食禽蛋、肉类、海鲜、豆奶、叶菜或凉性食物如菱角、枫斗等，必定小腹胀痛，半小时后如厕，呈喷射样水便，每天 3～4 次，夹菜类不消化食物。时有黄白色黏便，偶夹脓血，泻后疲惫不堪，畏寒肢冷，傍晚肢肿。持续性口腔溃疡，疼痛难忍，浙二医院口腔科诊断为扁平苔藓状溃疡，服药效差。病初身体还算强壮，服黄连素等有效，但腹泻年复一年加重。在多家医院大便检验、培养皆正常。钡剂灌肠造影示正常。浙二医院肠镜检查提示：肠壁血管清晰正常，见两处小息肉，诊断为肠易激综合征。多年来曾请多位专家诊治，服过喹诺酮类药物，无效。服补脾益肠丸及附子理中丸时略感腹部温暖，泻下次数减少。2009 年因过度疲劳而致腹泻更重，食欲减退，夜寐不安，形体消瘦。面色苍白，舌体狭小质嫩，苔薄白而滑，舌体及口腔两侧黏膜有多发性白色小溃疡。脉弦，右关及两尺偏弱。

综合病史，属禀赋不足，肝脾不调，脾肾阳虚，兼夹湿热余邪，治宜扶正祛邪，寒热并用，调和肝脾，补土伏火为先。处方：乌梅 12g，细辛 6g，桂枝 10g，党参 10g，附子 10g，黄连 6g，黄柏 10g，当归 10g，防风 10g，柴胡

10g，五味子 10g，甘草 10g，白蒺藜 12g，炒枳壳 10g，吴茱萸 6g，知母 10g，炒白术 12g，石菖蒲 12g。5 剂。

复诊：服上方后脘腹温热舒适，腹泻次数略减，决心长期服药。予原方 7 剂。

患者持之以恒服药，口腔溃疡基本治愈，第 15 次门诊时（约 3 月余）大便基本成形，每天一次。服汤药一年余时能进食肉类、禽蛋、海鲜而不腹泻，胃口大增，体重增加。

自大便成形后用六君子汤合附子理中汤、黄芪建中汤、四神丸以温肾固肠，补脾健运。近又改用补脾厚肠、益肾潜阳法以巩固疗效，用香砂六君子汤合潜阳丹、回阳饮、补肾四味等加减。现患者诸症消失，饮食正常，面有华色，体重增加，精力充沛。

【思路辨析】

（1）肠易激综合征确属难治性疾病。首次门诊选用乌梅丸、过敏煎及封髓丹等。乌梅收敛肺气升提，收敛肠道止泻；附子、细辛、桂枝、吴茱萸温肾暖脾除寒（未选干姜、蜀椒，意在改变汤药之不良口味）；党参、当归养血扶正以祛邪；黄连、黄柏苦寒燥湿，祛邪止泻，并兼制附子、桂枝、细辛、吴茱萸之辛热；白蒺藜平肝。

（2）方中过敏煎（柴胡、防风、五味子、乌梅、甘草）出自《祝谌予经验集》一书（原方中用银柴胡，我院无此药，故改用柴胡），原用于哮喘、过敏性皮炎、荨麻疹，方药五味，收散不泄，升降同用，阴阳并调，立方确有巧思。该方经上海某医院实验研究和临床验证，确有抗过敏作用。

（3）方中封髓丹（黄柏、砂仁、甘草）是治疗口腔溃疡的有效验方，机理在于补土伏火。土厚火自敛，火得土伏，即可久存，口腔溃疡即能隐伏。

（4）方中还用了贾海忠《中医体悟·父子亲传实录》书中的"理乱复原方"（吴茱萸、知母、枳实、白术、石菖蒲）。此方贾氏用于多器官不协调导致的心血管失调、胃肠功能紊乱。

（5）此患者治疗分 4 个步骤：第一步是寒热并用，扶正祛邪，补土伏火，以乌梅丸加其他方药。第二步，腹泻基本停止后，大便已成形，改用温脾肾、固肠助运之法，选用六君子汤合附子理中汤及四神丸加减。《灵枢·口问》"中气不足，溲便为之变，肠为之苦鸣"。脾气虚极而泻，病久肾阳亏损，肾为胃关，肾阳亏虚，脾胃更弱，则久泻不愈。第三步，补脾厚肠，益肾潜阳，引火归原，方选香砂六君子汤合潜阳丹（附子、砂仁、龟板、甘草）、回阳饮（附子、干姜、人参、甘草）、补肾四味（补骨脂、仙灵脾、菟丝子、枸杞子）。潜阳丹为郑钦安之方，郑氏曰："纳气归肾之法，夫西砂辛温，能宣中宫一切饮邪，又能纳气归肾，附子辛热，能补坎中真阳……龟板一物坚硬，得水中之精气而生，有通阴助阳之力……佐以甘草补中，有伏火互根之妙，故曰潜阳。"回阳饮实为四逆汤加人参，意在温补肾阳，培补中气。第四步，冬季用固本培元散（第一讲中徐菊芬案有阐述），以恢复多年来因长期腹泻、口腔溃疡及食谱狭窄、营养欠佳所导致的诸虚百损，并能增强体质。

四、其他治泻方药

急性腹泻大多为急性肠胃炎、菌痢等，首先在肠道门诊诊治。风寒型者宜用藿香正气散加减，祛风散寒，化湿止泻；湿热型多用葛根芩连汤清热利湿止泻；饮食所伤应选用保和丸加味，消导止泻。如急性腹泻，病邪不予宣透、清利、导滞，或过用寒凉之剂，或抗菌消炎日久，邪不去，正不安，正气损伤，冰伏邪恋，则往往转为慢性腹泻，因此临床上对急性腹泻必须及时正确治疗。临床上常可遇到水土不服而致的腹泻，大多是因移居他地，地理环境改变，工作变更，人际关系起了新的变化，饮食起居失宜，而致肝失条达，肝脾不和。我常仿朱良春先生之用药，以四君加徐长卿、柴胡、木瓜、乌药、乌梅、苏叶、木香等健脾疏肝，理气和肠，相当有效。

脾虚久泻，中气下陷时的腹泻，用补中益气汤加味，以益气升提止泻。

许多老年人肛门括约肌松弛，一天大便多次，小便时即欲大便，咳嗽或用力后则小便遗、大便出，中药有相当好的疗效。徐某患过此疾，我用党参15g，茯苓15g，炒白术12g，甘草10g，炒白芍15g，陈皮6g，干姜10g，附子12g，山萸肉20g，覆盆子15g，乌梅15g，连须15g，五倍子12g，疗效相当满意。

此类患者亦需用补肾益气收涩之法。缩尿丸（乌药、怀山药、益智仁）为有效之剂，能补肾固摄，可增加肠道吸附水的功能，使大便变干。

治疗其他疾病时，因药物副作用引起的腹泻，停药就是治疗，药停泻即止。中药治疗疑难杂病，《史记》中曰"药不瞑眩，厥疾弗瘳"，指的是瞑眩现象，即服药后症状加重，或出现腹泻，或呕吐，此后疾病顿然而愈，又叫"排病反应"。对排病反应的腹泻不必进行治疗。肠镜提示病在直肠及乙状结肠的腹泻患者，常伴有便意频繁，排便次数多而量少，往往有里急后重感，可采用药物灌肠方法，使药物的作用直达病处。灌肠方药较多，我习惯用俞尚德先生之方（见验案 6）。

慢性腹泻腹痛患者亦可用吴茱萸、肉桂、丁香、诃子、细辛、苍术等温热芳香之品研粉，加少量黄酒，每天临睡前贴于肚脐，清晨除去，有一定疗效。

五、腹泻的预防

腹泻久久不愈，除患有疾病外，与饮食不慎、天气变化、情绪恼怒、环境因素都有关系。

1. 饮食要谨慎

少吃或不吃寒性的生冷瓜果。可选择进食少量热性水果，如荔枝、桂圆、杨梅、樱桃、石榴等。烹调海鲜需放足量的生姜及葱类以祛寒凉，兼可去腥。肥甘厚味、油炸美食、生猛海鲜、高脂高蛋白食物往往可诱发腹泻。部分患者每进某种食物即要腹泻，表现为对该食物不耐受现象，可能属于对某种蛋白质的过敏，则需忌食此类食品。此外，要选低脂低纤维食品。

2. 起居要正常

要有足够的睡眠。正常的睡眠可使免疫功能处于较佳状态。许多患者因感受寒凉、寒湿而诱发，特别是酷热的夏天，阳气在外，肠胃相对阳气不足，故俗语曰"冬吃萝卜夏吃姜，不用医生开药方"。同时还要谨防贪凉，不喝冷饮，不吃冰西瓜等，空调温度不能太低，冷则需加衣被，以防诱发。

3. 情绪要稳定

《医宗必读》有七情泻之名，指出腹泻与情志郁结、悲忧恼怒、思虑过度、紧张焦虑有关。情志因素可导致人体气机紊乱，肝气乘脾土，脾运失司，即致久泻。有学者将肠易激综合征、肠功能紊乱视作心身疾病，认为结肠是心理冲突的反应性器官，情绪的共鸣器。在竞争激烈、压力重重的今天，易患此类腹泻，必须要保持良好的心态，《素问·上古天真论》"恬淡虚无，正气从之，精神内守，病安从来"为古今至理名言。

4. 腹泻要重视

腹泻持续不止，进食量稀少者，要谨防脱水及电解质紊乱，注意体温、血压、心率的变化。必要时需送急诊，纠正水电解质紊乱、补充血容量等治疗不可忽视。

口腔溃疡的中医治疗

口腔溃疡是一种常见的口腔黏膜疾病，与扁平苔藓、白塞病、口腔白斑、舌癌等不同。口腔溃疡表现为边缘鲜红微肿，局部假膜色黄，溃疡呈凹陷状，并且自感灼热疼痛，具有红、黄、凹、痛四个特点，多见于舌尖、舌边、舌根、唇内、齿龈，亦可在左右颊部及上下腭。一般10天左右可自愈。有的数周发作一次，月复一月出现，甚至多年持续不愈，故谓之复发性口腔溃疡，亦称复发性阿弗他口腔溃疡。

部分复发性口腔溃疡难以进食，妨碍说话，坐卧不宁，情绪低落，疼痛，影响正常工作与生活。

口腔溃疡患者众多，具体病因尚无定论，与多种因素有关，一般认为主要是遗传易感者在不同诱发因素下发病。如细菌、病毒的感染；营养不均，维生素及微量元素缺乏；消化系统疾病及功能紊乱；精神因素，如紧张、焦虑、抑郁；疲劳及气候变化；嗜好烟酒及熬夜；女性往往在月经期发作，可能与雌激素水平有关。

一、中医对口腔溃疡的认识

1. 脏腑经络与口腔溃疡的关系

舌为心之苗，口为脾之外候，心开窍于舌，脾开窍于口，病与心脾密切相关。

从舌体分析：舌尖属心肺，舌中属脾胃，舌根属肾，舌边属肝胆。腮颊、齿龈属胃，故口腔溃疡应与心、肝、脾、肺、肾、胃等脏腑相关。

从经络分布观察：《灵枢·经脉》曰"肾足少阴之脉……循喉咙，夹舌本"。"肝足厥阴之脉……循喉咙……环唇内。""脾足太阴之脉……夹咽，连舌本，散舌下。""心手少阴之脉……上夹咽。""手少阴之别……循经入于心中，系舌本。""大肠手阳明之脉……其支者……贯颊，入下齿中。""胃足阳明之脉……入上齿中，还出夹口，环唇。"从以上经文可知，肝、肾、心、脾、胃、大肠之经脉与口腔中的咽喉、舌体、两颊、齿龈有密切关系，口腔溃疡的发生与多个脏腑、多条经络相关。在治疗中我们应强调人是一个整体，从整体观念来思考病因病机及治疗。

2.病机思考

口腔溃疡属中医学的"口疮"、"口糜"。初起患者多找西医治疗，因此我们应着重探讨复发性口疮的治疗。当代名医谢海洲先生说："口疮勿泥于清胃泻火，辨标本，先后图治为要。"我体会有以下几种病机。

（1）脾胃虚弱，湿从热化

反复外感寒凉，或久服寒凉食物、饮料、海鲜等，导致脾胃虚弱，或情志不舒，肝木乘脾土，脾虚湿阻，湿从热化，郁而化火。此类患者脾虚为主，湿热为标。

（2）脾胃虚寒，内生寒湿

多数人认为口疮属实火，故往往予清热解毒之中药，或过多应用抗生素，易导致脾胃虚寒，寒湿内生，久而久之脾胃阳气亏损，阴寒内盛，逼阳于外，而成口疮。《圣济总录》曰："胃气弱，谷气少，虚阳发动而成口疮。"已故蜀中当代名医范中林先生认为"口内少实火"。

（3）脾胃虚弱，外感燥热，虚火内扰

燥热之邪伤阴或手术后损伤阴液，阴虚内热而成口疮。

《素问·至真要大论》曰："少阳之复，大热将至……火气内发，上为口糜。"

《素问·气交变大论》曰："岁金不及，炎火乃行……民病口疮。"

（4）病程迁延，脾胃阴伤，久病及肾，虚火上扰

《景岳全书》曰"口疮连年不愈者，此为虚火也。"

以上四种病机最常见，我个人体会，脾胃虚弱是复发性口腔溃疡之根本。李东垣《脾胃论》和干祖望《干氏耳鼻咽喉口腔科学》均认为本病病根在脾胃，是因脾胃虚弱，中气下陷，虚火上炎而发，亦提出中气不足是病机之关键。

二、口腔溃疡的治则与方药

口腔溃疡的根本病机是脾胃虚弱。往年无空调时，老年人用铜制取暖炉来暖手脚（杭州人叫铜火聪）。该暖炉的盖子布满了小圆孔，能使空气流通，当灰少了，炭火暴露于外，不仅太烫不能取暖，而且一下子燃烧完毕，铜暖炉就变冷了。如炭火刚暴露于外时马上加灰，炭火就在灰中，能长时间保持温暖。这就是补土伏火。口腔溃疡的治疗机理与此相同。

我用封髓丹治疗口腔溃疡起于1977年初，当时我在嘉兴第二医院工作。《蒲辅周医疗经验》、《蒲辅周医案》出版时，我如获至宝。书中有封髓丹加味治愈3例口疮的记载。封髓丹原出于明代董宿的《奇效良方》，由黄柏、砂仁、甘草组成，原为治疗遗精梦交之方。其功效可归纳为：固肾清心，补土伏火，引火归原。黄柏为君，坚肾清相火，砂仁为臣，温健脾运，引五脏六腑之精归属于肾，佐以甘草益脾气，并调黄柏、砂仁之寒温。全方使水火既济，相火不再妄动，以治遗精梦交。清代医家郑钦安在《医理真传》中将此方广泛应用于内科各种疾病，并赋诗一首，涵盖了病机和功效，现抄录于下：

阴云四合日光微，转瞬真龙便欲飞，

识得方名封髓意，何忧大地不春归。

元代许国祯修订的《御药院方》中此方加用了苁蓉。《医方类聚》引《经验秘方》记载的封髓丹由黄柏、刘寄奴、莲心、补骨脂、母丁香、蛤蚧等组成。清代《医宗金鉴》亦有封髓丹记载。《北京市中药成方选集》记载的封髓丹，除上述三味药外，加用苁蓉、莲须、芡实，用时不能混淆。

（1）脾胃虚弱，湿从热化，治宜补土伏火，燥湿清热，封髓丹加清热化湿之品。

（2）脾胃虚寒，寒湿内盛，治宜补土伏火，健脾温中，用封髓丹合理中汤。

（3）朱丹溪曰："口疮，久服凉药不愈者，因中焦土虚，且不能食，相火冲上无制，用理中汤。"

（4）脾肾阳虚，阴寒内盛，逼阳于外，治宜补土伏火，温肾潜阳，用封髓丹合附子理中合潜阳丹。

李时珍曰："口疮，久服凉药不愈，理中加附子反治之，合以官桂。"

火灼津液，肝肾阴亏，治宜补土伏火，滋阴潜阳，用封髓丹合引火汤。《素问·阴阳应象大论》曰"阳病治阴"。唐代王冰注释《素问·至真要大论》"诸寒之而热者，取之阴"为"壮水之主，以制阳光"。

三、口腔溃疡协定方及验案

口腔溃疡反复发作，缠绵难愈，现代医学无特效药物。用中药治疗，无论近期还是远期，疗效皆好，深受患者的信任和喜爱。有识之士曾说"只有不识之症，没有不治之症"，"未可治者，未得其术也"。我们应该多读书，多积累，多实践，多提高。现将我治疗口腔溃疡的有效方介绍如下，供大家参考。

1. 口腔溃疡 1 方

黄柏、砂仁、甘草、细辛、黄连、白蒺藜、大豆卷、枳壳、射干、徐长卿、金雀根。

此方用于辨证属脾虚湿困，湿从热化，郁而化火的复发性口腔溃疡。症状除红、黄、凹、痛外，可兼咽痛、口干、心烦、腹胀、舌红苔黄等。封髓丹上文已作分析。黄连配细辛，《朱良春用药经验集》用于治口疮，"一寒一热，一直折，一发越，合奏消炎止痛之效"。《素问·六元正纪大论》记载"火郁者发之"。治火郁绝不能一派寒凉，清中要有温热，细辛即有火郁发之之功；大豆卷利湿清热，又能健脾；射干降火利咽；枳壳和胃理气；白蒺藜平肝，并解郁毒（李可先生认为白蒺藜配制首乌，重用谓定风丹），临床用途广泛；徐长卿配金雀根，是治疗口腔溃疡的重要药对，有祛风止痛之效。《颜德馨治疑难病秘笺》谓金雀根、徐长卿是治狐蜮病特效药。有报道以徐长卿配合金雀根制成100%注射液，肌肉注射治疗口、眼、生殖器三联征，获得一定疗效，我从中得到启发。患者服上方2～3剂即能明显改善症状，部分患者服7剂后口腔溃疡消失，亦有患者服后饮食起居正常，从此不发。

典型验案

徐某，男，11岁。

口腔溃疡反复发作10年，再发1周，疼痛难以进食，舌体及下唇内有多个溃疡，红、黄、凹、痛。一年来唇周亦经常出现疱疹，近日过敏原测试提示：户尘螨/粉尘螨16.7（3级），总 IgE>200IU/ml。婴幼儿时就有鹅口疮，对花粉过敏，出入公园后亦会出现皮疹瘙痒。苔白微黄，脉细数。治宜补土伏火，祛风清热。

黄柏 6g，砂仁 6g，甘草 6g，黄连 3g，细辛 3g，白蒺藜 10g，火麻仁 10g，枳壳 6g，徐长卿 10g，乌梅 10g，防风 6g，柴胡 6g，五味子 6g，藿香 10g。7剂。

我用的是免煎颗粒剂，颗粒剂中无金雀根，故未用，另加过敏煎：柴胡、防风、乌梅、五味子、甘草。过敏煎在《祝谌予经验集》中有详述，铃医截方截敏乌梅汤内有同样药物。

复诊：服2剂后口腔溃疡与唇周疱疹已无疼痛。服完7剂溃疡消失。

此方的近期效果相当好，此后我用六君子汤合过敏煎加减，健脾扶正抗过敏，巩固疗效，减少复发，对治愈此病有一定帮助。

2. 口腔溃疡2方

黄柏、砂仁、甘草、党参、茯苓、炒白术、半夏、陈皮、肉桂、细辛、玄参、炮姜。

此方为封髓丹合六君子汤、理中汤加味，用于复发性口腔溃疡属脾胃虚寒者，除口腔溃疡外，往往夹有胃脘胀满寒冷，大便秘结，亦有腹泻者，舌质胖嫩，边有齿印，脉沉而细。

《李可老中医危急重症疑难病经验专辑》舌疮顽症（复发性口腔溃疡）一节中曰："此属肾虚脾寒，虚火上僭。《证治准绳》治此类口疮，用四君七味（六味加肉桂）合方加元参、细辛，极效。其立方之义，以四君培土敛火，以七味引火归原，加细辛火郁发之，更加玄参善清浮游之火，治热以热，凉而行之。治火不归原证，有覆杯而愈之效。"我在此方基础上加了封髓丹和炮姜，即内含理中汤。前已讲述了朱丹溪用理中汤之观点。有时我还加用徐长卿、金雀根对药，效果更好。便秘者用玄参恰到好处，能软坚生津通便。如脾虚腹泻者，则去玄参。

典型验案

夏某，男，69岁。

口腔溃疡反复发作多年，再发一周，舌体上及两颊多发性溃疡，红、黄、凹、痛，饮食困难，咀嚼时更痛。患肠易激综合征数十年，大便一天多次，糊状，夹黏液便等。经治疗，腹泻基本已瘥。舌狭小质嫩，苔白，脉细。处方：党参12g，茯苓12g，白术12g，甘草10g，陈皮6g，炮姜12g，附子12g，肉桂3g，细辛10g，黄柏10g，砂仁12g，徐长卿15g，金雀根15g，防风10g，苍术10g。3剂。

复诊：服药3剂，口疮已隐退，疼痛亦止，已能咀嚼食物。予原方5剂。此人患肠易激综合征已28年，曾服过大量中药及抗生素，脾气脾阳亏损，故必须用附子理中汤加味。

3. 口腔溃疡3方

附子、砂仁、龟板、甘草、炮姜、党参、生白术、黄柏、徐长卿、金雀根。

此方由潜阳丹合理中汤、封髓丹，用于阳虚型口腔溃疡，效果相当好。方中前四味是郑钦安的潜阳丹。郑氏《医理真传》曰："潜阳丹一方，乃纳气归肾之法也。夫西砂辛温，能宣中宫一切阴邪，又能纳气归肾。附子辛热，能补坎中真阳，真阳为君火之种，补真火即是壮君火也。况龟板一物坚硬，得水中精气而生，有通阴助阳之力，世人以利水滋阴目之，悖其功也。佐以甘草补中，有伏火互根之妙，故曰潜阳。"郑钦安认为头面疾患无"实火"，多为虚阳上越之"阴火"，用理中汤意在火无土不潜藏。干祖望先生说："肾中无火，阳气黯然，以致脾失温煊之原，致阴霾一片，浊气丛生。口为脾窍，首当其冲，当然溃疡长期存在而难愈。"

部分复发性口腔溃疡患者病史多年，经多家医院治疗，用尽中西药物，暂时得到缓解，不能根治，辨证为阳虚者用本方，疗效颇佳。

典型验案

胡某，女，31岁。

口腔溃疡反复3年，又发一周，咽喉物梗，呃逆频作，胸骨后隐痛，畏寒肢冷。近日胃镜提示：慢性萎缩性胃炎，食管炎。舌胖苔白，脉沉细。治宜温阳健脾，补中和胃。处方：附子15g，甘草10g，砂仁12g，龟板15g，炮姜12g，炒白术12g，党参12g，黄柏10g，黄芪15g，桂枝10g，炒白芍15g，细辛6g，通草3g，鹅管石20g，丁香6g，娑罗子12g，威灵仙15g，鸡血藤15g。7剂。

复诊：药后溃疡消失，呃逆亦除，肢冷转暖。

此患者呃逆、胸痛、肢冷等皆为虚寒表现，因此选适宜于脾肾阳虚的口腔溃疡3方。方中还用了黄芪建中汤温中和胃，当归四逆汤温通阳气于四肢，再加治疗食管炎效药鹅管石、丁香、娑罗子、威灵仙，故药后效如桴鼓。

4. 口腔溃疡4方

黄柏、砂仁、甘草、熟地、生地、巴戟天、天冬、麦冬、茯苓、五味子、肉桂。

此方除封髓丹外，用了陈士铎《辨证录》中的引火汤，该方由熟地、巴戟天、茯苓、天冬、五味子组成。用熟地为君，大补肾水；天冬、五味子滋其肺金，金水相生，水旺足以制火；巴戟天辛温，能补水，又能引火，使水火相济，茯苓使水趋下，火亦随之，水火同趋，共安于肾宫。我在方中加了肉桂以引火归原，加生地、麦冬以增熟地、天冬之功。李可先生用引火汤治疗复发性口腔溃疡效佳，专用于高年肾阴下亏，阴不抱阳，龙雷之火上燔所致者。其书中说

"此法治愈本病120余例，多数一诊治愈"。

此方我用于老年人及肝肾阴亏，虚火上扰的口腔溃疡，并用于慢性咽喉炎、慢性扁桃体炎、舌体灼热疼痛的舌炎等。

典型验案

胡某，男，69岁。

口腔溃疡反复发作3年，又发一周，舌体疼痛，进食尤甚，齿浮，全身灼热，夜间两足需裸露于外，舌质红苔薄，脉沉，两尺应手。证属肝肾精血不足，阴不敛阳，阳浮于上，治宜补养肝肾之阴，引火归原：熟地30g，巴戟天15g，天冬15g，麦冬15g，茯苓15g，五味子10g，黄柏10g，砂仁10g，甘草10g，细辛6g，肉桂6g，龟板15g。

复诊：服上药后症状一天比一天减轻，7剂后口腔溃疡基本已愈，疼痛消失，全身灼热难忍程度大为减轻，要求续服原方。

此患者除口腔溃疡外，有以下特点：①古稀之年，久病精血更亏。②齿浮示肾精不足，阴火上扰。③全身灼热，夜间足心欲裸露于外，更加显示阴精亏损，阴不敛阳，阳越于外。治宜原方滋补肾水，引火归原。水火相济，阴阳平衡，疾病则瘥。水不制火之证，用补肾阴、补肾水来制约虚火，亦是"壮水之主以制阳光"之法。方中加细辛止痛，并能起透发之作用，加龟板更能滋阴潜阳。如方中加附子（即含潜阳丹）更好，可以补肾潜阳。

5. 口腔溃疡5方

甘草、黄连、黄柏、姜半夏、党参、干姜、红枣、砂仁、徐长卿、金雀根。

此方由甘草泻心汤（黄柏易黄芩）合封髓丹及徐长卿、金雀根对药而成。甘草泻心汤在《金匮要略》中主要治疗狐蜜病，"蚀于喉为蜜，蚀于阴为狐……甘草泻心汤主之"。经文与现代医学的白塞综合征相仿，其症状以口腔与生殖黏膜损害为主。

广东省中医院邓宏认为本方是黏膜修复剂，广而言之，对全身黏膜皆有修复作用。不仅对口腔、生殖器，而且对胃溃疡、胃肠黏膜、皮肤等皆有作用，因此该方还可治疗慢性胃炎、胃溃疡、肠炎、结肠炎、直肠炎、阴道炎等。此类疾病的病机仍是脾胃气虚。湿阻气滞，化热上熏而成口糜，湿浊下注则阴糜、腹痛、肠鸣、泄泻，熏于肌表则生痤疮、毛囊炎等。方中甘草、党参、生姜、大枣补中益气治其本；半夏温化脾虚所生之痰浊；黄连、黄柏清热化湿，配以干姜、甘草则辛开苦降，调和肠胃。

甘草是本方主药，需重用。《伤寒论》曰："少阴病二三日，咽痛者，可与甘草汤，不差，与桔梗汤。"甘草汤即甘草一味。桔梗汤由桔梗、甘草组成，甘草用量为桔梗的二倍。"少阴病，咽中痛，半夏散及汤主之。"由半夏、桂枝、甘草等组成。甘草具有健脾和中、补虚缓急、清热解毒之功，现代药理研究证实具有类激素样作用，可调节机体免疫，解毒止痛，还具有治疗消化性溃疡的作用，能解痉、护肝、抗炎、抗病毒、抗变态反应等。治疗胃溃疡的西药"生胃酮"以甘草提取物为主要成分，能抗酸抗溃疡，它的凝胶或糖锭可用于口腔溃疡。本院一年轻护士，从幼小即有鹅口疮，20年来反复发作口腔溃疡，严重时舌体上布满小白点，舌质偏红，夜班后、月经期及疲劳后症状加重，此起彼伏，除此无其他疾病。我用本方治之，服用一月余，现已很少再发。

6. 口腔溃疡6方

黄柏、砂仁、甘草、北沙参、生地、麦冬、枸杞子、当归、金雀根、徐长卿。

此方用于真正阴虚内热的口腔溃疡患者。临床上此类患者相对较少，往往见于各种手术后或肿瘤放疗后，阴液亏损，津血不足，燥热内存，阴虚内热，虚热上扰，舌质红或绛而干燥，苔少或无（如滑苔不属阴虚），可伴有口干欲饮、形体消瘦、五心躁热等症。此方除封髓丹补土伏火外，还有北沙参、生地、麦冬，亦可谓三才封髓丹。方中含一贯煎的部分药物益阴增液，滋养肺、肝、肾脏之阴。此方与4方皆补土伏火，区别在于4方有熟地、巴戟天、天冬滋补肾水，并有肉桂引火归原，水火相济则阴平阳秘，此方意在养阴生津，阴津充足，虚火乃平。

典型验案

袁某，女，68岁。

舌体牙龈多发性溃疡3月余，疼痛甚时不能张口，难以进食，口干欲饮，一天约饮十余次开水，饮量较大，纳差不欲食，倦怠乏力，血糖正常，舌红无苔，脉细数。病起于2011年1月，因肉眼血尿在浙一医院诊断为膀胱癌早期，即予手术切除，后又因血尿于3月2日住邵逸夫医院，行膀胱全切及左侧卵巢、输卵管切除术，此后即患口腔溃疡。术后曾两次晕厥，并有头部外伤。治宜健脾助运，补土伏火，养阴生津，清化虚热。处方：黄柏10g，砂仁10g，甘草10g，北沙参12g，枸杞子12g，麦冬12g，猪苓30g，苡仁30g，木瓜10g，鸡内金10g，生谷芽12g，太子参12g，茯苓12g，生白术12g，黄芪20g，五味子10g。7剂。

二诊：服上药后口腔溃疡明显好转，胃纳增加，予原方7剂。

三诊：共服14剂，口腔溃疡消失，胃纳大增，以养阴益气、扶正解毒之剂维持至今。患者目前不仅口腔溃疡未再出现，饮食量超过家人，面色亮丽，情绪愉悦，谈笑风生，一切正常。

方中除封髓丹、一贯煎中部分药物养阴生津，木瓜、鸡内金、生谷芽开胃进食。肿瘤患者保护脾胃相当重要，此患者手术两次，气阴大伤，胃不纳谷，正气更虚。保得一分胃气，就有一分生机，故用四君以健脾助运，药后胃口大开与用此类药物有直接关系。李可认为猪苓、苡仁是驯良之品，具抗癌作用。方中含有黄芪生脉饮，可益气生津，迅速改善体力。

四、口腔溃疡的其他疗法

康复新液对食管、胃黏膜皆有保护作用，与外用溃疡散调后，用消毒棉签涂于溃疡局部，有良效。亦可用康复新液含后再内服，10ml，一天3次。

《朱良春用药经验集》曰："黄连3份，细辛1份，共研细末，蜜调外搽。对虚火口疮……用细辛15g研细末，水蜜各半调之如糊状，放至纱布中，贴在脐部，用胶布密封，两日一换，一般3日左右口腔溃疡即可获愈合。"

《颜德馨诊治疑难病秘笈》曰："口腔溃疡……野蔷薇根30g煎水漱口，配以珠黄散、西瓜霜外搽。"

茶中含有多种维生素，用茶漱口，能防治口腔溃疡。

吴茱萸捣碎，加醋外敷涌泉穴，对口腔溃疡的吸收有一定帮助。

五、口腔溃疡的预防

1. 起居有常

保证足够的睡眠时间，能减少复发性口腔溃疡发作。

2. 合理饮食

（1）注意营养：要多食富含维生素 C、维生素 B 的食品。据《中国中医药报》报道：舌痛者多缺乏维生素 B_{12}，口腔溃疡者多缺乏维生素 A。应多吃新鲜蔬菜、水果。蛋白质固然重要，但应饮食清淡，避免肥甘厚味和生猛海鲜，不吃油炸鸡腿、牛排、螃蟹等。

（2）不吃腌制品，如咸鱼、咸肉及熏制品。

（3）不吃或少吃辛辣酸涩及过分甘甜之物，如姜类、辣椒、酸菜、火锅、咖啡等，以免因刺激口腔黏膜而诱发本病。

（4）不吃发物及坚硬食品，如鸡肉、鹅肉、毛笋、春笋、臭豆腐、霉干菜、霉菜梗等，以免刺激口腔黏膜，同时要防止过分咀嚼摩擦损伤黏膜，以减少发作。

（5）戒烟戒酒，预防再发。

3. 保持良好的心态

乐观开朗，豁达大度，遇事不怒，使免疫功能处于较佳状态，防止口腔溃疡的复发。

慢性胃炎和消化性溃疡的中医治疗

一、概况

慢性胃炎可由不合理的饮食结构或饮酒、吸烟、药物刺激、胆汁反流、幽门螺旋杆菌感染、慢性疾病、压力过大、体力透支、自身免疫和遗传因素等引起。病变由轻到重。慢性胃炎可分为非萎缩性胃炎和萎缩性胃炎。

萎缩性胃炎时胃黏膜固有腺体减少。组织学上有两种类型：一种是化生性萎缩，指胃固有腺体被肠化或假幽门腺化生腺体替代；另一种是非化生性萎缩，指胃黏膜层固有腺体被纤维组织或纤维肌性组织替代，或炎性细胞浸润引起固有腺体数量减少。

消化性溃疡是指各种致病因子的作用下，胃和十二指肠黏膜的损害因素和自身防御因素之间失去平衡，黏膜发生炎症及坏死性病变，病变可深达黏膜肌层。

二、胃镜诊断

我们学习和复习胃镜、病理检查的内容是相当必要的：

几千年传承下来的中医病名带有广泛的含义，如"胃脘痛"可见于很多疾病。胃镜可使诊断十分清楚。我们主张辨病、辨证相结合,辨证论治与专病专方专药结合,这有利于提高疗效。

胃镜直接窥视到的胃黏膜表现可以作为我们望诊的补充,提示虚、实、寒、热、瘀、滞之状况。

1. 非萎缩性胃炎(浅表性胃炎)

胃镜可见红斑(点状、片状、条状),黏膜粗糙不平、出血点/斑、水肿及渗出等基本表现。

2. 萎缩性胃炎

内镜下分为单纯萎缩性胃炎和萎缩性胃炎伴增生。单纯萎缩性胃炎可见黏膜红白相间,以白为主,血管显露,皱襞变平,甚至消失。萎缩性胃炎伴增生时,表现为黏膜呈颗粒或小结节状等。如同时存在平坦糜烂、隆起糜烂、出血、粗大皱襞或胆汁反流等征象,则诊断为非萎缩性胃炎或萎缩性胃炎伴糜烂、胆汁反流等。

3. 消化性溃疡(崎田-三轮分期法)

(1)活动期(A期):溃疡面长有厚苔,又称厚苔期,此期必须积极治疗。

A_1 期:溃疡面苔厚而污秽,周边黏膜充血肿胀,无皱襞集中。

A_2 期:溃疡面苔厚而清洁,周围肿胀黏膜逐渐消失,开始出现溃疡周围的黏膜皱襞。

(2)愈合期(H期):此期苔薄,又叫薄苔期,一般尚需维持治疗。

H_1 期:溃疡缩小,周边有上皮再生,形成红晕,黏膜皱襞向溃疡集中。

H_2 期:溃疡明显缩小,接近愈合。

(3)疤痕期(S期):此期已无苔,形成疤痕。

S_1 期:为红色疤痕期,溃疡面消失,中央充血,疤痕为红色,属不稳定可再发的时期,仍需巩固治疗。

S_2 期:为白色疤痕期,有浅小凹陷黏膜向该处集中,颜色正常,黏膜相似。

此凹陷可保留很久，以后亦可完全消失，以示溃疡痊愈稳定。此期一般可停止治疗。

三、病理表现

慢性胃炎有 5 种组织学变化，即幽门螺旋杆菌感染、活动性、慢性炎症、萎缩、肠化，可分成轻度、中度和重度。

1. 幽门螺旋杆菌感染

轻度：偶见胃黏膜黏液层、表面上皮、小凹上皮和腺管上皮或小于标本全长 1/3 有少数幽门螺旋杆菌；中度：幽门螺旋杆菌分布超过标本全长 1/3 而未达 2/3，或连续性、薄而稀疏地存在于上皮表面；重度：幽门螺旋杆菌成堆存在，基本分布于标本全长。

2. 活动性

轻度：黏膜固有层少数中性粒细胞浸润；中度：中性粒细胞较多存在于黏膜层，可见于表面上皮细胞、小凹上皮细胞或腺管上皮内；重度：中性粒细胞较密集，或除中度所见外还可见小凹脓肿。

3. 慢性炎症

轻度：慢性炎性细胞较少并局限于黏膜浅层，不超过黏膜层的 1/3；中度：慢性炎性细胞密集，但不超过黏膜层的 2/3；重度：慢性炎性细胞密集，占据黏膜全层。

4. 腺体萎缩

轻度：固有腺体减少不超过原有腺体的 1/3；中度：固有腺体减少，介于原有腺体 1/3 ~ 2/3 之间；重度：固有腺体减少超过 2/3，仅残留少数腺体，甚至完全消失。

5. 肠化

轻度：肠化区占腺体和表面上皮总面积 1/3 以下；中度：肠化区占总面积的 1/3 ~ 2/3；重度：肠化区占总面积的 2/3 以上。通过切片检查，可发现肠腺化生、异型增生等病变。

大量临床研究证实，消化性溃疡病患者幽门螺旋杆菌检出率显著高于普通人群，根除幽门螺旋杆菌后溃疡复发率明显下降。有许多学者认为，没有幽门螺旋杆菌就没有消化性溃疡。根治幽门螺旋杆菌可使部分患者的消化不良症状得到长期改善，亦可防止胃黏膜萎缩和肠化的进一步发展。

四、病机及治则

慢性胃炎和消化性溃疡属中医"胃脘痛"、"痞证"、"嘈杂"、"泛酸"、"嗳气"、"呃逆"、"呕吐"、"虚劳"等范围。临床上脾胃病患者众多，脾胃病失治又可引起其他疾病。李东垣认为"内伤脾胃，百病由生"，"善治病者，唯在调理脾胃"。全国名老中医、德高望重的俞尚德先生在《俞氏中医消化病学》中说："消化性溃疡的中医分型尚无统一标准，著者的实践体会，无分型必要。"我体会不仅对溃疡如此，对其他的胃炎亦相同，应剖析基本病机而定治则。

慢性胃炎的基本共同点是脾胃虚弱。浅表性胃炎大部分患者以食后饱胀、隐痛、嗳气或有泛酸为常见症状，辨证以脾胃气虚，肝胃不和，肝郁气滞为主，治宜补中和胃，疏肝理气，兼以活血。

萎缩性胃炎常以食欲不振、久痛不除、泛泛欲呕、大便溏薄为主要表现，脾胃气虚更为突出，肝郁气滞为次，治宜补中益气，温通化瘀。

消化性溃疡大多表现为疼痛隐隐，喜温喜按，得食痛减，泛酸嘈杂，大便溏薄，甚则黑便，舌胖苔白，脉来沉细。辨证属脾胃阳虚，痰湿瘀阻，治宜温阳补中，通络行瘀，运化痰饮。

甘肃著名老中医柯与参说："万卷虽多必择要，一方有效即穷源。"临床病情多变、复杂，我们必须掌握一些重要效方，加上临床积累的经验，进行药物加减变通，才能解除患者痛苦。

五、经验方药

1. 先后天方（本人经验方）

黄芪 30g，桂枝 10g，炒白芍 20g，干姜 10g，炙甘草 10g，红枣 12g，当归 12g，附子 12g，党参 15g，炒白术 12g。

俗话说"十人九胃，十胃九寒"。众多原因可致寒湿损伤脾胃，久则脾胃虚寒。寒湿非温不化，虚寒非温不补。此方为当归黄芪建中汤合附子理中汤，适用于消化性溃疡、萎缩性胃炎及部分浅表性胃炎的患者。我体会部分浅表性胃炎患者不属肝气肝热犯胃，胃镜虽然提示充血糜烂、红白相兼等，亦并非是热证、炎症，用清热解毒之品往往无效。只要脉症属虚寒，此方可加减使用。《金匮要略》"虚劳诸不足，黄芪建中汤主之"，加当归能养血活血。当归黄芪建中汤调理脾胃，温补中阳，缓急止痛，亦可视作调后天之方，附子理中汤是先后天并补之方。郑钦安说附子之功在先天，理中之功在后天。附子补肾，性烈属火，火能生土，即补肾能助土，土得火生则脾胃中气可复。理中汤甘缓补土，土能伏火，火得土伏即可久存。胃寒者得附子，犹如釜底加薪，脾胃得火，运化无阻。如无脾肾阳虚者，可去附子。

（1）嘈杂：张镜人先生喜加怀山药 30g，党参 15g，扁豆 15g。属阴虚嘈杂需加玉竹 20g，黄精 20g，有时可用百合、乌药。有些患者用了质子泵制剂及制酸剂仍感嘈杂易饥，用此药对效如桴鼓。黄芪建中汤原本就适用于中气不足之嘈杂。有少数顽固性嘈杂患者用上药不能缓解，可参考上海中医药大学蒋建教授经验，用《伤寒论》中厚朴生姜半夏甘草人参汤合左金丸、越鞠丸治之。他认为"经方为圣，古方为神"，配合应用，疗效相乘。我用于临床确实有效。

（2）泛酸：加煅瓦楞子或浙贝、乌贼骨。如泛酸量大，属脾胃有痼冷停饮，应加吴茱萸，其为治酸之圣药。在《伤寒论》中吴茱萸汤用一升。汉代之一升相当于现代的 50g，方下有"洗"字。李可先生认为吴茱萸 10g 以下无效，15g 显效，30g 攻无不克，并指出"洗"可用沸水冲洗 7 遍再入药，亦可先煎 3 分钟，洗后入药，苦辣之味已除，药效无损。我用于临床，有立竿见影之效。

典型验案

唐某，男，36 岁。反复呕吐酸水二年，发则 2～3 分钟呕吐一次，夜间加重，醒后即吐。自述 24 小时约吐酸水 600ml。胃脘隐痛，肠鸣畏寒，肢冷麻痛，舌质胖嫩，苔白厚腻，脉来沉紧。治宜温阳健脾，降逆和胃：吴茱萸 30g（洗后入药），党参 15g，红枣 15g，桂枝 10g，茯苓 15g，炒白术 15g，甘草 10g，陈皮 6g，制半夏 12g，黄芪 30g，炒白芍 15g，干姜 10g，附子 10g，煅瓦楞子 30g，益智仁 30g。7 剂。

复诊：自述呕吐酸水已止，其余症状减轻一半，原方加减。

此方乃先后天方、吴茱萸汤、苓桂术甘汤合用。此患者呕吐酸水量大，或许是溃疡刺激胃黏膜引起的反射性唾液分泌。中医认为是脾胃虚寒，不能约束统摄所致。

（3）烧灼：我习惯用左金丸。一般认为为痰火所致，亦可用黄连、枳实。李玉宾先生《破解中医治病密码》中说："火气一收，往下一推，感觉就好了。"亦可加大青叶、焦山栀。虚证亦可用封髓丹或潜阳丹治疗，气阴虚者加玉竹、知母。

（4）嗳气：酌加娑罗子、苏梗、枳壳、丁香。张镜人先生喜用炙枇杷叶、香橼以平嗳气。亦可用旋覆代赭、丁香柿蒂、半夏竹茹、炮姜降香等药对。如仍无效，声音高亢，嗳气频作，十分窘迫，可选用贾海忠先生《中医体悟》书中的怪病嗳气方（芡实、人参、五味子、龙骨、牡蛎、桂枝、芍药等），为益气平降收纳之法。

（5）矢气：酌加香附、青皮、木香理气之品。

典型验案

施某，男，26 岁。嗳气、矢气频作半年余，在工作环境中自感十分窘迫，原有慢性胃炎病史，常有腹胀，舌胖苔白，脉沉。治宜温中健脾，调气和胃：黄芪 30g，桂枝 12g，炒白芍 18g，甘草 10g，红枣 10g，党参 15g，炒白术 12g，茯苓 12g，制半夏 12g，陈皮 6g，附子 12g，青皮 10g，木香 10g，香附 12g，娑罗子 12g，炮姜 12g，沉香曲 12g，丁香 6g，藿香 10g，焦山楂 12g。

7剂。

复诊：述药后病去八九分，要求原方续用。用药时需注意，辛香理气之品中病即止。

（6）胀满：《灵枢·师传》说"胃中寒则腹胀"。《伤寒论》"发汗后，腹胀满者，厚朴生姜半夏甘草人参汤主之"指的是发汗后阳气外泄，可致脾虚，或脾气素虚，一经发汗更虚，导致气滞。"胀非苦不泄"，厚朴味苦性温；"满非辛不散"，半夏辛温和胃。胀满甚者加徐长卿行气消胀，并能止痛，亦可用枳术丸健脾消胀。偏肝胃不和者加八月札、娑罗子、檀香。部分患者仍不能缓解，可考虑用《景岳全书》中的排气饮，由木香、藿香、香附、陈皮、枳壳、乌药、厚朴、泽泻组成。胀满仍不能解除，可应用《医宗金鉴》的木香流气饮。此方调治一切诸气为病，能快利三焦，通行营卫，外达表气，内通里气，中开胸膈之气，用于病久脾胃虚寒的腹胀疗效非同一般。我经常用此方。如果仍无效，特别是老年人，还可选用郑钦安的回阳饮（四逆汤加人参）加砂仁。傅文录先生在《火神派学习与临床实践》中认为，此类患者需温补肾阳以助命火，脾胃之阳才能得以修复，可加重砂仁、附子、干姜之用量，红参易人参。我在临床上用之有效。此外，乌梅丸是治腹胀的变方。以后讲座中会详述。

（7）呕吐：加生姜、半夏。《金匮要略》曰："诸呕吐，谷不得下者，小半夏汤主之。"生姜为止吐要药，一般用10～20g，甚者30～50g。胃中停饮，按之有振水音的呕吐，可用茯苓泽泻汤以化饮止呕，利小便。《金匮要略》又曰："胃反，吐而渴欲饮水者，茯苓泽泻汤主之。"该方由苓桂术甘汤加泽泻、生姜而成。

典型验案

杨某，女，54岁。频繁呕吐白色泡沫黏液3月余。病起于8月初，在北京旅游时吃较多冷饮、瓜果和西洋参，胃脘隐痛，面色萎黄，情绪不快，吐白色黏液，肢冷舌痛，便干腹胀。胃镜提示：慢性浅表性胃炎。舌胖苔白，脉沉而细。证属脾阳亏损，运化失司，胃失和降。处方：附子15g，炮姜12g，生白术20g，党参12g，甘草10g，砂仁12g，龟板15g，吴茱萸30g（洗后入药），红枣12g，黄柏10g，威灵仙15g，娑罗子12g，黄芪30g，桂枝10g，炒白芍

18g，沉香曲 12g，香附 12g，茯苓 12g，玫瑰花 10g，玳玳花 10g。7 剂。复诊：药后呕吐白色黏液已止，其余症状明显改善。继用先后天方合潜阳丹等以巩固。

（8）呃逆：我习惯用旋覆代赭汤，可加丁香、柿蒂、玉蝴蝶。丁香柿蒂汤专治呃逆。柿蒂味苦降泄，为止呃要药，《本草拾遗》谓"蒂煮，服之治哕气"。玉蝴蝶苦寒，升散理气，并有疏肝止痛之功，《本草纲目拾遗》谓其"治心气痛，肝气痛"。玉蝴蝶、柿蒂两药一升一降，降逆顺气，顺则胃气能降，呃逆能除。我在临床上遇到多例胃炎患者伴顽固呃逆，严重的膈肌痉挛，难以忍受，针灸后略见好转，继而复现，选用李可先生的重症呃逆方治愈。

李可先生认为劳倦内伤，肾阳久虚，火不归原，中焦冰结，阻遏阳气，宜回阳破阴，开冰解冻，并可用人指甲放入烟中吸之。如呛咳，欲降先升，升已而降，有麝香最好，吸入立止。

典型验案

金某，男，53 岁。呃逆频作一周余。病起于车祸，当时意识丧失数分钟，右手柯氏粉碎性骨折。全身疼痛，胸闷，呃声高亢，持续 4 小时，难以忍受，夜不能安，面色黧黑。曾静滴甘露醇及针灸，疗效不显。综合病史，原本劳倦内伤，再则惊恐伤肾，肾亏于下，火不归原，中焦虚寒，法宜温补脾肾，引火归原：炙甘草 30g，炒白芍 30g，附子 15g，干姜 12g，吴茱萸 15g（先煎 3 分钟），郁金 12g，丁香 10g，党参 15g，制半夏 15g，大枣 15g，旋覆花 12g（包煎），代赭石 30g，降香 10g，沉香曲 12g，枳壳 12g，桔梗 6g，杏仁 12g，薤白 6g。5 剂。

复诊：服 2 剂即有效，5 剂后呃逆即止，夜寐能安。后随访一年，未复发。

此方附子、半夏同用，郁金、丁香同用，似乎违反了"十八反"、"十九畏"。朱良春先生的书中有为"十八反"平反的章节，约有 2500 字左右的论述；颜德馨先生的书中说，乌、附、半夏同用，可治疗哮喘持续状态。用药有王道、法道、霸道之分，"相须相使同用者为王道，相畏相杀同用者犹法道，相恶相反同用者乃霸道，有衡有权，全在善用者之悟性与胆识耳"。李可先生的书中说，海藻、甘草同用，相反相激，有增加激荡磨积，攻坚化瘤之功。他还创制了三畏汤，即红参与五灵脂、公丁香与郁金、肉桂与赤石脂同用（《李可老中医急危重症疑难病经验专辑》）。

（9）喉梗胸痛：此类患者胃镜往往会提示食管炎，多属痰气交阻，可用半夏厚朴汤及四七汤等治疗，亦可加木蝴蝶、凤凰衣、苏梗、绿梅花等。部分食管炎患者可用辛开苦降的半夏泻心汤加味。更值得介绍的是徐景藩先生《脾胃病临证经验集粹》中记载的几味通食管疾患的药物：鹅管石、娑罗子、橘络、通草、急性子、威灵仙、留行子。为加强记忆，我概括为"鹅管威灵一草一络三子"，可酌情选用。书中说，鹅管石治胸膈痞满，与丁香同用能扩张食管。娑罗子行气宽胸。橘络善治胸膈疾患。通草对食管有宣通之功。《本草纲目》记载急性子"治噎膈，下骨鲠"。威灵仙宣通十二经络，善治骨鲠。王不留行行水化瘀。胸骨后有梗塞者用后往往症状减轻或消失，包括食道癌初起的噎证，近期亦有疗效。

典型验案

余某，女，47岁。胃脘反复隐痛2年，胸骨后疼痛半年，时有梗塞感，饮食时加重。胃镜检查示：慢性萎缩性胃炎伴中度肠化，食管炎。病理切片示：不完全性结肠型肠化，幽门螺旋杆菌（－）。舌淡苔薄白，脉沉。处方：黄芪15g，党参15g，炙甘草10g，炒白芍15g，桂枝10g，当归12g，莪术12g，红花6g，茯苓12g，蜂房12g，急性子12g，鹅管石20g，威灵仙15g，娑罗子12g，煅瓦楞子15g。7剂。

复诊：服上药3剂后，胸骨后疼痛梗塞消失，在上方基础上加穿山甲6g继服。患者服一月左右各症消失。嘱其复查胃镜，后未再来杭。

（10）便秘：我习惯在先后天方中改炒白术为生白术30g。《伤寒论》理中丸方注云"渴欲得水加术"，说明白术能大生津液，可增水行舟。脾胃虚弱，升降失常，患者又往往因便秘而久服泻药，中气脾阳更虚。大便呈颗粒者加增液汤，生地、麦冬、玄参用量需大，服后颗粒能立即消失。血虚者可在方中加大当归、炒白芍用量以养血通便。阳气亏损严重者，方中加细辛、大黄，即大黄附子细辛汤。

（11）腹泻：《灵枢·师传》曰"肠中寒，则肠鸣飧泄"。《素问·阴阳应象大论》谓"清气在下则生飧泄"。腹泻多数是寒，是虚。老年人及肾阳虚者可加四神丸，或加赤石脂、肉桂温阳散寒，补火止泻。亦可在先后天方中去油性之当归，加葛根、升麻以祛风升提。肠鸣者大多属寒及湿，可用苍术、制川乌、椒目、防风、藿香等温化之品，疗效颇佳。

（12）疼痛甚者：原方加良附丸，或加甘松、草果、香附温中理气止痛。古方游仙散曾在《中国中医药报》上报道过，由徐长卿、五灵脂、没药、延胡索、草果仁组成，我用于气滞血瘀之胃痛有效。有的患者因重度炎症，黏膜重度萎缩、重度肠化，久久不能缓解，可用虫类药物如九香虫、全蝎、地鳖虫等，亦可用制马钱子粉，每日 0.5g 吞服，以活血化瘀止痛。高允旺先生的《脑病心悟》书中有一张胃寒散方：附子、肉桂、干姜、苍术、厚朴、白芍、红花、延胡索、枳壳、罂粟壳、吴茱萸、黄芪，共研细末，每日 2 次吞服。此方在高允旺幼小时就知晓，是当地人们喜买的胃痛药。我的学生富阳人民医院的盛桐亮医师按其方研粉给患者服用，确有佳效。现罂粟壳已无货，但方药仍有效。

（13）痞满不通：以功能性消化不良者为多，应选辛开苦降之半夏泻心汤。《伤寒论》云："但满而不痛者，此为痞，柴胡不中与之，宜半夏泻心汤。"患者常说的"阻塞不通，嗳气矢气后则舒，继则又不通"，应属此症。有的患者症状部位很局限，可分为上中下。我平时用药，剑下痞塞视作上脘，选枸橘、刀豆子、降香、赭石。枸橘疏肝理气，和胃消食，诸药和之以降逆。中脘阻塞选二陈汤及木香、砂仁以化痰健脾助运。如脐上胀满，视作下脘，选青皮、大腹皮、枳壳、槟榔以消壅滞。

典型验案

蒋某，男，55 岁。胃脘胀满痞塞感一周，纳差乏力。以往常感胃痛，胃炎病史十余年，治宜辛开苦降。处方：黄连 6g，黄芩 10g，姜半夏 12g，干姜 12g，党参 12g，豆蔻 10g，甘草 10g，黄芪 15g，桂枝 10g，炒白芍 15g，附子 12g，乌梅 6g，生麦芽 12g。7 剂。

复诊：药效颇佳，胀满痞塞消失，胃纳增加。

（14）根据胃镜和病理用药

①胃黏膜充血、红斑、糜烂，病理切片示中重度炎症：可选七叶一枝花、

蒲公英、半枝莲、白花蛇舌草、香茶菜等，轮换用药以清热化湿，解毒消肿。此时可去姜、附。

②黏膜出血或渗出：应加蒲黄、生侧柏叶、失笑散以清热活血止血。如是溃疡出血，要加重炮姜之量，再加白及粉、三七粉、仙鹤草。三七不仅止血，抗肿瘤，而且补肝肾，干祖望先生谓其扶正而不留邪。血止后可用凤凰衣、玉蝴蝶。朱良春先生认为此对药有保护黏膜作用。如出血量大确属气虚者，可用别直参益气摄血。有形之血不能速生，无形之气理当急固。消化道出血，临床医师很喜欢用寒凉止血，实际上属气虚阳虚者为多，特别是上消化道大出血，需用益气温阳摄血。郑钦安《医法圆通》卷四云："由其一经失血，死者甚多，不知非死于病，实死于泻火之凉药耳！……则辛温扶阳之药实为治血之药也。"

③息肉：可选用穿山甲、三七、乌梅、威灵仙、地龙、苡仁、山慈菇。

④黏膜不典型增生：黏膜呈颗粒状和小结节状等。中医认为已成有形之物，谓之癥。尽管是微小之癥积，亦必须用活血化痰瘀之品，可酌加三棱、莪术、路路通、贝母以化痰逐瘀通络。

⑤肠上皮细胞化生：朱良春先生经验是加虫类药物刺猬皮、穿山甲以软坚散结，活血化瘀。

典型验案

来某，女，38岁。

胃脘隐痛、胀满反复16年。嘈杂易饥，泛酸，饮食后胀满更甚，嗳气、矢气则舒，喜平卧，咽喉似有物梗塞，大便秘结。2011年4月11日邵逸夫医院胃镜提示：慢性浅表性胃炎，胃窦为主。病理诊断：胃窦黏膜慢性中度浅表性炎，重度肠化，Hp阴性。2011年4月20日经人介绍来我处门诊。当时左膝关节扭伤，疼痛难以屈伸。综合病史及脉舌（略），证属脾胃虚寒，寒凝气滞，病久夹瘀，治宜温中益气，和胃降逆，理气化瘀：黄芪15g，党参15g，白芍15g，桂枝12g，当归12g，炮姜10g，炙甘草10g，莪术12g，红花6g，香附12g，沉香曲12g，茯苓12g，姜半夏12g，怀山药30g，苏梗10g，白花蛇舌草15g，穿山甲6g，露蜂房12g，刺猬皮12g（外配加入）。7剂。

患者十分认真，周复一周，按时复诊。腹胀消除后方中去沉香曲、香附；

嘈杂消除后去怀山药，减少党参剂量；咽喉梗塞感重时加用鹅管石、威灵仙、娑罗子等；便秘时加皂角刺、黑白丑等。诸症消失后半月复诊一次。第一、二次门诊我曾用过济诺、达喜、康复新液，后患者自主停服中西成药。中药连续服用3个月。2011年7月20日复查胃镜：浅表性胃炎。病理诊断：胃窦慢性中度浅表性胃炎，Hp（－），重度肠化消失。

用同样的方法我已治愈多例重度肠化患者。虫类药物对肠上皮化生确有良效。中药对临床症状的改善快慢及疗效与胃的炎症轻重、肠化面积的大小及异型增生的严重与否有密切关系。

⑥溃疡活动期（A期）：特别是A_1期，胃镜示苔厚而秽浊，应在先后天方中去炒白术，加平胃散、二陈汤。

⑦溃疡愈合期（H期）及疤痕期（S_1期）：原方加白及、血竭、琥珀、三七，研粉，每次2g，每日2次，活血止血，定痛收敛，有利于溃疡尽快愈合。

（15）对幽门螺旋杆菌的治疗

幽门螺旋杆菌可导致多种胃病，并与胃癌的发生相关。根除幽门螺旋杆菌可有效阻断及延缓胃黏膜萎缩和肠化的发展，因此现在非常重视对幽门螺旋杆菌感染的治疗。有人对百余种中药抑菌作用进行研究，认为厚朴、甘草、黄芩、黄连、大黄、黄柏、桂枝、紫花地丁、玫瑰花、高良姜、土茯苓、乌梅、山楂、丹参、延胡索、生地、枳实、白芍、香附等对幽门螺旋杆菌的抑菌作用最明显，其中大黄、黄连、丹参、甘草、延胡索、生地对Hp具有杀灭作用。亦有组方服用的报道，如寒性用黄芪、三七粉、干姜、桂枝、芍药、砂仁、厚朴，热性用黄芪、三七、黄连、桑叶、蒲公英，但至今仍在研究之中，无权威定论。我认为幽门螺旋杆菌属邪热、邪毒，临床上根据体质不同，表现亦不同。阳虚之体感染后仍出现脾胃虚寒证或寒湿证，需用补虚温里、温化寒湿之剂；阳热之体感染后才表现为湿热和燥热证，可用清热解毒和润燥清热之剂。我体会大部分的胃炎、溃疡病患者都属虚寒之体，脾胃虚寒是幽门螺旋杆菌感染的病理基础，脾虚湿阻、气滞血瘀状态给幽门螺旋杆菌提供了优越的生存环境，是其久久不能根治的重要原因。辨证论治的方药尽管无直接杀灭Hp的作用，但通过补虚散寒、理气活血、温通经络、平衡阴阳，患者临床症状得到改善，疾病得以治愈，改变了幽门螺旋杆菌赖以生成的条件，随后病理组织学亦会得到改善。现代医学用三联、四联疗法来清除、根治，患者能接受，副作用小，是很好的方法，特别是溃疡病、萎缩性胃炎及有肠上皮化生、异型增生的患者，尽量要使幽门螺旋杆菌转阴，以防复发及恶变。已故国医大师李玉琦先生提出"萎缩性胃炎以痈论治"，打破了胃癌不可逆的说法，可供参考。

（16）饮食所伤用药

水果所伤需用草果或肉桂、丁香，冷饮、鱼虾所伤需加炮姜、苏叶、吴萸，饮酒所伤需加葛花、枳椇子、砂仁、蔻仁，甜食所伤需加藿香、佩兰、茯苓，肉类及油脂乳品所伤需加山楂、鸡金，谷食所伤需加焦谷芽，麦食所伤需加焦麦芽等。

2. 浅表性胃炎方（俞尚德经验方）

黄芪、炒苍术（或桂枝）、甘草、赤芍、当归、延胡索、佛手（或陈香橼）、败酱草、白花蛇舌草（或蒲公英、半枝莲）、炒枳壳（或厚朴）。

俞尚德先生是浙江省杭州市第四医院主任医师、全国名中医，他的著作《俞氏中医消化病学》中详细讲述了此方的功效、剂量和随症用药，对临床确有良效。俞氏认为胃黏膜糜烂需加炒党参、白及、制乳香、三七粉等；气滞饱胀者用香附、金铃子、沉香曲；嘈杂用炒党参、制玉竹等；泛酸加吴茱萸、荜澄茄；消化液反流多者用苏木、枳壳、制半夏、代赭石。书中说，近年来通过临床观察和动物实验证明，黄芪、甘草、赤芍、延胡索对胃黏膜屏障有显著增强作用；其中黄芪、甘草、芍药对胃黏膜损伤有修复作用，这可作为处方的部分药理依据，但在立法拟方时，必须遵循辨证的原则。

此方我用于胃镜提示浅表性胃炎不属虚寒者，疗效很好。症状轻者服数剂即消失，加上自我饮食调理，有从此不复发者。我体会其功效是健脾化湿、疏肝理气、清热活血。黄芪、苍术益气健脾，健脾必须化湿，化湿莫过苍术，苍术化湿作用优于白术；赤芍、当归行血中之滞，当大便溏薄时赤芍应改为炒白芍；延胡索活血止痛；佛手、枳壳疏肝理气；蒲公英能消各经之火，与蛇舌草同用清胃中郁热。

典型验案

赵某，男。

胃脘隐痛、胀满反复十余年。嗳气、泛酸、便溏，饭后两小时泛酸更甚，时有呕吐。曾服多种西药及中成药，效果不显。胃镜提示：浅表性胃炎。舌质红苔薄白微黄，脉弦。治宜健脾疏肝和胃。处方：黄芪 30g，苍术 12g，白芍 15g，甘草 6g，当归 12g，延胡索 12g，佛手 10g，白花蛇舌草 15g，蒲公英 15g，炒枳壳 10g，白蒺藜 10g，娑罗子 12g，吴茱萸 6g，煅瓦楞子 15g，桔梗 12g，葛根 12g，木瓜 12g。7 剂。

复诊：服此药两剂即有效，诸症明显减轻，原法出入。七天一复诊，第三次复诊时诸症全部消失。至今未再出现胃脘不舒等症状。

3. 爽胃饮（宋向元经验方）

姜半夏、瓜蒌皮、茯苓、丹参、炒川楝子、佛手、玫瑰花。

爽胃饮是原北京中医学院已故名老中医宋向元先生治疗妇女肝胃气痛的经验方。全方疏肝和胃，理气宽胸，《神医怪杰张炳厚》中有较详细记载。张炳厚先生常加郁金、白蒺藜、桔梗及三七粉。他认为此方治疗肝胃不和夹痰热者，有痰者正治，无痰者亦效，可谓妙不可言，药简力宏，效果神奇。我用于肝气犯胃，特别是女性爱生气者的胃脘痛，效果更佳。

典型验案

施某，女，62 岁。

胃脘隐痛、胀满反复十余年，又发一周。嘈杂，泛酸，烧灼难忍，胸骨后有梗噎感，近因生气后症状加重。胃镜提示：慢性浅表性胃炎。上方加吴茱萸 6g，黄连 6g，煅瓦楞子 30g，陈皮 6g，黄芪 15g，桂枝 10g，山药 30g，党参 15g。7 剂。

复诊：疼痛、哽噎、烧灼感消失，嘈杂胀满已除，其余各症明显好转，要求继服原方。几次复诊皆以原方加减，十余年胃疾已告痊愈。

4. 四合汤（焦树德经验方）

高良姜、香附、百合、乌药、丹参、檀香、砂仁、蒲黄、五灵脂。

四合汤是中日友好医院已故名老中医焦树德先生的经验方，主治慢性胃炎、胃及十二指肠溃疡、胃黏膜脱垂、胃神经官能症等所致的胃脘痛。应用此方后不但胃痛等症状能愈，而且部分患者的胃镜和病理检查也会明显好转，溃疡愈合。

焦树德先生在《医学实践录》中说"痛在心口窝，三合共四合"，这是焦树德幼年时代外祖父教其背诵的口诀。巧合的是，《我是铁杆中医》作者彭坚初先生学医时，其伯父也交给他这首口诀，说明此方流传甚广。上方由良附丸、百合乌药散、丹参饮、失笑散四个小方组成。高良姜温胃散寒，《本草求真》谓"同香附则除寒祛郁"，李东垣谓香附治一切气，消食下气，二药合之，对寒凝气滞胃痛效好。《神农本草经》谓百合"主邪气腹胀心痛，利大小便，补中益气"，能润土生津。陈修园曰："百事合成瓣成，有百合一字之象，其色白如肺，肺主气主降，气降则诸气俱调。"乌药辛温，"理元气"，能疏胸腹之气，治属气者之痛。两药一凉一温，柔中有刚，润而不滞，对胃痛效良，特别对日久不愈、正气渐衰之症有佳效。丹参饮出自《时方歌括》，"治心痛胃痛诸痛"，《吴普本草》谓丹参"治心腹痛"，《日华子本草》谓檀香"治心痛"，砂仁行气调中，"引诸药归宿丹田"。丹参饮确为化瘀行气止痛之良方，用于慢性胃炎、胃和十二指肠溃疡及心绞痛等气滞血瘀者效良。蒲黄、五灵脂为失笑散。《本草纲目》谓蒲黄"凉血活血，止心腹诸痛"，五灵脂"治男女一切心腹、胁肋、少腹诸痛，疝痛、血痢，肠风腹痛"。失笑散对溃疡有愈合作用。四方合之，既有理气药，又有活血药，既有温通药，又有凉润药，故对久治不愈的胃脘痛有出其不意之良效。历代医家在重视辨证论治的同时，亦不断探求较容易掌握的通治方，四合汤就是治疗胃脘痛的通治方之一。我在临床上常在四合汤中加仙灵脾、荔枝核等补肾温阳之品，取益火助土之意，更能提高疗效。

典型验案

王某，女，51岁。

胃脘隐痛、胀满反复十余年，夜间加重，泛酸，嗳气，服各种西药及中成药效差，疼痛有时难以忍受。多次胃镜提示浅表性胃炎，胃底增生。病理诊断：胃窦小弯慢性轻度萎缩性胃炎伴重度肠化，个别腺体囊状扩张，幽门螺旋杆菌阳性。我选用四合汤加味，同时用质子泵制剂及胃黏膜保护剂。药后稍好转，但遇天冷及饮食不慎或情绪变化时症状迅速加重，难以缓解。选四合汤，再加九香虫、穿山甲、蜂房、刺猬皮等，患者疼痛明显好转。后在原方基础上随症加减，并嘱调畅情志，谨慎饮食，保暖忌冷，注重休息，患者症状逐渐消失。2011年3月14日复查胃镜提示：浅表性胃炎，幽门螺旋杆菌阴性。病理诊断：胃窦黏膜慢性炎症，轻度肠化。

现代医学认为慢性胃炎治疗目的是缓解症状和改善胃黏膜组织学，但萎缩和肠化的逆转尚待进一步研究。中药治疗能逆转部分患者的肠化和增生，临床已有较多实例，还需继续观察，积累经验。如果我们要做科研，可以中药干预后使萎缩、肠化逆转作为切入点，进行病证结合的临床研究。

5. 胃安散（朱良春经验方）

黄芪、莪术、党参、怀山药、蒲公英、枸杞子、鸡内金、刺猬皮、蒲黄、五灵脂、徐长卿、穿山甲、玉蝴蝶、凤凰衣、甘草。

偏阴虚者加北沙参、麦冬、生白芍，偏阳虚者加高良姜、荜茇。朱良春先生将萎缩性胃炎分脾虚夹瘀、阴虚木横、阳虚邪湿三型，各有代表方治之。当病情基本稳定后，改用上方，认为坚持服用可获根治。在《朱良春医集》中胃安散药量有详细阐述。我将此方用于萎缩性胃炎及消化性溃疡属脾气脾阳亏损、气血瘀滞的患者，在病情稳定时改用此方，用煎剂，患者同样有效。朱良春的学生邱志济著有《朱良春杂病廉验特色发挥》，书中说朱老是这样分析的："黄芪配莪术能益气化瘀，剂量视症情而增减，有去瘀生新之功，坚持服用，病变往往消弥于无形。"方中鸡内金以脏治脏，能消积滞，化瘀；党参、怀山药益气健脾，是治疗气虚嘈杂的对药；蒲公英能清各经之火，药虽苦寒，但能厚肠胃；枸杞子滋阴润燥；刺猬皮、穿山甲针对肠腺化生及不典型增生，能软坚散结，消除微小癥积；失笑散活血化瘀止痛；徐长卿消胀；玉蝴蝶、凤凰衣补虚宽中，能促进胃黏膜修复。

6. 一贯煎（《续名医类案》）

北沙参、麦冬、生地、当归、枸杞子、川楝子。

章次公先生常于方中加山药、黄精、北秫米以养胃之气阴，疗效更好。此类胃胀不除，可加花类药物。

此方适用于部分萎缩性胃炎，往往胃脘灼热胀满，胸胁隐痛，口干欲饮，大便干结，形体消瘦，舌红苔少，神疲乏力，甚则面容憔悴，两颊凹陷，属肝肾肺阴虚弱，精血亏损，血燥气郁，肝失调达，克犯脾土，胃失和降。釜中无火则不能熟物，釜中无水亦不能熟谷。此类患者往往经久失治，过用并久服香燥药物，越燥胃阴越伤。胃为阳土，性喜濡润，胃阴大伤则气机逆乱，诸症加重。

中焦脾胃是升降中枢，脾升胃降。肝肺调整气机升降，肝主升发，行之于左，肺主肃降，行之于右。肝失条达则影响肺之宣降，肝阴不足亦可引起肺燥，故方中用北沙参补肺之气阴，生地、麦冬、枸杞子补肝肾之虚以滋养肝体。川楝子理气止痛，当归补肝血，肝木得以疏泄，脾胃才能得养。此方内涵与叶天士"养胃阴"的学术思想基本一致，或许作者受叶天士学术思想影响所创此方。

我曾请教过我院全国名老中医杨少山先生："部分胃脘胀满患者用多方不效时，该如何选药？"杨老说："可用玫瑰花、川朴花、玳玳花、绿梅花之类，它们理气而不耗气，温通而不伤阴，并轻可去实。"我用于临床，颇有疗效。

脾胃为后天之本，胃为水谷之海，主受纳水谷。外感寒湿、过食生冷、饮食不洁、嗜食海鲜或肥甘厚味、饥饱失常、嗜烟喜酒皆可损伤脾胃之阳气，其他疾病日久耗伤正气，亦可损伤脾胃之阳而导致脾胃虚寒，临床多数患者属虚寒之证，我喜欢用温热药及补虚药来治疗。寒邪得温可散，湿浊得温可化，虚寒非温不补，瘀滞非温不化。除上述主要方药外，平胃散、二陈汤、五积散、开胃进食汤、藿香正气散、六君子汤、柴胡疏肝散、逍遥散、避瘟丹、实脾饮、保和丸、沉香化气丸皆是我临床中常选方剂。

六、保养调护

1. 坚持服药

奏效后必须坚持服药。当症状消失时，胃黏膜尚未修复，停药后各症复现的大有人在。《俞氏中医消化病学》说："慢性胃炎（主要是萎缩性胃炎）所需疗程颇长，至少 3~6 个月。"

2. 饮食调护

饮食的宜忌是药物取得理想疗效的关键，对胃黏膜的修复快慢亦至关重要。胃炎和消化溃疡者应避免辛辣食品及酒类、浓茶、咖啡的摄入，以防对胃黏膜的刺激；不吃腌制品，如酱熏肉类、酱菜、咸菜、炝蟹醉虾、黄鱼鲞等；不吃不易消化的豆制品及糯米食品；竹笋、毛笋、笋干，皆不宜服用；少吃生冷瓜果。总之，应忌生、冷、油、腻、硬、腌、油炸食品，亦不能过饱、过饥，最好能定时定量。

3. 起居有常

要保障足够的睡眠时间，防寒保暖；情绪乐观，防止担忧、焦虑、恼怒等情绪对胃的刺激。

4. 加强锻炼

身体健壮才能增强脾胃的运化及升降功能，胃炎、消化性溃疡才能痊愈，减少复发。

5. 定期检查

我国胃癌的发病率很高，要早发现早治疗，防患于未然。

辨证施补论膏方

　　天梅、张洁、桐亮：后天是 11 月 8 日立冬，要服膏方者会立即增多，此专题我在医院曾讲课数次，今补充整理后发给你们，开膏方时请作参考。

　　膏方历史悠久，是中医汤、丸、膏、散、丹、酒、露和锭八种剂型之一。膏有外用和内服之别。内服冬令进补膏是养生保健、补中寓治的方法，历年来经久不衰，深受各界人士的欢迎。滋补膏方既能补虚又能疗疾，通过调阴阳、和营卫、通经络、补气血、益肝肾、化痰湿、破瘀血等治则来达到辨证施补，补益强身，补中寓治的目的。

一、膏方的优势与特点

1. 天人相应，预防疾病

　　人和自然界是统一和谐的大整体。自然界的规律是春生、夏长、秋收、冬藏。冬季是万物收藏之季。此时人体的阳气阴精均应藏而不泄，可根据个人气血阴阳的虚损及偏胜选择不同膏方进行调补。

　　《素问·五常政大论》"阴精所奉其人寿，阳精所降其人夭"讲的是元气固藏之重要和阳气外泄之危害。《灵枢·百病始生》云"毋逆天时，是谓至治"，《素问·刺法论》曰"正气内存，邪不可干"，冬令服合适的滋补膏剂，既能增强体质，又能预防疾病，因此俗话说："寒冬腊月食进补，春至体壮可打虎，秋燥时间必无苦，夏日无风也抵暑。"

2. 养生保健，延缓衰老

服用膏方是中老年养生保健、延缓衰老的有效方法。特别是老年人，脏腑功能减退，阴阳气血偏虚，只要有健康的心理、合理的饮食结构、正常的作息起居、适量的锻炼，再加每年服用养生保健膏方，就能预防疾病，延缓衰老，益寿延年，做到《素问·上古天真论》所述"尽终其天年，度百岁而去"。

3. 消斑洁肤，养颜美容

《丹溪心法》云"有诸内必行于诸外"，面部的色、泽、形、态反映着个体脏腑精气的盛衰及疾病之所在，是五脏六腑及性格、心情之镜子。心情不舒、操劳过度、思虑恼怒、睡眠障碍、营养失调都会微妙地反映在面部，皮肤可出现雀斑、黄褐斑、痤疮、起皱、干燥、枯黄。经辨证纠偏，补中寓治，温通气血，或柔肝养血，或调补肝肾，或调理肠胃，或理气化瘀，或祛风散寒等，可逐渐起到消斑消痤、洁肤美容、养颜强身之效。阿胶自古以来深受人们的喜爱，被视为美容养颜之佳品。《全唐诗·宫词补遗·肖行澡》记载了杨贵妃用阿胶养颜之事："铅华洗净依丰盈，雨落荷叶珠难停，暗服阿胶不肯道，却说生来为君容。"现代膏方中有较多美容之上品，加上阿胶则养颜疗效更好。

4. 不限年龄，众人皆宜

老年服用膏方能保健养生，延缓衰老；中年人工作繁忙，操劳家务，缺少锻炼，可用膏方辨体施补，无病先防，以使精力充沛，业绩辉煌；青壮年人工作节奏快，心理压力大，合理服用膏方滋补强身，有助奋斗；儿童大多健康，正在苗壮成长，不必服用，若身体矮小，形体消瘦，面少华色，胃纳欠佳，夜寐不安，也可服用膏方，以达"虚则补之"的目的。

5. 未病先防，善治未病

《素问·四气调神大论》曰："不治已病治未病，不治已乱治未乱。病已成而后药之，乱已成而后治之，譬尤渴而穿井，斗而铸兵，不亦晚乎。"经文意在未病先防，有病再治，就相对晚了。历来医家十分重视未病先防，朱丹溪说："与其救疗于有病之后，不若摄养于无疾之先……未病而先治，所以明摄生之理。"重视养生能防病，强调的是治未病，膏方在治未病上有其特定的优势。

按WHO制定的健康标准，当精力不充沛，不能从容不迫地承担日常生活和繁重工作，时感紧张与疲劳，处事不乐观不积极，虽然体检时各项化验、检查皆属正常，无疾病可言，但已属于亚健康。亚健康概念的提出，强调防病于未然。世界卫生组织的一项全球调查显示：真正健康的人仅占5%，有病的人占20%，75%属于亚健康。这些人除调整心理、合理饮食、限酒戒烟、适当运动、补足睡眠外，可通过膏方补不足，泻有余，通过纠偏祛邪，使气血阴阳平衡，恢复健康。

6. 既病防变，病后防重

《金匮要略》曰："上工治病……见肝之病，知肝传脾，当先实脾。"叶天士曰："务先安未受邪之地，恐其陷入易易耳。"临床上一些慢性器质性疾病或手术、化疗、产后，在正规治疗前提下，通过膏方调理，能阻止或延缓部分并发症的发生，有的能使疾病变轻，甚至不再发病，有的能遏制危险因素，促使疾病逆转。

二、膏方需辨体质施补

体质的划分给因人制宜提供了基础。不同的体质有不同的生理表现。体质特征在很大程度上决定着疾病的临床证候群，并表现出个体对调补及治疗的差异。辨证施补、辨证论治、治病求本，实际上是从体质上作针对性的滋补和治疗。

我按照王琦教授的九分法，并参考国家中医药管理局发布的《中医健康管理技术规范》内容，摘录整理如下：

1. 平和质

平和质是正常体质。以阴阳气血调和，体形匀称健壮，面色红润，精力充沛为主要特征。一般表现为肤色润泽，头发稠密有光泽，目光有神，唇甲红润，嗅觉敏锐，不易疲劳，睡眠正常，食欲良好，二便无异。性格随和开朗，对自然和社会适应能力较强，平时患病较少。

膏方调补原则：健脾补肾，益气养血，调养心脾。

2. 气虚质

由于元气不足，以气息低弱，脏腑功能低下为主要特征。一般表现为形体肥胖，肌肉松弛，疲乏气短，登高尤甚，语言低弱，少气懒言，动则易汗，舌淡边有齿痕，脉弱。性格内向，不能耐受风寒，易患感冒、内脏下垂等病。

膏方调补原则：益气养血，健脾和中，调和营卫。

3. 阳虚质

由于阳气不足，以虚寒表现为主要特征。一般表现为畏寒肢冷，腹背腰膝寒冷，较别人需多加衣被，夏季不欲享用空调、风扇，饮冷受凉则呕吐腹泻，小便清长，舌胖嫩苔白腻，脉沉细。性格多沉静内向，不能耐受寒冷，易感风、寒、湿邪，易患痰饮、肿胀、泄泻等病。

膏方调补原则：温散寒湿，暖脾壮阳。

4. 阴虚质

由于体内津液精血亏少，以阴虚内热为主要特征。一般表现为形体瘦长，手足心灼热，面色潮红，口干咽燥，两目干涩，口渴肤干，大便干结，夜寐欠安，舌红少津，脉来细数。性格较外向好动，性情焦躁，不易耐受燥热之邪，感邪后易从热化，易患虚劳、失精、消瘦、不寐等病。

膏方调补原则：滋阴清热，补养肝肾。

5. 痰湿质

以痰湿凝聚、黏滞、重浊为主要特征。一般表现为形体肥胖，腹部肥满松弛，动则汗出气粗，面部头发油脂，肢体酸困肿胀，口感黏腻或甜，胸部满闷多痰，苔白腻，脉沉滑。性情大多温和稳重。易患眩晕、肥胖、消渴、胸痹、中风等病。

膏方调补原则：先服化痰渗湿开路方，继则以温脾助运、燥湿化痰膏方调治，治中寓补。

6. 湿热质

以湿热内蕴为主要特征。一般表现为面部油光发亮，皮肤瘙痒，皮疹痤疮，口苦口臭，小便黄热，大便黏滞，女性易带下色黄，男性易阴部湿痒，舌质红苔黄腻，脉濡数。性情大多急躁，梅雨季节、湿热气候较难适应。易患口臭、疮疖、黄疸、热淋、带下、月经失调、湿疹流火等病。

膏方调补原则：先服清利湿热之开路方，继则以化湿健脾、和胃清热膏方调治，治中寓补。

7. 瘀血质

以血行不畅或瘀血内阻为主要特征。一般表现为肤色晦暗，色素沉着，唇色紫滞，舌下静脉瘀紫、长而宽，皮肤甲错，时有瘀青，心烦健忘，多处可现疼痛。性情大多焦躁易怒，不易耐受寒邪，易患胸痹、癥瘕、痛证、血证等病。

膏方调补原则：先服理气活血、化瘀通络开路方，继则以益气活血、温阳化瘀、散寒通络膏方调治，补中寓攻，攻补兼施。

8. 气郁质

以长期情志不舒，气机郁滞，精神抑郁，忧虑脆弱为主要特征。一般表现为烦闷不乐，情绪低沉，容易紧张，焦虑不安，多愁善感，易感畏惧，易受惊吓，两胁胀满，胸闷乳胀，咽喉物梗，夜寐不安，舌红苔白，脉弦或涩。性格内向不稳定，敏感多疑，易患脏躁、失眠、梅核气、百合病、郁证、乳癖、月经失调等病。

膏方调补原则：养血柔肝，疏肝理气，解郁安神，并需心理疏导。

9.特禀质

大多是禀赋遗传基础上形成的一种特异体质。往往先天禀赋不足，以生理缺陷、过敏反应为主要特征。其中过敏体质易患哮喘、过敏性鼻炎、荨麻疹、花粉及药物过敏，遗传疾病如血友病、先天愚型及胎传性疾病等。心理特征亦随禀赋体质不同而表现各异，对外界适应能力差，过敏体质在季节转换时易发宿疾。

膏方调补原则：辨证治疗各种疾病，皆需服开路方，待症状缓解后再酌情服用各人相宜的扶正祛邪之膏方。

我认为，临床上多数人不是单属某一体质，如既有气虚质又夹阳虚质，既是痰湿质又夹瘀血质，辨证调治时需兼顾。总之，必须辨证施补，辨证论治。

三、膏方的现代医学研究

现代医学研究证实，膏方有以下几方面的作用。

1.调节免疫功能

药理实验发现，膏方常用的党参、黄芪、白术等能增强机体网状内皮细胞的吞噬功能；肉桂、仙灵脾、菟丝子等能促进抗体提前形成；玄参、天冬、麦冬、沙参能延长抗体存在的时间。此外，膏方对机体的免疫调节是双向的，而不光是增强机体的免疫功能。

2.清除自由基

人参、五味子、首乌、灵芝等具有抗氧化作用，可提高抗氧化物歧化酶水平，减少脂褐质在细胞内的堆积，减轻自由基对机体的损害。女贞子、菟丝子、枸杞子等补肾类中药具有清除自由基的作用。

3.调节内分泌

肉桂、巴戟天、仙茅、仙灵脾等温肾药能促进肾上腺皮质激素的分泌；巴戟天、肉苁蓉、锁阳、杜仲、蛇床子能促进性腺机能，有类似性激素样作用；鹿茸、仙灵脾还能促进精液的生长和分泌；滋肾阴药生地、女贞子、菟丝子、补骨脂等能纠正内分泌代谢失调，具有减肥及促排卵作用。

4.调节中枢神经功能

何首乌、人参、黄芪、当归、知母对中枢神经的兴奋与抑制有良好的调节作用，能提高智力和逻辑思维能力，延缓听力下降以及提高皮肤感受的识别力。

5.促进物质代谢

人参、仙灵脾、肉苁蓉、灵芝、黄芪、锁阳、菟丝子、生地、麦冬等有不同程度提高蛋白质、核糖代谢的作用；生地、黄精、山药、花粉、人参、知母、苍术等有调节糖代谢功能；人参、首乌、女贞子、蒲黄、决明子、郁金等可防止脂肪代谢紊乱，防治肥胖和动脉硬化。

6.改善血液循环

活血化瘀的丹参、川芎、赤芍、蒲黄、当归可降低血液黏稠度，减少血小板聚集，改善微循环。

7.防止基因突变

人参、刺五加、白术、党参、玉竹、仙灵脾等均有抗基因突变的作用，从而延缓衰老，防止肿瘤的发生。

综上所述，膏方对人体的作用是多方面的，在防治疾病和延缓机体衰老方面有着很大的潜力和优势。

四、膏方药物的选择

1. 基本药物选择

我们对无病而要求增强体质进行调补者，处方时常选能增汁收膏之品，如黄精、玉竹、百合、山萸肉、麦冬，厚味的生熟地、首乌、巴戟天等，淀粉类如山药、扁豆、茯苓及种子类药物如杞子、五味子、桑椹子、覆盆子、菟丝子等。这些皆利于汤剂稠厚，容易收膏。

2. 整体观念

膏方为补养大剂，常服一个月以上。为改善患者体质，调整病理状态，达到治疗目标，必须从整体观念出发，兼顾虚实。治疗局部的病变也必须注重整体，例如舌为心之苗，为脾之外候，心与小肠相表里，复发性口腔溃疡患者来开膏方，如是心火所致可清心、泻小肠火；如属脾虚生湿，湿郁化火，则需补土伏火；如阳虚湿阻，真寒假热，则需益气温阳，引火归原。补中寓治同样要从整体观念出发选择方药。

3. 量体用药

老年人脏气衰退，代谢降低，气血运行迟缓，膏方中除应有的辨证施补外，要佐以活血行气之品；女性为血少气多之体，易肝郁气滞，故方中需加入养血疏肝理气之药；健康儿童不宜服用膏方，如开膏方，14岁以前以健运脾胃为主，14岁之后宜予六味地黄丸加健脾之品。

《素问·阴阳应象大论》曰"形不足者，温之以气"，"精不足者，补之以味"。前者指中气虚损而产生的形体虚弱，其实质是气虚阳虚之体，宜用温热药补气；后者指人体精血亏损，宜以厚味即富有营养的动植物药品来滋补。

（1）痰湿质之体：膏方中必须加入健脾理气、化痰渗湿之药，如二陈汤合平胃散。

（2）湿热质之体：膏方中必须加入清利肝经或下焦湿热或脾胃湿热之药，如黄芩、黄连、黄柏、枳实、苍术、苡仁。尽管芩、连苦寒，口感不佳，但湿热之体必须清热燥湿。

（3）瘀血质之体：膏方中必须加入理气活血化瘀之药，如丹参、红花、三棱、莪术，并要调养心脾。

（4）气郁质之体：膏方中以疏肝解郁、宁心安神为主，如当归、芍药、香附、郁金、玫瑰花、合欢花等。情志调和，元真才能通畅。

4. 补而不腻

膏方并非单纯滋补剂，亦包含纠偏却病之义。膏方中不能光选熟地、首乌、苁蓉、黄精、玉竹、龟板、鳖甲、红参、鹿茸、冬虫夏草等补品，而要做到补而不腻。气以通为补，血以和为补。不论何种补法，必须配以调理气血的药物，使血脉流通，病不再生。

《素问·至真要大论》曰"谨守病机……疏其气血，令其调达，而致和平"，恒证切忌蛮补，否则不仅不能强身却病，反而使疾病加重。

5. 以喜为补

叶天士谓"胃以喜为补"，口服膏方后，胃中舒服，能消化吸收，方可言补。我们在膏方中应佐以健脾和胃、助其运化之品，如檀香、炒谷麦芽等，以醒脾开胃。又如苍术，其气辛香，"健脾必须化湿，化湿莫过苍术"，为健脾要药。再如枳壳、桔梗对药，一升一降，可升清降浊。开方时不论阴虚阳虚、气虚血虚、气郁血瘀、痰湿郁热，必须顾及脾胃，不使脾胃受损。

6. 动静结合

膏方中补药及阿胶、龟板、熟地、核桃、芝麻等都为"静药"，必须配以辛香走窜之"动药"，如木香、枳壳、砂仁、陈皮、白芷等，动静结合，才能补而不滞。常见的高血压、高血脂、高尿酸血症、冠心病、脑梗死、糖尿病等心脑血管病，辨证施补时需选用相应动性药。例如加附子温寒解凝，振奋阳气，加葛根、丹参活血化瘀，加大黄、麻仁通腑排毒，山楂、决明子降低血脂，土茯苓、草薢能治痛风，桑寄生、海藻、莪术降低血压，陈皮、半夏、白术、丹参、山楂以治脂肪肝，地锦草、鬼箭羽、苍术以降血糖。这样动静结合，通补相兼，可达治中寓补，亦可补中寓治。

7. 慎用苦寒

当湿热之体必用苦寒时，要与健脾和胃药同用。一般除湿热之体外，膏方中慎用苦寒，因黄连、黄柏、黄芩、龙胆草、野菊花、地丁等易伤脾胃，且苦寒药难以入口。膏方需长时间服用，又较昂贵，若口感太差，患者不愿服用，会导致膏方浪费。

8. 防补为害

补之不当则变补为害，可出现以下情况：

（1）症状加重：如患者纳差腹泻，舌苔厚腻，再补之则症状加重，并出现胸闷恶心、口干口苦、腹胀泻甚。

（2）副作用：如过度用人参、黄芪等会导致腹胀；过量用红参、鹿茸等补阳药会出现便秘、躁热、口干、血压升高；过多使用阿胶、龟板、鳖甲、首乌等滋腻药物会出现纳呆、恶心、腹泻、苔厚。

（3）补益错误：亚健康、疲劳综合征往往被认为是"虚"，要求滋补，但病机各不相同，有肝郁气滞、痰湿扰心、肝脾不调等。如果是阴虚患者，误用鹿茸、肉桂、人参，如同火上浇油；如阳虚者误用龟板、鳖甲、生地等，则无异于雪上加霜；如痰湿质、湿热质、瘀血质、气郁质之体患有高血压病、高脂血症、高尿酸血症、冠心病、糖尿病，尽管有虚的一面，如光从补益着手，则痰、湿、热、瘀等病理产物无法消除，反而"关门留寇"，留住了实邪，越补越壅，处方时必须补中寓攻，剿抚兼施。

五、配料与炼制

　　膏方较一般处方复杂，药物达二三十味，每味药的用量是一天剂量的10～15倍。这样10天剂量的药可以服一个冬天，在某种程度上节约了医疗费用。矫味一般用冰糖250～500g，糖尿病患者可用木糖醇500g，加入膏剂250～500g（气血虚者用阿胶，阴虚者用龟板胶、鳖甲胶，阳虚者加鹿角胶），并可加芝麻250g，核桃250～500g，黄酒500g。

　　炼制膏方时将药物用冷水浸渍约12小时以上，次日浓煎三次，每次1小时左右，去渣过滤，再用文火煎熬浓缩，然后加入矫味的冰糖或木糖醇，再加入适合体质的阿胶或鹿角胶或龟板胶或鳖甲胶，用上等黄酒浸胶溶膏，能去腥味，并助药力。亦可加入芝麻、核桃适量，直到浓缩至滴水成珠，用筷子沾膏，滴入冷水中能保持圆珠状。如果用人参、冬虫夏草等贵重药物，要另外研成细粉或用文火熬成浓汁，在收膏时加入。高脂血症、高血压等患者如不用阿胶，可用素膏，如琼脂之类植物原料或蜂蜜、枣泥等。500g阿胶一般能做4斤膏滋药。

六、开路方

　　部分患者须在开膏方前先服开路方。脾胃虚弱者应先服用健脾助运之剂，以促进膏方吸收；如体内有痰湿，有瘀滞，有湿热，苔厚腻者，皆应服用开路方以化痰湿，祛瘀滞，清湿热，退厚苔；有新病感冒、咽炎、咳嗽等，亦需服相应开路方祛其病邪，以便滋补。

七、服法与注意事项

　　膏方一般在冬至前后起开始服用，服一个半月至两个月。如一冬要服两料，则可适当提前。每日早晚各服一匙，开水冲服或咀嚼。其注意事项如下：

1. 遇感冒、食滞、腹泻及疾病危重时停服。

2. 服膏方期间忌食生萝卜、芥菜及生冷、辛辣、过分油腻之品。

3. 尽量避免与牛奶同服，因牛奶中的钙、磷等易与膏方中的有机物质发生化学反应，影响吸收。

4. 防霉变。膏方放在一个容器里，服用时反复取膏，无意中为落菌霉变提供了条件。历来各医院习惯选择大口、直筒的陶瓷瓶，我主张用小包装，每日1小包，约25g左右，更加方便服用，便于保存，不易变质。

治疗发热的体悟

　　现代医学对感染性发热与非感染性发热的各种病证已有较规范化的治疗原则和药物，疗效确切。现各大医院皆设立了发热门诊，体温38℃以上者必须在发热门诊首诊，因此来中医内科用中药治疗的发热患者相对减少，大部分患者为用药后效果差或副作用大而来找中医治疗的。中医中药治疗发热确有一定的优势，我们须继承和发扬。中医急诊必须解决热、痛、血、厥、哮等病证，不然则会导致中医学术的萎缩和倒退。

　　发热大致可分外感和内伤。外感发热是外邪侵袭肌表、邪正相争之表现，治疗以表散透邪为主。内伤发热需辨病在何脏何腑，患者阴阳气血之盛衰而定其治则。《素问·热论》曰："今夫热病者，皆伤寒之类也。"《伤寒论》六经辨证治发热的代表方为：太阳，麻黄汤、桂枝汤；少阳，大、小柴胡汤；阳明，白虎汤、承气汤；太阴，理中、四逆辈；少阴，麻黄附子细辛汤；厥阴，乌梅丸。按温病卫、气、营、血分，治疗发热的代表方为：卫分，风温用银翘散，暑温用香薷饮，湿温用三仁汤，秋燥用桑杏汤。气分，风温用白虎汤，暑温用白虎加人参汤、王氏清暑益气汤，湿温用三仁汤、甘露消毒丹，秋燥用清燥救肺汤。营分，清营汤。血分，犀角地黄汤、清瘟败毒饮。

　　内伤发热按教科书上分，常见的是肝郁发热用丹栀逍遥散，瘀血发热用血府逐瘀汤，气虚发热用补中益气汤，血虚发热用归脾汤，阴虚发热用清骨散。

　　我在治疗急性发热患者时，常用的有效方药如下：

一、加味羌英汤

羌活、大青叶、蒲公英、荆芥、防风、柴胡、黄芩、大豆卷、淡竹叶。

功效：祛风散邪，解肌退热。

临床用于外感发热，寒轻热重，高热无汗，咽痛头痛等。羌活、大青叶、蒲公英三味药是上海铁路中心医院（现上海同济大学附属第十人民医院）颜德馨教授的退热验方。20年前我有幸在上海参加某一学习班，聆听颜先生的讲课，当时他们的发热患者皆用中药治疗，如要用西药或请西医会诊，必须得到批准。他们拥有一系列退热方，这些方一直指导着我的临床。近我又阅读了2010年出版的《颜德馨急性热病诊治从新》一书（以下称《从新》），20年前讲授的退热验方依旧不变。羌英汤是其中之一方（《从新》的羌英汤中又加了鸭跖草），其要点是羌活必须重用至12g，能祛风解表、解肌退热。《素问·生气通天论》曰"体若燔炭，汗出而散"。颜先生认为辛温发散的羌活是"发汗要药"，性较燥烈，为"太阳经风药"，发汗作用强，能透邪外出。再施以大青叶、蒲公英，能清热解毒。寒热并用，对于风寒或风热外束之发热，能达到祛风发汗、透热达邪作用，使风从表解，热从汗泄。

《从新》讲述了颜先生治疗急性热病的方法之一："透风于热外，不令风与热相搏，热无风扇，其势必孤。"在三药基础上加入大豆卷及柴胡、黄芩退热药对。颜先生认为发汗用药首推羌活。清水豆卷加柴胡可促使发汗退热。柴胡和解退热，黄芩苦泄半表半里之邪热，两药合用，升清降浊，调和表里，又可清少阳邪热。为确保退热，我又加了荆芥、防风，这样使方药祛风大于清热，更有利于外感表邪的透发。淡竹叶清热除烦，利水泄热。《伤寒论》中的竹叶石膏汤，《温病条辨》中的竹叶玉女煎，竹叶皆为主药。诸药合用，退热之效极佳，我在临床屡用屡效。《从新》记述颜先生指导医师们近年来做了"青英颗粒的临床及实验研究"，青英颗粒即由羌活、大青叶、蒲公英、鸭跖草组成，治疗感冒及扁桃体炎、咽炎之发热，与感冒退热冲剂比较，在抑菌和杀菌作用上，疗效优于对照组。

典型验案 1

金某，女，24 岁。

畏寒发热 3 天，体温 39.4℃左右，关节疼痛，咳嗽痰黄。3 天前在本院西医内科门诊，血常规：WBC7.4×10⁹/L，N 86.8%，予 5% 糖盐水 250ml+ 阿乐欣针 3g，皮试后静滴，每日两次。另服清热灵冲剂。体温未退，来我处门诊，要求中药治疗。复查血常规已正常，ESR 41mm/h，胸片正常，发热咳嗽，恶寒无汗。正值 7 月天气，无汗，舌红苔白，脉浮数，用上方加减：羌活 12g，大青叶 30g，蒲公英 15g，防风 6g，荆芥 10g，柴胡 6g，黄芩 10g，淡竹叶 10g，蝉衣 10g，浙贝 10g。颗粒剂，4 剂。

3 天后复诊：服上药 2 剂汗出热退，关节痛止，咳嗽较前好转，自觉倦怠乏力，予宣肺止咳、健脾益气之剂调治。

典型验案 2

金某，女，30 岁。

发热 1 天，体温 38.8℃，已妊娠 2 月余，咽痛咳嗽，畏寒无汗，痰黄。血常规：WBC 7.5×10⁹/L，N 86.7%。未用西药，要求中药治疗。舌红苔薄黄，脉滑浮数，治宜祛风透邪，退热安胎：羌活 12g，大青叶 30g，蒲公英 15g，荆芥 6g，柴胡 10g，黄芩 10g，淡竹叶 10g，苏梗 10g，砂仁 10g，生白术 12g，葛根 12g，白芷 10g，石膏 30g（先煎），甘草 10g，红枣 12g。3 剂。

第三天特来医院告之：服上药 1 剂，当夜汗出热退，担心药物对胎儿不利，未再服中药。体温正常，复查血常规：WBC 5.7×10⁹/L，N 73.1%。

二、抗病毒饮

羌活、大青叶、黄芩、白芷、苦参、蛇床子。

功效：辛凉解表，清热解毒。

此方亦是颜德馨先生退热方之一。临床用于感冒、流感及其他病毒引起的高热面赤，汗出气粗，咽痛苔黄，脉浮数者。记得颜先生曾讲，无论病毒、菌毒、热毒，毒不去热不清，毒邪入里则变症群起，故必须在卫分、气分或太阳、阳明阶段将毒邪抑杀，使其不向营血及少阴、厥阴传变。方中可随症加石膏、牛蒡子、薄荷等，以助退热，宣肺止咳。

三、肺炎方

半枝莲、鸭跖草、金荞麦、鱼腥草、虎杖、百部等。

功效：清泄肺热，透发热毒，祛痰化瘀。

此方是颜德馨先生治疗肺炎高热之验方，可与麻杏石甘汤同用，亦可加葶苈子。《颜德馨诊治疑难病秘笈》中叙述了肺炎方的思路分析：肺炎由温邪直袭肺卫，热毒与气血相搏为病。《从新》曰："半枝莲、鸭跖草为君，其味苦性寒，能清泄热毒，善退邪毒之热；金荞麦与鱼腥草均为治疗肺痈良药，既能清热解毒，又可活血化瘀，辅助君药以强清热解毒之力；肺与大肠相表里，故佐以虎杖泻腑通便，俾邪有出路；使以百部，润而不燥，开泄降气，化痰止咳，诸药合用，共奏清肺解毒、活血化瘀之功。……若恶寒无汗者，加羌活发汗退热；高热便秘，加生大黄通便泻下；咳喘甚者，加葶苈子直泻肺热。"其君、臣、佐、使讲得十分清晰，并附有病案。书中还说，此方验治百例以上，疗效肯定。当温邪侵入营血，高热躁扰，神昏谵语，斑疹隐隐，亟予清营汤加紫草、大青叶、石膏、知母、生地，并予紫雪丹、犀角粉吞服，常有立竿见影之功。

颜先生总结出治疗急性热病的方法之二是败毒，毒去则热无所凭。在肺炎方中体现了其学术观点及经验。方法之三是凉血化瘀以防变。瘀去则热无所附，逆变受阻。这都是我们应该遵照的治疗经验。

四、达原饮

槟榔、厚朴、知母、芍药、黄芩、草果、甘草。

功效：开达膜原，避秽化浊，清解湿热。

临床除用于瘟疫或疟疾之湿遏热伏证外，还可用于流行性感冒、伤寒、肺炎、感染性腹泻、结缔组织疾病及其他传染性疾病，特别是不明原因的发热，疗效颇佳。

　　此方现教科书中已不作为主要方剂介绍，我们上世纪 60 年代做学生时很重视此方，皆会背诵："达原饮用朴槟芩，白芍知甘草果仁，邪伏募原瘟疫发，疏邪宣壅急先行。"

　　达原饮出自明代吴又可《瘟疫论》，为治疗瘟疫初起、邪伏膜原的代表方。膜原一词，首见于《素问·举痛论》篇。吴氏认为瘟疫"邪自口鼻而入，则其所客，内不在脏腑，外不在经络，去表不远，附近于胃，乃表里之分界，是为半表半里"。治法不取发汗、攻下，认为"汗之徒伤表气，热亦不减，又不可下，下之徒伤胃气，其渴愈甚，而致达原一方"。"槟榔能消能磨，除伏邪，为疏利之药，又除岭南瘴气；厚朴破戾气所结；草果辛热气雄，除伏邪盘踞。三味协力，直达其巢穴，使邪气溃败，速离膜原，是以为达原也。热伤津液，加知母以滋阴；热伤营气，用白芍以和血；黄芩清燥热之余；甘草和中之用。"综观全方，其意十分明确。此方我用于不明原因之发热，舌苔黄腻，中医辨证为湿遏热伏之发热患者，疗效颇佳。

　　典型验案 1

　　蒋某，女，45 岁。

　　发热十余天，时有畏寒，口苦而腻，胸闷腹胀，倦怠乏力。体温高达 40℃左右。曾在我院急诊留观两天，仍不退，又到浙一医院以"发热待查"收治入院，住院检查：生化、血培养、肥达反应、肝炎病毒、抗核抗体等皆正常，静滴过数种抗生素，体温仍在 38℃～39℃。舌苔白腻微黄，脉弦数。证属湿遏热伏，郁闭久羁，治宜宣闭化湿，透泄热邪，降温为先：厚朴 12g，槟榔 12g，草果 12g，炒白芍 12g，知母 12g，甘草 6g，黄芩 12g，蜀漆 12g，马鞭草 30g，姜半夏 10g，竹叶 10g，羌活 12g，大青叶 30g。5 剂。

　　复诊时述，服 1 剂体温就开始下降，服至 4 剂时体温降至正常。

　　《蒲辅周医案》中讲到，不明原因的发热可用达原饮。有报道，一味马鞭草能治疟热，蜀漆就是甜茶叶，为常山之苗，两药相配能芳香化浊，治不明原因之发热。

典型验案 2

金某，男，41 岁。

畏寒发热 10 天，胸背胁痛，咳嗽口干，胸胁满闷，头痛头晕，体温波动在 38℃左右。胸片正常，血常规：N 74%。当地医院给予 0.9%生理盐水 250ml+头孢他啶针 4g，静滴，每日 1 次，5%糖盐水 500ml+清开灵针 40ml 静滴，每日 1 次。4 天后仍然发热，胸闷咳嗽加重，体温 38℃。在义乌中心医院急诊，给予 0.9%生理盐水 250ml+奥拉西林针 4g 静滴，每日 1 次，体温仍不退，症状同前。在浙江省第一医院查肺部 CT 正常。血常规：WBC 11.7×10^9/L，N 74%。余生化等检查正常，诊断为上呼吸道感染。予 0.9%生理盐水 100ml+头孢曲松钠 2g 静滴，每日 1 次；0.9%生理盐水 250ml+天麻素 200mg 静滴，每日 1 次。经上述治疗体温仍不退（38℃），次日即来杭州门诊。舌色正常，苔黄腻而厚，脉濡数。治以辟秽化浊，祛风化湿，透泄退热：槟榔 12g，厚朴 12g，草果 12g，芍药 12g，黄芩 10g，甘草 10g，柴胡 10g，姜半夏 10g，羌活 12g，大青叶 30g，蒲公英 15g，川芎 20g。5 剂。

5 天后复诊：告之服一剂后就感全身舒适，胸闷背痛、头痛消失。次日体温 37.5℃，至中午全身汗出，量颇多，头汗特多，体温正常。除稍有咳嗽外，各症消失，人顿感轻松。

上方为达原饮。因多日静滴，阴液未伤，故去知母，川芎与羌活配伍治头痛，另加羌英汤、小柴胡汤，一剂知，二剂愈。

五、柴葛解肌汤

柴胡、葛根、黄芩、羌活、白芷、芍药、桔梗、石膏、生姜、红枣、甘草。

功效：透邪解表，和解清热。

临床用于外感风寒，郁而化热，表邪未解，但邪入少阳、阳明，畏寒渐轻，身热增盛，无汗头痛，目痛鼻干，心烦不眠，眼眶疼痛，脉浮而洪，舌苔薄白或薄黄。亦可用于流行性感冒、急性扁桃体炎、牙龈炎、结膜炎等所致的发热。

此方出自明朝陶节庵的《伤寒六书》，我在大学里就对此方特别赏识，因老师说此方对外感高热疗效极佳。"节庵柴葛解肌汤，病在三阳热势张，芩芍桔甘羌活芷，石膏大枣与生姜。"这首方歌，已成了顺口溜。

关于方解，清代张秉成《成方便读》论述得简洁而精彩："治三阳合病，风邪外客，表不解而里有热者，故以柴胡解少阳之表，葛根、白芷解阳明之表，羌活解太阳之表，如是则表邪无容足之地。然表邪盛者，内必郁而为热，热则必伤阴，故以石膏、黄芩清其热，芍药、甘草护其阴，桔梗能升能降，可导可宣，使内外不留余蕴耳。用姜、枣者，亦不过借其和营卫，致津液通里而邪去正安也。"

余国俊先生《中医师承实录·儿科》中是这样论述上方的：小儿感冒高热多属"寒包热"，若纯用辛温发散（麻黄汤、荆防败毒散之类）则外寒虽去，而内热复炽；纯用辛凉清热（桑菊饮、银翘散之类）则外寒留恋，内热亦无出路。实践证明，唯主用辛温配辛寒，开通玄府，清透蕴热；辅以枢转升提，引热外出；佐以酸甘化阴，和营泄热，且先安未受邪之地，才能"毕其功于一役"。

此方疗效十分满意，我在临床用之灵验。下面我以富阳人民医院主治医师盛桐亮的医案作为案例：

典型验案

孙某，男，4岁。

发热5天，哭闹不宁，面红唇干，口干喜饮，精神疲软，纳差便干。当地医院查血常规、胸片均正常，诊断为上呼吸道感染，予小儿泰诺林及静滴抗生素（不详）一天，体温未退。次日特来杭州治疗，用西力欣抗感染治疗4天，体温曾退，继而复升。盛桐亮医师治疗时，体温38.5℃，苔薄白微黄，脉浮数。以柴葛解肌汤加减：柴胡25g，葛根30g，羌活6g，生石膏50g，黄芩10g，白芷6g，桔梗10g，白芍10g，甘草6g，生姜6g，银花10g，炒莱菔子10g。2剂。

嘱每日1剂，每小时服50ml左右，6小时后患儿微汗出，大便一次，体温逐渐降低，2剂后体温37.5℃。后予竹叶石膏汤治之，未再发热。

我问桐亮：你为什么要重用柴胡25g，葛根30g？他回答说："余国俊《中医师承实录》中治疗小儿高热 7 天，用柴葛解肌汤，并述羌活、石膏、柴胡、葛根必须用。……柴胡不少于 25g，葛根不少于 30g，其他药物同常规剂量。"

桐亮在阅读余浩先生的《医间道》后体会：小儿因食积发热者较多，可用釜底抽薪方法，通大便即能退热，可口服牵牛子粉。只要掌握中病即止，非但无毒，且效如桴鼓。

六、银翘散

银翘、连翘、桔梗、薄荷、竹叶、荆芥、淡豆豉、牛蒡子、芦根、甘草。

功效：辛凉透表，清热解毒。

临床用于外感风热，微畏风寒，汗少不畅，头痛口渴，咳嗽咽痛的上呼吸道感染或病毒感染之发热。

此方出自清代吴鞠通《温病条辨》，吴氏宗《素问·至真要大论》"风淫于内，治以辛凉，佐以苦甘"之训，综合前人治温病之经验，以银花、连翘为君，透邪清热，辟秽解毒，荆芥、豆豉、薄荷为臣，祛风逐邪，桔梗、甘草清热利咽，竹叶清上焦之热，芦根清热生津，为佐使。

典型验案

朱孩，男，2 岁。

发热 3 天，体温 39.5℃（肛表），哭闹不安，舌质红，苔薄黄，口腔内有白色口腔溃疡。在当地医院用过安奇、阿昔洛韦、泰诺林，热曾退，但次日又高热，省儿童医院诊断为"口腔病毒性疱疹"，认为有"细菌感染"，随后来我处要求中药医治。处方：银花 6g，连翘 6g，荆芥 6g，牛蒡子 5g，薄荷 3g（后下），桔梗 5g，甘草 5g，淡竹叶 6g，大豆卷 6g，蝉衣 6g，僵蚕 6g，片姜黄 6g，制大黄 6g。2 剂。嘱必要时送儿科急诊。

复诊：家长述服上药后曾呕吐一次，解稀便一次，继续多次少量喂药，一剂服完后，次日热退，安静入睡。

上方为银翘散全方，医院无淡豆豉，我加用了大豆卷及升降散以加强退热之功。

七、升降散

僵蚕、蝉衣、姜黄、大黄、米酒、蜂蜜。

功效：升清降浊，散风清热。

临床用于温热病清阳不升，浊阴不降之头面肿大、发热烦渴、头痛眩晕、咽喉肿痛、胸膈满闷。包括感冒、流感、扁桃体炎、腮腺炎、病毒性肺炎之发热。

此方出自清代杨栗山《伤寒瘟疫条辨》一书，书中分析：僵蚕为君，蝉蜕为臣，姜黄为佐，大黄为使。……僵蚕、蝉蜕祛风解痉，散风热，宣肺气，宣阳中之清阳；大黄、姜黄荡积行瘀，清邪热，解温毒，降阴中之浊阴，又加黄酒为引，蜂蜜为导，一升一降，可使阳升阴降，内外同治，而杂气之流毒顿消，温病表里三焦之热全清。其适应证极为广泛，凡气机升降失调、内有郁热之证用之多效。

我对此方的重视源于读《蒲辅周医疗经验》一书，书中在"时病治疗经验"一节中附杨栗山《伤寒瘟疫条辨》十五方，"升降散，温病亦杂气中之一也，表里三焦大热，其证不可名状者，此方主之"。十五方中每方均有僵蚕、蝉衣，部分有姜黄、大黄。升降散用于春夏秋冬时病，是治疗急性发热疾病的重要方剂。

现医院药房不备黄酒及蜂蜜，亦不作散剂、丸剂之加工，故我用于临床皆用煎剂，疗效亦佳。

典型验案

张某，女，37岁。

4月来每逢26日左右即发热，体温39℃左右，必须口服解热镇痛药及静脉滴注抗生素才热退，但至下月26日左右又会发热。血常规、血培养、生化全套、肿瘤指标、尿常规检查皆正常。发热与月经无关，稍有咳嗽，小便黄赤，来我处门诊时已是10月24日。舌红苔薄黄，脉弦浮数。温热之邪阻塞三焦气机升降，周身气血不能畅行，应宗《内经》"火郁发之"、"木郁达之"之治则，选用升降散加味：僵蚕 12g，蝉衣 10g，片姜黄 10g，制军 10g，皂角刺 10g，淡竹叶 10g，滑石 30g，薄荷 10g，牛蒡子 10g，柴胡 30g，黄芩 10g，甘草 10g。7 剂。

10 月 31 日复诊：药后本月未出现发热，要求再服 14 剂。原方去滑石、牛蒡子。数月后在路上相遇，述药后未再出现发热。

火热之邪得以宣发，木郁之气得以疏泄，三焦水道畅通，升降复常，阴阳平衡，疾病乃去。

八、三仁汤

杏仁、蔻仁、苡仁、厚朴、姜半夏、通草、滑石、淡竹叶。

功效：宣畅气机，利湿清热。

临床用于湿温初起及暑温夹湿，邪在气分，湿重于热，头痛恶寒，身重疼痛，午后身热，胸闷乏力。我经常用于低热绵绵不退，亦用于盗汗、阳痿等症。

该方出自吴鞠通的《温病条辨》，为湿温病通用方。秦伯未先生《谦斋医学讲稿》云："用杏仁辛宣肺气以开其上；蔻仁、厚朴、半夏苦辛温通以降其中；苡仁、滑石、通草淡渗湿热以利其下。"全方开上、畅中、渗下，使三焦气机通畅，升降有序，湿去热散，则发热能退，汗出能止，诸症消失。

典型验案

王某，男，40 岁。

发热一周，体温 38℃~38.5℃，倦怠乏力，胸闷纳差，四肢酸楚。已服抗生素及中成药，未效。舌质红苔白腻，脉濡数。正值雨季，病属外感寒湿，郁而化热，湿遏热伏，缠绵难去，选三仁汤治之：杏仁 12g，蔻仁 10g，苡仁 30g，厚朴 12g，姜半夏 10g，滑石 12g（包煎），淡竹叶 10g，通草 6g。7 剂。

复诊：药后热退，胃脘不舒，胸闷纳差，予平胃散合二陈汤加味治之。

三仁汤用于盗汗效佳。1973 年我在嘉兴第二医院工作，该院有传染科病房，住有许多伤寒、副伤寒患者。疾病近愈时，夜间盗汗量多。当时我考虑伤寒属中医的湿温病，故用三仁汤加糯稻根等止汗，疗效相当好。三仁汤既能退热，又能通利三焦水道，水液代谢有序则汗出能止，湿浊能化。此后我用于一般的盗汗属于湿热型者，亦有效。

《素问·生气通天论》曰"因于湿，首如裹，湿热不攘，大筋软短，小筋弛长，软短为拘，弛长为痿。"如果湿热不消除，会使大筋小筋短缩或弛纵，短缩的成为拘挛，弛缓的成为痿弱。我用于湿热型的阳痿患者，亦有效。

九、小柴胡汤

小柴胡汤是一张很好的退热方，刘渡舟先生称之为中药的"阿司匹林"，我在《〈伤寒论〉经方的临床应用》中介绍，在此不再赘述。

十、补中益气汤

黄芪、党参、当归、白术、陈皮、柴胡、升麻、甘草。

功效：补中益气，升阳举陷。

临床常用于脾胃气虚，中气受损所致的气虚发热、自汗、少气懒言、倦怠乏力、久泻脱肛、内脏下垂等。

补中益气汤出自李东垣的《脾胃论》，是其甘温除热学术思想的代表方剂。李东垣曰："内伤脾胃，乃伤其气……伤其内为不足，不足者补之。""唯当以辛甘温之剂补其中，升其阳，甘寒以泻其火则愈。"气虚体质，或因劳倦过度，饮食失调，脾胃受伤，中气受损而致的气虚发热，需用"辛甘温之剂"，我体会是指补中益气汤中的益气甘温药物。"甘寒以泻其火"，我体会是指柴胡、升麻等辛甘微寒之品。补中益气汤用于内伤发热。气虚不能固表，表气不固，阳浮于外即见发热。《素问·生气通天论》记载"阳气者，烦劳则张"，张指弛张，烦劳后阳气跑到体表来了，也就是浮于外，出现发热。补中益气汤除用于内伤发热外，我还用于虚体感冒及老年人感冒引起的发热，疗效亦好。老年人脏腑功能衰退，肺气亏损，易反复感受外邪，需扶正祛邪，益气解表。

典型验案

王某，女，40 岁。

反复发热 3 年，又发 3 天。遇冷即感冒，继则发热，体温 38.5℃左右，天气稍冷必须穿厚衣。倦怠乏力，口腔溃疡。病起于二次生育时，产期失于调养，操劳过度，动则汗出，鼻塞流涕，上楼则气喘吁吁。舌胖苔白，脉细数。治宜益气固表，祛风透邪。处方：黄芪 30g，党参 10g，炒白术 10g，陈皮 6g，柴胡 6g，升麻 6g，防风 6g，荆芥 10g，甘草 3g，当归 10g，黄柏 6g，砂仁 3g，白芷 6g，辛夷 6g，桑叶 20g，蒲公英 15g。7 剂。

复诊：服完 1 剂热即退，流涕止。服完 7 剂口腔溃疡好转，稍受寒凉不再感冒。原方去白芷、辛夷、桑叶。

患者产后失养，又加劳倦内伤，气虚不固，屡感外邪，脾气亏虚，母病及子，土不生金，肺气虚损，卫表失固，故汗出感冒反复出现。此类患者绝非辛温发汗解表可愈，如发汗退热则更伤津液，必须扶正之中兼以祛邪，才能益气固表，透邪散寒。方中除补中益气汤外，用了封髓丹，补土伏火治口疮；白芷、辛夷能迅速减少流涕；桑叶祛风止汗，被誉为"收汗之妙品"，任何类型之汗出，其皆为要药。

又如徐某，72 岁，女性。畏寒发热 3 天，体温 38.0℃，稍有咳嗽，乏力，思睡纳差，舌胖苔白，脉细数。辨证为气虚之体，外感风寒，以补中益气汤原方加黄芩，5 剂。复诊时述：服 2 剂后体温即退，未服其他药物。

临床上发热患者如高热有汗，大便秘结，腹胀腹痛，甚至语言错乱，舌苔黄糙，脉数有力，可用大承气汤以急下存阴，通腑泄热，可取得满意疗效。

有些发热患者属太阳、少阴同病，必须用麻黄附子细辛汤来表散，散中有补，而无损阳气。不少中医名家用麻黄附子细辛汤退热，使患者"起死回生"，在他们的书中记载颇多，我们要不断学习和应用。

多年前我阅读过卢崇汉先生的《扶阳讲记》，对其中一病案至今记忆犹新：一位上海的领导，60 岁，住南京某军区医院，高热 41℃，40 余天不退，用抗感染西药及大剂量的清热解毒、凉血止血中药，配合全身物理降温，热仍不退，且口腔、牙龈、鼻腔出血。当时名医荟萃，各抒己见，主持会诊的领导采用了卢崇汉的方法：附子用 75g，生姜、甘草、淫羊藿皆为常用量。

服药当天体温开始下降，晚上降至 38℃，次日降至 37.5℃，出血完全停止。服至 3 剂后，体温恢复正常。卢崇汉先生认为，只要把阳气固住，疾病就能挽回。阳气一固，阴一生，发热出血就会得到改善。扶阳退热法是火神派经常采用的方法。

《思考中医》中刘力红的老师李阳波先生治疗血气胸的高热患者，胸闷胸痛，呼吸困难，左肺压缩 2/3。西医保守治疗一周，病情不见缓解，准备手术。患者坚持要求保守治疗，请李阳波先生会诊。他认为是阳明不降所致。处方：玉竹 120g，陈皮 120g，白芷 120g，大枣 120g。

患者服后大量腹泻（临床上我用玉竹至 60g 即出现腹泻），自觉症状迅速缓解，第四天体温恢复正常。治疗一周，血气胸全部吸收，左肺复原，高热即退。不治热而热自退，这就是治病求本。

退热的过程中，我不主张用冰袋、冰帽等进行物理降温，这会导致冰伏其邪，不利于病邪的透发。外感发热首先得透发外邪，有时还需在药后喝热粥、加盖衣被以助汗出。

《伤寒论》经方的临床应用

章太炎先生说："中医之胜于西医者，大抵以伤寒为独甚。"

《伤寒论》是我们必须终生学习、不断理解、逐渐体悟的经典，是用来指导临床的最重要方书。后世诸多医家的名方验方大多起源于《伤寒论》的经方。现在我们用的方药往往是经方与后世方结合起来应用。刘渡舟称之谓古今接轨方，临床应用的频率大大增加，拓宽了经方治疗的范围。正确辨证，善用经方，方证对应，常能获得速效。

现将自己经常用于临床，疗效颇佳，得心应手的几首经方作一阐述。

一、理中丸（附子理中汤）

1. 方证要点

《伤寒论》386 条："霍乱，头痛发热，身疼痛，热多欲饮水者，五苓散主之；寒多不用水者，理中丸主之。"条下有"渴欲得水者加术……腹满者去术，加附子一枚"。前者是脾不散精，水津不布，故重用白术健脾助运，以行津液；后者是因寒凝气滞，故去白术之壅滞，加附子辛温通阳以破阴。

《伤寒论》396 条："大病瘥后，喜唾，久不了了，胸上有寒，当以丸药温之，宜理中丸。"凡是脾胃虚寒所致的上述症状皆可用此方。

2.临床应用

理中丸的人参、甘草补脾益气，干姜、白术温化寒湿，丸者缓也，临床上我们常将丸改成汤，再加附子，为附子理中汤，应用更为广泛。

（1）慢性胃炎、腹泻、便秘

我常用此方治疗胃肠疾病及口腔溃疡。这已在《临证与读书感悟》中详述，并附有典型验案，在此不作重复。此方临床应用的频率相当高。现在许多人饮食失调，过食肥甘厚味、生猛海鲜，常喜生冷瓜果、饮料冰啤，导致脾胃损伤，久则虚寒，非用理中丸、附子理中汤温运脾胃，恢复脾胃的升降出入功能不可。特别应注意的是附子理中汤的通便功能。"渴欲得水者加术"，说明白术能生津液，亦能起到增水行舟之功。《金匮要略》中"若大便坚，小便自利者，去桂加白术汤"，更说明白术有通便之功。我在临床经常用附子理中汤加味治便秘，疗效颇佳。附子理中汤合《金匮要略》的黄芪建中汤，名为"先后天方"，治疗慢性萎缩性胃炎及消化性溃疡数百例，获得很好疗效（详见《慢性胃炎、消化性溃疡的中医治疗》）。

关于附子理中汤的方解，郑钦安在《医理真传》用药意解中说："仲景之意，原为中土太寒立法，故以姜、术温燥中宫之阳；又恐温燥过盛，而以人参之微寒继之，有刚柔相济之意；甘草调和上下，最能缓中。本方原无附子，后人增入附子，而曰附子理中……余谓先后并补之方，因附子之功在先天，理中之功在后天也。此病既是真气欲竭，在中宫之界，非附子不能挽欲绝之真阳，非姜、术不足以培中宫之土气，用于此病，实亦妥切。"古人云"热不过附子，甜不过甘草"，"甘草为补脾之品，又具解毒之功，两者合用，加干姜同煎，既能减附子毒性，又能强附子温运。"

郑钦安的嫡孙与唐步祺谈及：祖父晚年得子，父亲体弱多病，家中常备附子理中丸，身体始得日渐康复。唐步祺亦常用此方治疗脾肾阳亏、身体羸弱、反复感冒之患者，皆获得满意效果。

（2）出血

一般出血大都认为是火旺，迫血妄行所致，喜欢用苦寒药来泻火，郑钦安

《医法圆通》说："由其一经失血，死者甚多，不知非死于病，实死于泻火之凉药耳！……非即谓凉药之可废，但失血之人，正气实者少也（正气一衰，阴邪上逆，十居八九，邪火所致，十仅一二），不可不慎。"郑氏认为：人的气血和日月一样，"昼则日行于上，而月伏于下；夜则月行于上，而日伏于下。人身气血同然。失血之人，血行于上，而气伏不升可知，欲求血之伏于下，是必待气之升于上，气升于上，血犹有不伏者乎。知得此中消息，则辛温扶阳之药，实为治血之药也。"郑氏认为大便下血用附子理中汤、回阳饮（姜、附、参、草），小便出血皆重在回阳，其妙莫测。近代名医范文甫、曹颖甫、丁甘仁均常用附子理中汤治疗血证。唐步祺亦善用附子理中汤治疗血证，无论是吐血、衄血、龈血、便血、尿血，只要是阳虚者，即以甘草炮姜汤加血余炭以止血，继用附子理中汤加味治之。《金匮要略》中黄土汤治便血，方中亦有附子理中成分，用来温阳健脾，养血止血。

临床上一些上消化道出血（如食管 - 胃底静脉曲张、溃疡病出血）和血尿，只要是属阳虚的，可以用温阳益气止血法。

（3）复发性口腔溃疡及口臭

相当一部分患者口腔溃疡、口臭反复发作，已用清热解毒或养阴清热之剂治之，效差，可根据证型用附子理中汤之类治之。脾开窍于口，脾气素虚，久及脾阳，脾阳虚衰，升降失司，清阳不升，浊阴不降，亦可中焦虚寒，中气下陷，阴寒内盛，逼阳于外，阴火上冲而致口腔溃疡。

我在《口腔溃疡的中医治疗》中已有详述。朱丹溪说："口疮，服凉药不愈者，因中焦土虚，且不能食，相火冲上无制，用理中汤。"李时珍说："口疮，久服凉药不愈，理中加附子反治之，合以官桂。"范中林说"口内少实火"。附子理中汤能温补脾肾，引火归原，温阳散寒，使上犯之寒湿降伏，则口疮能得愈。

口臭患者除外口腔、鼻咽等疾病，若已按胃火治之，见苔微黄而滑润，实属阴盛迫阳而致。我临床经常用附子理中汤加白芷、枸橘、细辛等治之，效佳。

（4）疑难病

李可先生认为晚期肿瘤患者手术或放化疗后，除了肿瘤表现出的症状以外，往往出现腹胀、纳差、食则欲呕、倦怠乏力、便秘或泄泻、四肢寒冷等一派脾胃虚寒症状。许多患者不是死于肿瘤，而是死于脾胃之气衰竭，必须用附子理中汤加芳香化湿之品保护胃气。有胃气则生，无胃气则死。当脾胃虚寒，连水谷都运化不了时，就更不用谈运化药物了。此时应用附子理中汤可以温脾助运和胃，保得一分胃气就有一分生命。

糖尿病、高脂血症、痛风等疾病，其病因除遗传外，大多与过食肥甘、饮食生冷、嗜好饮酒、缺少运动有关，加上失治误治，如用滋阴清热的寒凉药物不亚于泻法。对代谢性疾病，李可先生总结出八个字：病在三阴，统于太阴。我理解为被太阴所统。一些肥胖患者亦同样，不健康的生活方式损伤了脾胃。三阴统于太阴，太阴告急则五脏六腑失其根，温补脾胃中气是非常重要的治则。

（5）痤疮

李可先生认为青春期可以说是正气最旺的时候，痤疮主要出现在面部，是以往饮食生冷，外感寒凉，或暴饮暴食，或常用清热解毒中药，或抗菌消炎之药损伤脾胃，脾胃之寒气被阳气驱使而上，散发出来，但还不能一散而解，循经而上泛，停在了面部。常用的方子是附子理中汤加吴茱萸。整个面部是足阳明和手阳明经的循行部位，通过升脾气、降阳明的方法，是可以治愈的。李可先生还认为30多岁以后生痤疮，往往集中在鼻、口周围，这时与青春期正气足不同。此时正气已弱，又不断产生寒邪，所以还要温通，需温经汤或四逆汤或附子理中汤加吴萸，基本是可以治愈的。

我临床上治疗痤疮经常先用祛风活血溃坚之剂。仙方活命饮相当有效，因方中大部分是温热之品。读李可先生讲稿后亦用附子理中汤加吴萸等，部分患者选温经汤合理中汤，痊愈者较多。这使我体悟到部分痤疮非温不消，非温补不散。清热解毒之法对于颜色鲜红或脓疱性、满脸皆是者有效，但绝非中的之法。痤疮若呈结节性，可加三棱、莪术甚至穿山甲逐瘀散癥，亦可酌情加浙贝、玄参、牡蛎软坚散结。要清掉已经成形的结节，则需要相当的时间和耐心。《内经》载"阳化气，阴成形"，已成形者必须用温热药温通散结。痤疮消退后遗留的色素疤痕，可加白芷、细辛、红花以温通活血。治疗中需重视大便的通畅，这对脾胃的升降出入功能很重要。不发期间亦应服理中汤或附子理中汤巩固疗效。

二、麻黄附子细辛汤

1. 方证要点

《伤寒论》301 条："少阴病，始得之，反发热，脉沉者，麻黄细辛附子汤主之。"

少阴病不发热为常，主症应是脉沉细，但欲寐。现发热说明邪在太阳、少阴，属气血亏损，复感寒邪，表里同病。当阳气内虚，感受寒邪，太阳未解，又直中少阴，邪正相争，出现条文所述畏寒、发热、困倦、思睡、脉沉细诸症。麻黄细辛附子汤药仅三味，具有助阳解表、宣肺散寒、温通肾阳、启闭透邪之功。

2. 临床应用

（1）暴哑、暴聋、暴盲、咽痛、舌痛

卢崇汉先生的《扶阳讲记》和李可先生的讲稿中均有相关论述。我在临床上将该方用于失音、耳闭、耳聋及咽喉疼痛、舌体疼痛、视物模糊（玻璃体混浊）等。这些病大部分是阳虚之体感受寒邪，风寒客于太阳，又直中少阴，寒凝气滞，经气收引，闭塞经遂，上滞窍道，下闭肾元，肾之精气不能上通于空窍所致。

《张氏医通》记述："暴哑声大出，咽痛异常，卒然而起……此大寒犯肾也，麻黄附子细辛汤温之，并以蜜制附子嘎之，慎不可轻用寒凉之剂。"朱丹溪亦说"风冷能令人卒失"。从经络循行看，足少阴肾经循喉咙，夹舌本。寒邪凝滞少阴经脉致咽痛、失言、舌痛，治应寒者热之。寒邪非温热不散，麻黄附子细辛汤能托透寒邪外出，使邪有出路。现在这些病往往用苦寒中成药或静脉滴注抗生素，求快一时，祸延百日。《伤寒论》313 条曰："少阴病，咽中痛，半夏散及汤主之。"此方用半夏、桂枝、甘草，亦是散寒温通，临床疗效甚好。

（2）过敏性鼻炎

《秘传证治要诀》曰："清涕者，脑冷肺寒所致，宜乌、附、干姜之属。"麻黄开太阳之表，起玄府之闭；细辛直属少阴，温里散寒；附子深入少阴之里，温肾之阳。全方能托透寒湿之阴邪外出。

我治过敏性鼻炎皆用麻黄附子细辛汤，实证合桂枝汤、苍耳子散、过敏煎，虚证加鹿角片、阳和汤及补肾之品，皆能立即缓解症状。例如航空公司殷某，38岁，患过敏性鼻炎多年，晨起喷嚏频作，清涕量多，鼻痒难忍，头痛头胀，全身不舒，甚则难以胜任驾驶飞机工作。曾于英国、法国等多个国家治疗，效果不佳。发作时用开瑞坦、顺尔宁、雷诺考特等能暂时缓解，不久又发，十分痛苦。后来我用上述方药加减治疗，疗效相当好。

（3）失眠

余国俊先生《中医师承实录》说，在成都读书时，一老中医治病，一年四季，无论男女老幼，亦无论所患何病，开手便是麻黄附子细辛汤。日门诊人次逾百，且经年不衰。教授刘常年患失眠之证，遍用诸方，疗效平平，深为痛苦，便赴之一试，老中医令其伸舌，随口吟曰"麻黄附子细辛汤"，助手即抄方予之。刘教授抓药二剂，服完一剂，夜间安然入睡。一个流派或许存在他的偏激，但毕竟有其独特的思维和疗效。我在临床上经常用潜阳丹加味治疗失眠、更年期综合征、抑郁症，并重用附子，有相当好的疗效。李可先生的书中曾讲到，治疗抑郁症用大剂温热药，使其出一身汗疾病就缓解了。

（4）各种疼痛

我曾用该方治愈三叉神经痛及风湿性多肌痛数例，病案见《痛证的中医治疗》中，疗效相当满意。治疗这些疑难病，附子曾用至每剂50g，麻黄、细辛用至15g。

麻黄辛温发汗，祛风散寒，开宣肺气，煎久则无发汗作用。

附子温经散寒，通脉止痛，强心温阳，回阳救逆，可起死回生，既能外达腠理，又能深入筋骨，在正规炮制下，30g以内不必久煎，30g以上应先煎1~2小时。我曾治愈一位风湿性多肌病患者，其愈后自己统计，共用附子4549g，从未出现中毒现象。许多医师畏乌、附如蛇蝎，谓之毒品，将其束之高阁，真在是太可惜了。许多疑难痼疾，非其莫属。

细辛能发散风寒，温经透骨，通滞止痛。白芷被誉为植物麝香，细辛则有过之无不及。常说"细辛不过钱"，是指单用末不可过钱，我在汤药中用15～20g，与其他药同煎，未出现不良现象，且止痛作用与计量有关。现代药理研究表明：细辛有毒成分为挥发油黄樟醚，一般煎30分钟后，挥发油仅有原药材的2%，此浓度不足以产生毒性。《朱良春用药经验集》中讲述一药工患上感，医生开了6g细辛，药工欲求速愈，煎时用鼻闻，几分钟便晕厥。河北名医刘沛然先生在他的著作《细辛与临床》中说："为探讨细辛用量，有次竟喝下120g生药药汁，服后无任何不适之感，各种检验指标亦无任何变化。"刘沛然先生用细辛治愈过很多疑难杂症和危重患者，最多用到每剂220g。

关节痛非麻黄附子细辛汤不可。余国俊先生《中医师承实录》记载：一女性患者，右膝关节疼痛多年，外伤病史10余年，X线诊断："右副韧带损伤伴胫骨上端轻度骨质增生。"经久治无效。认为属阳虚寒凝，处方：生麻黄30g，熟附子50g（先煎1小时），北细辛20g，熟地60g。6剂。服完来信述：右膝疼痛全部消失。

（5）病态窦房结综合征

《国医大师经方验案精选》中被称为伤寒达人、奇症克星的郭子光先生有这样一个病例：胡某，男，30岁，工人。头昏目眩，疲乏无力，曾晕厥一次，心悸胸痛，不能坚持工作。虽身体壮实，但面色苍暗，神差懒言，四肢欠温，舌淡苔白，脉迟涩结代有力，45次/分。经心电图、心超、阿托品试验等诊断为"病态窦房结综合征"，嘱安装心脏起搏器，因各种原因未安装。郭子光先生认为属寒凝血瘀，兼夹阳气虚弱，方用麻黄附子细辛汤加味：麻黄10g，制附子25g，细辛5g，当归20g，丹参20g，黄芪40g。

服上方5剂，脉率升至50～55次/分，各症减轻。加麦冬、玉竹，又服15剂，脉率达60次/分，脉象缓而有力，偶有结代，诸症缓解。后改用右归丸治之，随访半年，病情稳定。黄煌教授《经方的魅力》中说"可以认为麻黄附子细辛汤是天然的心脏起搏器"。

（6）发热

国医大师、中医急诊高手张学文先生曾治疗一高热患者:李某，女，34岁，工人。发热恶寒2天，按感冒治疗，不仅无效，反逐日加重，体温高达41℃，用抗生素滴注亦不退。发热但近衣被，腰痛身痛，恶寒咽痛，尿黄赤，舌淡脉沉。辨证为阳虚外感，治拟扶阳解表:麻黄6g，附子12g，细辛3g，甘草3g，板蓝根30g。1剂见效，连夜又进1剂，遂脉静身凉，未再发热。

张学文先生认为此类病症临床屡见不鲜，大多由于肾阳不足，加之劳累过度，又因途逢大雨或房事等伤阳，外寒乘虚而入。用此方后风寒得以表散，内伤之肾阳得以顾护，散中有补，故而痊愈。

又如国医大师裘沛然先生治一患者:钱某，男，30岁。3日来发热恶寒，下利清稀，继则神情昏愦似寐，四肢清冷，脉重按不至，血压30/0mmHg。少阴病已见亡阳之象，《伤寒论》292条说"脉不至者，灸少阴七壮"，即灸少阴经原穴太溪。艾炷直接灸5壮，灸后10分钟脉出，血压升至100/50mmHg。神气已振，下利亦减，唯发热又起，予麻黄附子细辛汤加甘草:麻黄6g，附子9g，细辛9g，炙甘草9g。服1剂热退，诸症均除。

裘沛然先生认为本案属太阳、少阴表里俱病，因下利导致正气暴虚，元阳衰竭，血压下降之虚脱危证。宋代医家许叔微曰"跌阳胃脉定生死，太溪肾脉为根蒂"，因此急用大艾炷灸太溪穴5壮，灸后仅10分钟，果收脉出、利减之显效。灸后发热又起是少阴阳气渐回，寒邪外出太阳之表现，用上方内服以振奋阳气，外达寒邪，灸药兼施，取效更捷。

黄煌教授用此方法治疗男性性功能低下、女性子宫脱垂效佳，认为"麻黄可兴奋盆底肌肉"，"可以认为麻黄附子细辛汤即为中医的'伟哥'。"

现代研究认为，麻黄附子细辛汤具有抗炎、抗过敏、抗氧化的作用，可灵活运用于慢性支气管炎、肺心病、脊髓空洞症、过敏性鼻炎、带状疱疹、百日咳、无汗症、低血压、重症肌无力、疲劳综合征、心动过缓、坐骨神经痛等多种疾病。

三、小柴胡汤

1. 方证要点

《伤寒论》263 条："少阳之为病，口苦，咽干，目眩也。"

《伤寒论》96 条："伤寒五六日，中风，往来寒热，胸胁苦满，默默不欲饮食，心烦喜呕，或胸中烦而不呕，或渴，或腹中痛，或胁下痞硬，或心下悸，小便不利，或不渴，身有微热，或咳者，小柴胡汤主之。"

条文指出了小柴胡汤的方证要点是半表半里的往来寒热、口苦咽干、目眩、胸胁苦满、心烦、腹痛、胁下痞硬、心悸、发热、咳嗽等。有此症必用此方。《伤寒论》101 条还指出："有柴胡证，但见一证便是，不必悉具。"

2. 临床应用

（1）外感发热

以小柴胡汤为主治疗伤寒发热疗效很好，刘渡舟先生称之为中药的"阿司匹林"。他常用小柴胡汤加石膏、连翘、枳壳、桔梗治疗外感发热，其效如神，3 剂之内多能热退病愈。《北京中医药大学学报》2002 年 7 月第 4 期曾刊登相关论文。中药在发热病的治疗中占有相当的优势。关于小柴胡汤是否是发汗剂，各家意见不同。胡希恕先生认为是发汗剂，因临床服后汗出热退。

我曾治疗一个患者：俞某，女，61 岁，阵阵发热，汗出 20 余天。畏寒背冷，臂冷，体温 38.5℃，曾在三个医院门诊，其中在某省级医院静滴抗感染药物 8 天（用左氧氟沙星 2 天，青霉素 3 天，"头孢" 3 天），服中药 14 剂，无效。舌正红，苔白微黄，脉弦紧数。宜太少合治，予小柴胡汤合桂枝汤、升降散：柴胡 12g，黄芩 12g，党参 10g，制半夏 12g，甘草 10g，干姜 10g，红枣 12g，桂枝 12g，炒白芍 12g，蝉衣 9g，僵蚕 12g，片姜黄 12g，制大黄 10g（后下）。

4 剂后复诊：服 2 剂发热已退，全身舒适，3 剂后各症消失。

小柴胡汤可治体虚感冒。《伤寒论》97 条曰："血弱气尽，腠理开，邪气因入，与正气相搏……小柴胡汤主之。"疮家、血家、汗家、淋家等各种虚人感冒及产后郁冒，可根据气血阴阳虚弱情况随证加减。

（2）胸痹

刘渡舟认为小柴胡汤治外感病，用其和解少阳，疏利肝胆，有通达内外之功；内伤杂病则倡其开郁调气，以利气机升降出入之枢。升降出入是人体气机运行的基本方式。《素问·六微旨大论》记载："非出入则无以生长壮老已，非升降则无以生长化收藏，是以升降出入，无器不有。"我体会现代医学的血液循环正常与否，血供是否充足，新陈代谢是否正常，血脂、血糖、血尿酸是否标准，与气机的升降出入密切相关。因此，小柴胡汤的临床应用极为广泛。

《国医大师经方验案精选》中记述，路志正先生治疗一胸痹患者：何某，男，56岁，阵发性心前区憋闷疼痛一年余，加重两个月。疼痛向左上臂内侧放射，医院确诊为"冠心病不稳定型心绞痛"。凌晨即发，持续约20分钟，服速效救心丸及硝酸甘油片可缓解。近因家务烦扰及心情不悦，发作频繁，程度加重，并伴胸胁胀满，郁闷不舒，喜叹息，头昏，心烦，口苦，寐差，胃纳欠佳，形体肥胖，喜酒嗜烟，舌质暗红，苔黄白微腻，脉弦细滑。证属肝胆郁滞，少阳经枢不利，痹阻胸阳，治宜疏利肝胆，和解少阳，化痰祛瘀，宽胸理气。予小柴胡汤合瓜蒌薤白半夏汤加减：柴胡15g，黄芩12g，人参10g，法半夏15g，炙甘草10g，生姜5片，大枣3枚，全瓜蒌25g，薤白10g，水蛭10g，石菖蒲10g，川芎8g，丹参15g。7剂。

复诊：发作次数明显减少，程度减轻。上方去丹参，加鸡血藤20g，14剂。药后症状消失。

（3）胆囊炎、胆结石

小柴胡汤加味治疗胆囊炎、胆石症能迅速缓解症状。胆为中清之府，与肝相表里。胆液以通降下行为顺。情志所伤，饮食不节，脾运失健，胃失和降，肝胆失于疏泄，生湿蕴热，或气滞血瘀，久瘀不畅，凝结成石，不通则痛。几乎所有胆囊炎、胆石症者皆有口苦，咽干，胸胁苦满，默默不欲饮食，甚则心烦喜呕，身有微热，与《伤寒论》方证相合。合理选用经方，即能迅速取效。

我曾治愈一胆石症：刘某，女，38岁。右胁下阵发性剧痛反复发作多年，又发一周余。放射至肩背，夜间加重，每晚痛时必须至浙大医院急诊，静滴抗感染、解痉止痛药后才缓解，连续 7 天。B 超示：胆囊炎、胆结石。胆总管结石约 0.8cm×1cm。肝功能：ALT178U/L。第 8 天医师嘱其手术治疗，患者害怕手术，来我处门诊。口苦咽干，时寒时热，苔白腻，脉弦紧，治宜疏肝利胆，和解少阳，温通缓急：柴胡 10g，黄芩 10g，姜半夏 10g，炒白芍 20g，甘草 10g，枳壳 10g，制川乌 12g，细辛 10g，公丁香 10g，乳香 10g，延胡索 15g，制大黄 10g。5 剂。

复诊：服药当天晚上未去浙大医院输液，3 剂后疼痛消失，原方去川乌、细辛、丁香、乳香，加"三金"、党参。14 剂。服完后复查 B 超，胆总管结石已消失，ALT 恢复正常。临床上肝、胆、胰腺疾病所致黄疸，只要伴有胸胁苦满，或往来寒热，或腹痛而呕，小柴胡汤加味为妥帖之剂。《金匮要略》云："诸黄，腹痛而呕者，宜柴胡汤。"经方用之恰当，即立竿见影。

（4）贲门失弛缓症

贲门失弛缓症归属中医"噎膈"范畴，往往由于情志不舒，思虑伤脾，郁怒伤肝，或饮食伤胃，脾虚生痰，气郁痰瘀为病。国医大师、脾胃病名家李玉奇先生曾治疗一噎膈患者，现介绍于下：

陈某，女，30 岁，进食梗噎不顺一年，加重一周。一年前出现进食梗噎不顺，以汤水送服可缓解，日久症状加重，进而出现吞咽困难，不欲饮食。沈阳军区医院诊断为"贲门失弛缓症"。3 月前给予球囊扩张术治疗，症状暂得以缓解，近又复发，伴纳差，胸中烦闷，面色少华，形体消瘦，4~5 天排便一次，舌淡红而薄，苔花剥，脉弦细数。诊为噎膈（痰气郁阻证）。治以行气化痰解郁，予小柴胡汤加减：柴胡 15g，半夏 10g，黄芩 15g，西洋参 10g，生姜 15g，大枣 15g，甘草 15g，郁李仁 10g，沉香 10g，桃仁 15g，蚕砂 15g。6 剂。

复诊：药后吞咽、进食较顺畅，时伴嗳气，前方去甘草，加昆布 15g，苏梗 15g，加强行气解郁之功，6 剂。12 剂后患者无吞咽困难，纳食改善，二便正常。

李玉奇认为："其一，从病位来说，本病在食道下端，属胃气所主，与肝脾相关。食道上开于咽喉，下通于胃肠，为表里交界之通道，其病变恰归属于半表半里之位。其二，患者胸中苦满，吞咽困难，默默不欲饮食，胸中烦而不呕，大便秘结为主症。少阳经布于胸胁，气郁化火则扰心，故见胸中烦闷，此为少阳经输之证。"脉弦示肝郁夹痰，花剥苔为胃气受损，阴液耗伤。

（5）睡眠障碍

《伤寒论》107条："伤寒八九日，下之，胸满烦惊，小便不利，谵语，一身尽重，不可转侧者，柴胡加龙骨牡蛎汤主之。"

柴胡加龙骨牡蛎汤能和解少阳，通阳泄热，重镇安神。我临床上经常用其治疗失眠。现铅丹已不入药，但亦能获得满意疗效。国医大师任继学先生的验案如下：

李某，女，26岁。眩晕头胀，夜寐多梦，或彻夜不寐，胸腹不舒，多怒心烦，时有口苦，纳呆，欲吐，时而欲哭，溺黄便燥，经色紫黑，苔薄白而滑，脉沉弦有力。取疏肝镇逆之法，以达枢机之用，方用小柴胡汤加减：柴胡10g，黄芩10g，姜半夏10g，生龙骨50g，生地30g，夜交藤30g，陈皮10g。此方加减出入治疗一个月左右而告愈。

任继学先生认为此证属肝郁气滞，木气不达，少阳枢机不发，肝魂不潜，魂离其宅。取疏肝镇逆之法，以柴胡、黄芩、姜半夏、陈皮疏肝解郁以达其枢机，龙骨镇其冲逆，生地、夜交藤滋其阴体，安其魂宅。诸药合用，共达气机通利、本固魂归之目的。

（6）咳嗽

小柴胡汤亦能治咳嗽。《素问·咳论》记载咳嗽"聚于胃，关于肺"，"久咳不已，则三焦受之，三焦咳状，咳而腹泻，不欲饮食"。三焦属六腑之一，与胆同属少阳。小柴胡汤能和解少阳，故能治疗咳嗽。再则足少阳胆经布胸胁，胸胁为心肺之府，从引经角度看，该方亦能治咳嗽。

小柴胡汤还能治盗汗。外感盗汗多为邪在少阳。《伤寒论》268条："三阳合病……但欲眠睡，目合则汗出。"盗汗大多发生在表证已解、余邪未尽之时，可伴有头晕、口苦之症。从足少阳胆经循行部位看，小柴胡汤还可治疗偏头痛、中耳炎、听力障碍、腮腺炎、下颌关节炎、颈锁肌炎等。

黄煌教授在《经方的魅力》中说："小柴胡汤治疗的很多疾病都与免疫失调有关。比如类风湿性关节炎、强直性脊柱炎、系统性红斑狼疮、肿瘤、过敏性疾病以及病毒感染等等。""本方有类似于西药激素样作用，可以看作天然的激素。""日本学者发现艾滋病服用小柴胡汤三个月以后，T淋巴细胞开始增加，说明小柴胡汤抗艾滋病有效。"

四、乌梅丸

1. 方证要点

《伤寒论》326条："厥阴之为病，消渴，气上撞心，心中疼热，饥而不欲食，食则吐蛔，下之利不止。"

《伤寒论》338条："伤寒，脉微而厥，至七八日肤冷，其人躁无暂安时者，此为脏厥，非蛔厥也。蛔厥者，其人当吐蛔。今病者静，而复时烦者，此为脏寒。蛔上入其膈，故烦，须臾复止，得食而呕，又烦者，蛔闻食臭出，其人常自吐蛔。蛔厥者，乌梅丸主之，又主久利。"

乌梅丸可用于消渴，厥逆，烦躁，吐蛔腹痛，呕吐时作时缓，或虚寒久利。

2. 临床应用

《伤寒论》乌梅丸为蛔厥而设，现临床已大大拓宽了其应用范围。乌梅丸由数方组成：蜀椒、干姜、人参为大建中汤主药，温运中脏之阳；子寒母亦寒，虚则补其母，附子、干姜为四逆汤主药，功能回阳救逆；脾阳虚则阳运痹阻而肢厥，当归、桂枝、细辛属当归四逆汤主药；黄连、黄柏、人参、干姜、附子含泻心之意，辛开苦降，调其寒热，恢复中州升降之功。方含多种功效，故临床应用广泛。

原北京中医学院任应秋教授的老师刘有余先生以善用乌梅丸治杂病蜚声于世，当年任老在旁侍诊时，曾见刘老师半日内用乌梅丸4次，一用于肤厥，二用消渴，三用腹泻，四用吐逆。老师说："凡阳衰于下，火盛于上，气逆于中诸证，都可以随证施用。"由此处可看出乌梅丸用途之广泛。

（1）糖尿病

刘力红先生认为，乌梅丸是厥阴病的主方。从《伤寒论》六经的角度看，糖是甘性的东西，五行属土，糖的代谢、利用障碍应是土系障碍，病根却在木的系统上，在厥阴上。这从根本上突破了三消学说，使我们得以从真正的源头上来设立治疗的方法，将糖尿病的论治和研究提升到一个很高的自然境界。

李可先生在第二期扶阳论坛上讲述了代谢病的治疗思路和方法，关于2型糖尿病的治疗大法，他说："龙雷之火上炎时，急则敛固，用引火汤、大剂桂附地黄汤先引火归原，看胃气之盛衰，择加人参、干姜、白术等理中之品。若有消渴，觉脐下有气上冲，心悸汗出（气上撞心）、食纳不香（饥而不欲食）等厥阴主症悉见，则用乌梅丸。少阴厥阴证不显，中焦脾胃症见，或患者无明显症状而有血糖高者，附子理中汤加味。"

张小欣等在《中国实验方剂学杂志》2006年9月发表题为《乌梅丸治疗糖尿病的析方研究》一文，对乌梅丸作了深刻的剖析，现摘录于下，和大家分享："乌梅丸为寒热并用、攻补兼施之剂，且悉备甘、苦、酸、辛之味。乌梅具酸敛生津之效以敛泄肝木，助厥阴春生之气而使风消火灼之虑消于无形；臣以甘味而补虚，人参益胃以扶脾，当归补血而柔肝；同时佐以辛温之干姜、附子、蜀椒、细辛、桂枝温补肾阳，暖脾和中，桂枝可蒸化膀胱而增强其气化功能，更佐以味苦性寒之黄连、黄柏以清其郁热。此外，辛甘合用可化阳，酸甘相合可坚阴，如此阴阳得以调和，寒热更可平定。诸药合用，三阴并治，可使水暖土和木达，以成温脏、泄热、调肝、补肝之功。"

（2）慢性胃炎、胃下垂

叶天士曰："肝为起病之源，胃为传病之所。"慢性胃炎、溃疡病等的病因为：情志不舒，肝郁气滞，恼怒伤肝，失于疏泄，克伐脾土而致肝脾失调，肝胃不和；暴食饮酒或嗜食肥甘厚味、生猛海鲜、生冷瓜果而致脾胃虚弱，肝木乘脾土，脾虚生湿，湿郁化热，湿热内生；病久脾胃运化失司，气血不足，气虚日久则阳虚，虚寒内生，久而久之，阳虚及阴，阴阳两虚。

病久寒热错杂，虚实并见，乌梅丸为常用之良方。我曾用乌梅丸治疗一位慢性胃炎、胃下垂引起脘腹胀满、肠鸣的患者，介绍于下：

武某，女，53岁。脘腹胀满反复3年，甚则难以忍受，时有腹痛，形体消瘦，面色苍黄，多处求医，疗效不理想。近因情志不舒而症状加重，口苦咽干，纳差便溏，肠鸣辘辘。胃钡餐造影提示：慢性胃炎，胃下垂。舌偏胖，苔薄黄，脉沉偏细。我用补中益气汤加味，初起略有改善，欲求速效，加金樱子。服后腹部有紧缩感，经辨证改用乌梅丸加味：乌梅15g，细辛6g，桂枝10g，党参12g，附子10g，花椒6g，当归12g，黄连6g，黄柏6g，生黄芪30g，升麻6g，柴胡10g，炒白芍15g，红枣12g，甘草6g，葛根12g。6剂。

复诊：服1剂即感腹胀消失。胃纳欠佳，原方加木瓜12g，鸡内金10g，生谷芽12g。再复诊时无腹胀，胃纳正常。

我治此病时，正在阅读《中医师承实录》。书中余国俊先生治一腹胀1年的患者，他说："思之再三，连拟数方，皆不如意，用乌梅丸即效。"我们在临床上亦如此，千方易得，一效难求。此患者疗效之快，使我感叹：临诊数十载，必将医书伴。《素问·阴阳应象大论》曰："浊气在上，则生䐜胀。"《温病条辨》云："《经》谓太阴所至，发为䐜胀，又谓厥阴气至为䐜胀，盖木克土也。"《灵枢·本脏》云："胃下者，下管约不利。"胃下垂是由于胃膈韧带松弛，无力撑起胃体所致，韧带应与"下管"同属筋，筋病应治肝。形瘦苍黄、口苦咽干为肝气旺、有胆火之症，纳差、便溏而不畅为肝木乘脾土。方证对应，因此1剂即症状消失。

（3）溃疡性结肠炎便血

《国医大师经方验案精选》中，肾病大家张琪曾治一患者，现介绍如下：

李某，男，53岁。腹痛腹泻伴大量黏液脓血便3年。病起于进食大量涮羊肉，又与人口角后。肠镜检查提示：溃疡性结肠炎。经多方治疗无效，求治于张教授。电子肠镜复查示："距肛门41cm以下结直肠黏膜弥漫充血水肿、糜烂，浅溃疡形成，上覆黄白苔样物及黏液。"每日腹泻十余次，便下大量黏液脓血，厌食纳呆，倦怠乏力，畏寒喜暖，舌质夹紫，苔白厚，脉沉迟。辨证为脾肾阳虚，湿瘀交阻。处方：乌梅20g，当归15g，生晒参15g，怀山药15g，桃仁15g，丹皮15g，赤芍15g，附子10g，川椒10g，黄连10g，黄柏10g，桂枝10g，三七10g，干姜5g，细辛5g。

服用14剂症状明显好转，再服21剂症状基本消失。为巩固疗效，再服28剂，诸症消失。两个月后复查肠镜："病变处黏膜稍充血，血管纹理模糊，糜烂及浅溃疡消失。"临床治愈。

张琪教授认为该病求治于中医者，多为西医治疗无效的疑难患者，起病日久，病久入络，导致肝郁脾虚，气滞血瘀，与湿热互结，阻滞肠腑，进一步耗气伤血，虚实错杂，正虚邪恋，以乌梅丸加活血化瘀药治疗，屡屡奏验。溃疡性结肠炎属疑难性疾病，此例只花了两个月时间获效，实属不易。我临床治愈一例 28 年病史的肠易激综合征，亦用此方。

（4）厥证

此处之厥，作四肢厥冷解。《伤寒论》337 条："凡厥者，阴阳气不相顺接，便为厥。厥者，手足逆冷者是也。"脏厥用四逆汤，血虚寒厥用当归四逆汤，热厥用白虎汤，气厥用四逆散，痰厥用瓜蒂散，蛔厥用乌梅丸。现胆道蛔虫症、蛔厥等已少见，只要寒热错杂，虚实并见，具有厥阴病条文所具之四肢厥冷症状都可用。

（5）其他

李士懋先生《中医临证一得集》中说："对乌梅丸应用指征，笔者主要掌握两点：一是脉弦不任重按，或弦而无力。肝脉弦，无力乃阳气不足。二是出现肝病的症状，两胁胀痛。肝经所循部位的胀痛、胸闷、少腹痛、腿痛、头痛、冠心病心前区痛、寒热错杂、精神不振、懈怠无力、转筋、痉挛、头痛、吐利、脘痛、经行腹痛等等，见一二症，又有脉弦无力，即可用乌梅丸加减治之。"

许多学者认为，将《伤寒论》的某些经文、经方弄通弄懂，可受益一辈子。我们应多读一些优秀的中医临床家的书籍，他们造诣高深，学验俱丰，读他们的书确能指导我们的临床，提高我们的疗效，能使我们更上一个层次。

最后，我想用浙江中医药大学原副校长、全国名中医连建伟教授 2012 年给我的贺年诗作结束，与大家共享：

龙腾四海英姿扬，随缘度日心欢畅，

老实念书追古义，平安和谐幸福长。

常用验方阐述

岳美中先生在《当读的古医书》中回忆自己学医历程时说，"学习中医，我意当从方剂入手"。历代医家多言："一病必有一主方，一方必有一主药。"我在临床上对上述之名言深有感触。历来中医有师承制度，跟随先生抄方，学习聆听先生讲述，再加上自己勤读书、善钻研、勇于实践，逐渐成为名家者不在少数。因他们继承了老师毕生的经验方，用之临床，起点则高，加上静心研究，不断积累经验，终成名家，并一代胜过一代。本期师承已一年有余，你们已基本掌握了我的学术观点及专病专方，内容皆在几次专题讲座中。在此，我想介绍部分散在的可用于治疗临床某种疾病之验方，并附案例，愿这些验方能使我们得益终生。

一、开胃进食汤

党参、茯苓、白术、甘草、陈皮、半夏、丁香、木香、藿香、莲子、厚朴、砂仁、麦芽、神曲。

此方出于《医宗金鉴·杂病心法要诀》，方歌云：开胃进食治不食，少食难化脾胃虚，丁木藿香莲子朴，六君砂麦与神曲。可用于脾胃虚弱或思虑过度所导致的不思饮食、少食难化、胃脘痞闷、大便溏薄、嗳气欲呕、面色少华、浮肿无力等症，是治疗慢性胃炎、消化不良、胃肠功能紊乱之佳方，由六君子汤加味而成。

《神医怪杰张炳厚》一书中说，张炳厚为向刘渡舟先生学习医术，与先生对弈，结果连下连输，吃饭时仍缓不过劲来，先生笑道："炳厚，思虑过度伤心脾呀，为了以防后患，我教你一个方子。"就给他开了一个开胃进食汤，张炳厚第二天用上了，效果很好。

验案

徐某，女，51岁。

厌食消瘦一月余，每日只能喝一匙米饭煮成的粥汤，饭后胃脘胀闷，时时欲吐，经常腹泻，体重从63公斤渐降至48公斤，畏寒肢冷，8月天气白天穿棉袄，夜间需垫褥盖被各1条，并需要电热毯加热，仍感刺骨之寒，彻夜不寐，舌胖苔白，脉虚细。曾在邵逸夫医院疑诊胰腺癌收治入院，又在浙一医院诊断为消化不良，后住市一医院诊断为焦虑症，经抗焦虑治疗后睡眠改善，食量增至每日3匙，但病情仍严重。不得已又来我院求诊，我先用温阳健脾、疏肝和胃之剂，症状略微改善后，即用开胃进食汤全方加附子、炮姜、玫瑰花、玳玳花、厚朴花，皆为常用剂量。患者周复一周复诊，原方稍作加减，服至两个月时食欲恢复，每顿可进两碗米饭，并能吃水果、点心，体重从48公斤增至57公斤。

二、乌药顺气散

麻黄、枳壳、桔梗、乌药、僵蚕、白芷、陈皮、干姜、甘草、川芎。

此方出于《医宗金鉴·杂病心法要诀》，方歌云：乌药顺气实中络，㖞斜顽麻风注疼，麻黄枳桔乌蚕共，白芷干姜陈草芎。原用于风邪中络之人，形体壮实、口眼歪斜、肌肤麻木、骨节疼痛等。我临床上用于感受风寒，寒凝气滞血阻而表现的肩臂疼痛麻刺、颈椎疾病的肢麻不舒，亦用于面神经炎及雷诺症等。

《医宗金鉴》中风邪中络，形体实者用乌药顺气散，形体虚者用大秦艽汤；中经气实用接骨丹，中经络虚者用小续命汤。在中医药院校的方剂及内科学教材中未载入乌药顺气散，其实此方是疗效十分卓越的佳方，应以发扬。

验案

刘某，女，55岁。

四肢指趾麻刺灼热半月余，时感寒凉，全身肌肤亦感麻刺，肩部拘急不舒。病起于早春二月，过多用冷水洗菜所致，原有高血压病，服施慧达，每日一片，来诊时血压140/90mmHg，舌体偏胖，苔白，脉弦紧。我用乌药顺气散原方加细辛、鸡血藤、豨莶草，皆为常用剂量，一共7剂．复诊时述：症状减轻一半，又进7剂，诸症消失，血压120/74mmHg。此病例用祛风散寒、温通经脉之剂，不仅各症消失，血压亦降至理想水平，也揭示了高血压患者并非不可用麻黄、白芷、细辛等热药。许多患者包括部分医生皆认为麻黄等会升高血压，其实不然。刘力红教授认为，高血压产生的关键因素是阻滞，即是循环障碍。在临床上有的高血压患者服用西药并不理想，中医则多认为降低血压需要平肝潜阳、镇肝息风，但结果往往还是降不下来。该患者一派阳虚、水饮之证，经过温阳化饮，血压反而慢慢降下来。所以高血压还是要辨证，寒凝气滞者要温通化滞，用温热药疏通阻滞，血压才会随之下降。该病例提示高血压也能用温药，关键是辨证。

三、木香流气饮

人参、白术、茯苓、炙甘草、半夏、丁香、沉香、木香、肉桂、白芷、香附、草果、苏叶、青皮、大黄、枳壳、厚朴、槟榔、莪术、麦冬、大腹皮、木瓜、木通。

此方出于《医宗金鉴·杂病心法要诀》，方歌云：木香流气调诸气，快利三焦荣卫行，达表通里开胸膈，肿胀喘嗽气为疼，六君丁皮沉木桂，白芷香附果苏青，大黄枳朴槟莪术，麦冬大腹木瓜通。此方调治一切诸气为病，其功能快利三焦，通行营卫，外达表气，内通里气，中开胸膈之气。水肿胀满、气壅喘嗽、气痛走注、内外疼痛皆治之。

木香流气饮内含六君子汤、小承气汤、苓桂术甘汤、半夏厚朴汤的几乎全方，并含有藿香正气散和木香导滞丸的部分药味，因此具有益气健脾、降逆和胃、散寒祛风、温运化痰、行气散结、化湿调中、疏利通用、导滞消胀之功，临床应用范围十分广泛，可用于脘腹痞满胀痛、胸胁满闷、畏寒腹冷、咽喉多痰、时感梗塞、纳差干呕、少气懒言、肠鸣便秘或泄泻后重等。尽管适应证广泛，但我体会其疗效最好的是因三焦气机不畅，脾运失司导致的脘腹胀满，实为临床健脾消胀之良方。我在临床有较多腹胀患者得益于此方。

验案

蔡某，女，52岁。

反复胃脘脐周胀满多年，进食后症状加重，难以忍受，嗳气矢气后略减，纳差，无饥饿感，大便不畅。胃镜提示：慢性浅表萎缩性胃炎。经常服用消化酶、新乐纳、金奥康、气滞胃痛冲剂、胃力康冲剂等，效果差，亦多次服过煎剂，效不显，舌质淡，舌体胖苔白，脉沉而涩。治宜健脾助运，理气消胀。我用木香流气饮全方加沉香曲等，7剂后胀满略显好转，14剂后症状消失。从患者病情及脉舌分析，属脾虚腹胀，多年来长期服用理气消胀、消导积滞等中西药物，久则损伤脾胃，脾运失司，痰湿内阻，胃失和降，腹胀久久不愈。木香流气饮以益气健脾为主，既行气和胃，又散结消滞，为上、中、下三焦分消之品。全方补而不滞，理而不伤，消而不散，补中兼消，故多年难治之胀半月则消。

四、咽炎方

姜半夏、桂枝、桔梗、甘草、防风、僵蚕、蝉衣、蜂房、射干、前胡、野荞麦根。

方歌为：咽炎方含防蜂房，半夏桂枝蝉衣僵，祛风为主次清热，金荞射甘桔前将。

此方是我的经验方，用于急慢性咽喉炎、扁桃体炎，中医谓之喉痹、乳蛾、咳嗽等。来我们中医内科门诊看咽喉疼痛者颇多，望咽喉，大多充血或悬雍垂水肿至舌体，或扁桃体肿大，甚至布有脓点，但舌质常表现为胖嫩，苔往往是白色及薄黄，脉象亦不显示浮数。这样的患者一般已经服用抗生素多日，或用清热解毒利咽中成药已久，症状改善不显。像这样的患者用此方疗效好。咽喉肿痛不一定是肺火之热，扁桃体化脓亦不一定是胃火热毒，我逐渐总结出上方，往往投之即效。

《伤寒论》云"少阴病，咽中痛，半夏散及汤主之"。足少阴肾经循喉咙，夹舌本。外感风寒者如体质虚寒或误用寒凉、苦寒之剂，表寒未散，邪入少阴、太阴者不在少数，咽喉局部还有化热之象。半夏散及汤为常用之方。《神农本草经》谓半夏主喉咽肿痛，桂枝主结气喉痹吐吸，甘草解金疮肿毒，足以说明此方治喉痹极佳。数十年前我阅读《蒲辅周医疗经验》时，蒲老治风热喉痹，提出必须祛风重于清热，这一直指导着我的临床，并取得了相当好的治疗效果。方中蝉衣、僵蚕、蜂房、防风等皆为祛风之品，朱良春先生常以蝉衣、僵蚕、蜂房用于风热痰火为患之喉痹肿痛，并述蜂房不仅祛风攻毒，而且有益肾温阳之功，并能止咳；甘草、桔梗为治咽炎药对；射干利咽；前胡、蝉衣、蜂房祛风止咳；咽炎、扁桃体炎往往有咳嗽之症，金荞麦清热。全方经方与时方合用，祛风大于清热。慢性咽炎阳虚明显者，可选半夏散及汤合潜阳丹；病久痰气交杂，可用半夏散及汤合半夏厚朴汤；夹瘀者可加血府逐瘀汤之类。

验案

袁某，女，31岁。

咽喉疼痛6天，吞咽时加重，畏寒时热，咳嗽有痰，已服消炎药等，效果不满意，要求中药治疗。原患神经性皮炎，体质颇弱，咽部充血，扁桃体（++），左侧扁桃体有少量脓性分泌物，舌质红，苔薄白，脉浮。治宜祛风透邪，利咽化痰。我在咽炎方原方基础上加连翘、牛蒡子，皆为常用剂量，7剂。复诊时告之：服2剂疼痛消失，服完5剂扁桃体脓点消失。

五、加味内托生肌散

生黄芪、甘草、乳香、没药、生白芍、天花粉、丹参、穿山甲、黄柏、苍术、浙贝、三棱、红藤、白花蛇舌草。

方歌为：内托生肌重黄芪，蛇草黄柏乳没药，浙贝三棱藤山甲，苍丹花粉白芍要。

内托生肌散出于张锡纯《医学衷中参西录》，由上方前7味组成，后7味是我所加入。书中云："治瘰疬疮疡破后，气血亏损不能化脓生肌，或其疮数年不愈，外边疮口甚小，里边溃烂甚大，且有串至他处不能敷药者。"书中此方为散剂，并谓煎服较散剂生肌尤速。

我将此方用于阑尾脓肿及下肢溃烂久不收敛者，效果很好，亦用于部分胃溃疡及十二指肠球部溃疡患者。方中生黄芪用量需大，一般 30～60g，其余皆为常用量。

我与本院外科医师周某曾写过《内托生肌散加味治疗阑尾周围脓肿的探讨》一文，观察了 15 例患者，用抗生素作对照，中药组有效率达 100%，西药组有效率为 66.7%，治疗阑尾脓肿中药胜过西药。

阑尾脓肿是腹内疮痈，中医称肠痈，由本虚标实、气滞血瘀、湿热相杂而成。方中重用黄芪补气以托毒排脓生肌；丹参、乳香、没药、三棱、穿山甲穿透排脓；痰瘀同源，浙贝化痰浊；红藤、蛇舌草清热解毒，又为治肠痈要药；花粉、白芍凉润，兼制黄芪之性热，使其补而不热；苍术、黄柏为二妙散，清下焦湿热以利消痈。全方标本同治，扶正祛邪，内托排脓，穿透化瘀，故用之立竿见影。

验案 1

章某，女，36 岁。

右下腹扪及肿块一月余，病起于阑尾手术后，住我院外科病房，经抗感染等治疗一月，肿块不消，除局部不舒外无明显发热、腹痛便秘等。B 超提示：右下腹回盲部可探及 7.4cm×3.2cm×1.5cm 之肿块，考虑为炎性包块。予加味内托生肌散原方加紫花地丁 15g，7 剂。

复诊：服 3 剂时曾腹泻大量黏液便，但自觉肿块一日比一日缩小。复诊时已扪不到肿块，原方加减，5 剂。药后 B 超复查：肿块已消失。

我曾用此方治 72 岁女性农民，阑尾包块大于此例，服药 2 剂后也泻下大量脓样便。患者以为开错了药，不敢再服用，特来询问。嘱其继续服药，未再泻下。7 剂后肿块消失。

验案 2

陈某，女，32 岁。

右下肢踝关节内侧上 3 寸许有一 4cm×5cm 大小溃疡，已 3 月余，病起于因工作久久站立后又不慎外伤,先瘙痒及疼痛,继则溃烂,分泌物渗出量多,淋沥不尽,曾用抗感染药及雷佛奴尔纱布外敷,不见好转,换药时更为疼痛,分泌物渗出不减,并有臭秽,疮面红黄相兼而凹陷,四周高于溃疡面。此病中医称为臁疮,俗称老烂脚,常有患者数年不愈。

我以上方重用黄芪,去红藤、白花蛇舌草,加怀牛膝、生薏苡仁。7剂。

复诊:自述服5剂后溃疡面明显缩小。又予原方7剂。服至21剂时溃疡面全部愈合。

六、麦粒肿方

葛根15g,柴胡10g,麻黄10g,桂枝10g,炒白芍12g,荆芥10g,淡竹叶10g,菊花6g,黄芩10g,制大黄6g,决明子12g,生姜6g,红枣10g,生甘草10g。

方歌:麦粒肿用葛芍菊,决明姜枣甘草俱,柴胡黄芩淡竹叶,麻黄桂枝荆芥军。

此方是一位麦粒肿患者服后效果特佳,然后介绍给医生的方药,方药来源已经记不起。我用此方治愈多例麦粒肿,故作为验方收藏。麦粒肿俗称针眼,病位在眼睑,病机一般属阳明胃热兼外感风寒,大多因睡眠不足、体质下降及眼部不清洁诱发。

上方含有葛根汤全方、麻黄汤去杏仁及大柴胡汤部分药物,共奏祛风散寒、和解透邪、清阳明热之效。其作用祛风大于清热,并有通腑之功。《皇汉医学》葛根汤条下云:"本方之君药葛根,治发疹及小疮有特殊之作用。"我认为麦粒肿亦可谓之发疹及小疮。

验案

周某,男,40岁。

两眼睑多发性麦粒肿反复发作半年余。因经常工作至深夜才能休息,眼睑红肿微痒,形如多个麦粒起尖。曾服用多种西药,效果差,托人介绍来我处门诊。投上述原方5剂。

复诊时多个麦粒肿已缩小，红色减淡，大便通畅。原方出入，7剂。

患者久久未再复诊，后电话随访得知，服药后麦粒肿全部消失，至今未发。

七、便秘方

附子、炮姜、党参、生白术、炙甘草、紫菀、火麻仁、淮小麦、红枣、槐花、肉苁蓉、皂角刺、牵牛子、片姜黄、草果。

方歌为：阳虚便秘需温阳，附子理中紫麻仁，牛角黄米肉苁蓉，甘麦大枣草果扬。

此方由附子理中汤、甘麦大枣汤及几组通便药对组成。找我们治便秘的患者，往往早已用过麻仁丸、通便灵、黄连上清丸、番泻叶泡茶等，脾阳更加损伤，取快一时，祸延百日。肠镜往往提示大肠黑病变，无其他异常。黑病变是因长期服用大黄与泻药所致。黑色属肾，以示病久，属虚属寒属瘀滞。综观顽固便秘之人，往往喜饮生冷或海鲜或肥甘厚味，常见形体肥胖或消瘦不堪，总病机属中气不足、脾虚失运、脾阳亏损、中焦虚寒、气不化津，津少无力推动，故致便秘，患者往往伴有口干。选附子理中汤加味治此类便秘十分妥当，为补中求通，塞因塞用。《灵枢·口问》云："中气不足，溲便为之变，肠为之苦鸣。"《伤寒论》理中丸条下注曰"渴欲得水者加术"，意味着白术能大生津液，增水行舟。《伤寒论》桂枝附子汤条又云："若其人大便硬，小便自利者，去桂加白术汤主之。"《本草正义》曰："白术富有膏脂，故苦温能燥，亦能滋润津液……万无伤阴之虞。"白术是一味健脾助运、大生津液之品，但必须生用。我一般于方中重用白术30～50g。炒白术则损害膏脂，不利通便。姜、附、参、草皆为常用量。颜德馨先生在书中讲到，需用姜、附使呆滞的肠道动起来，才能通便，认为大黄附子细辛汤通便是因为附子、细辛的温通作用。

甘麦大枣汤，蒲辅周谓之玉烛汤，既能补脾气，亦能养阴血，有润肠通便之功。肺与大肠相表里，用紫菀、火麻仁药对开肺气，润肠通便，火麻仁用量需30g，在朱良春先生的用药经验集中有紫菀通便的记载。肉苁蓉与槐花为药对，肉苁蓉益精血、润肠通便，槐花为治痔要药，又能防肛裂、便血、痔血。

后四味药见于朱良春先生的学生邱志济先生发表于《实用中医药杂志》2000年5期的《顺气涤痰开秘散》，专治气虚痰湿阻滞的便秘，文中分析：皂角刺调中健脾，能刮垢腻痰浊，李时珍述牵牛子治大肠风秘、气秘卓有殊功，《本草求原》云"姜黄益火生气，辛温达火化气，气生化则津液行于三阴三阳"，文中还云"家父伍用草果，借其辛温燥烈，善除寒湿，温燥中宫而振脾肾阳气"。该四味药与附子理中汤合用，更能温运脾阳，温肠通便。

尽管临床有冷秘、热秘、气秘、虚秘、风秘之分，各有代表方剂，但往往难以适从。此方应用于冷秘及虚秘，确有良效。

验案

丁某，男，68岁。

反复便秘数年，口干汗多，服药良多，疗效欠佳，需开塞露才能通便，偶有痔痛出血，舌淡苔薄黄，脉沉而细。

用便秘方原方，其中生白术30g，肉苁蓉30g，其余皆为常用剂量，患者服后每天大便正常。后改为每天半剂，大便正常。

八、芪参桂枝导痰汤

生黄芪、丹参、党参、桂枝、姜半夏、茯苓、陈皮、枳壳、制南星、石菖蒲、郁金、蜈蚣。

方歌为：芪参桂枝导痰汤，菖蒲枳星与丹参，蜈蚣郁金加二陈，益气化瘀又醒神。

此方适用于中风或后遗症伴肥胖而思睡者，亦可用于单纯性肥胖思睡者，呼之能醒，醒后复睡，精神萎靡，纳食、大便正常。此方的形成是在我主持"中风1号治疗动脉硬化性脑梗死急性期研究"课题时。很多中风或后遗症患者不昏迷，但思睡，严重影响生活质量及病残肢体的锻炼。此类患者的特点是气虚血瘀，痰瘀蒙窍。合并肥胖则气更虚，肥人又为痰湿之体，黏滞重浊，影响气血运行，从而加重痰瘀。

导痰汤出自《重订严氏济生方》，由半夏、南星、橘红、枳实、茯苓、甘草、生姜组成。我在此汤基础上加黄芪并重用，又加丹参、党参，桂枝、石菖蒲、郁金、蜈蚣，使导痰汤在燥湿祛痰、行气解郁基础上还具有益气温通、活血化瘀、开窍醒神之效。参芪益气，桂枝温通，菖蒲、郁金等涤痰开窍，蜈蚣为动性药，穿透剔风，强壮助动。已故名医魏长春先生教导我们，"静性病要用动性药"。思睡、偏瘫、肥胖皆属"静性病"，虫类药是动性药，用后确能醒神及促进中风患者的肌力恢复。睡中鼾声重者可加鲜竹沥。

验案 1

陈某，女，63 岁。

患者脑梗死后遗症已 5 年，思睡 20 余天，除日常生活自理外，不分昼夜时时欲睡，呼之能醒，能正确对答，继则复睡。思睡后形体更为肥胖，左侧偏瘫，饮食二便正常。患者身高 1.58 米，思睡前体重 65 公斤，体重指数为 26，并有冠心病、高血脂、脂肪肝等疾病。治宜益气化痰，温化痰湿，开窍醒神，予芪参桂枝导痰汤 7 剂，除黄芪重用外，其余皆为常规用量。来院复诊时，家属高兴地叙述：服 2 剂后思睡明显改善，3 剂后判若两人，能起床做少量家务，并能看电视及与家人交谈，要求继续服用原方。

验案 2

沈某，女，58 岁。

胸闷胸痛两月余，动则气急，难以步行，少气懒言，多痰多汗。病起于两个月前，于浙一医院行先天性心脏病房间隔缺损修补术后，出院时心超提示：心包中等量积液。舌质夹紫，苔白腻，脉细滑。证属心之阳气亏损，水饮痰湿瘀阻，治宜益气温阳，利水逐瘀。我用芪参桂枝导痰汤去枳壳、南星、郁金、蜈蚣，加附子、干姜、甘草、白芥子、穿山甲、泽泻、白术、葶苈子。5 剂。

复诊：胸闷气急略显好转，稍能步行，出汗减少，原方加黑白丑、夏枯草。7 剂。

三诊：除倦怠乏力外，各症消失，步行正常。

数天后患者赴浙一医院胸外科门诊，B 超示：心包积液消失。先后共服汤药 19 剂。

此方中含有桂枝甘草汤，辛甘合用，阳气乃生；苓桂术甘汤，也是五苓散的类似方，能温化痰饮，通利小便；葶苈子、黑白丑利水逐瘀，白芥子温肺通利水道，能去皮里膜外之寒痰，三药合用对心包积液的消退疗效最速；穿山甲走窜经络，行散瘀滞，通达病所。

九、亚健康方（补一大药方）

羌活、防风、天麻、藁本、白芷、细辛、麻黄、肉桂、附子、半夏、干姜、川芎、茯苓、泽泻、制大黄、蔓荆子、葛根、桔梗。

方歌为：补一温阳通经络，散寒姜桂黄葛根，麻附辛芷羌防荆，夏苓芎天桔泻跟。

我阅读傅文录先生编著的《火神派学习与临床》一书时，发现了此方。此方由重庆"火神菩萨"补晓岚老中医的补一大药方加味而成。补晓岚原名补一，字晓岚，故大药方以其原名命名。补晓岚认为此方"有病祛病，无病强身，调气行血，温通经脉，是通八脉、利二便、补脾肾、调气血之良方"。我查阅后得知，补一大药方源于前人的眼科秘方"八味大发散"，即羌活、防风、天麻、藁本、白芷、蔓荆子、麻黄、细辛八味，加入附子、干姜、肉桂、川芎、茯苓、半夏、制大黄、泽泻，共16味药。补一大药方使原眼科秘方的祛风散寒、发汗解表之功效有质的变化。全方以附子、干姜为君，补脾肾，通任督；防风、天麻、藁本、白芷、蔓荆子、细辛为臣，通经络而行气血，用以除外邪；茯苓、半夏为佐，疏中焦而导痰湿，健脾和胃；制大黄、泽泻为使，通三焦而利湿浊，引邪外行。如此配伍，集治病与保健于一方。常人服之可以舒经络、活气血、散外邪、除疲劳、提精神、壮体力，劳累之人见效尤其显著。我觉得言之相当有理，很符合我温补祛邪的学术观点和用药习惯，故视之为宝方。我体会补一大药方含有透发太阳、少阴寒邪的麻黄附子细辛汤，化湿散寒、升阳发汗的羌活湿胜汤（缺独活、甘草），祛风化痰治眩的半夏白术天麻汤，燥湿化痰、理气和中的二陈汤及疏风散寒止痛的川芎茶调散的大部分药物，是以上五个方子的综合，因此具有以上方剂的各项功效，临床应用亦十分广泛。因傅文录先生的病案是"亚健康"状态，他又加入葛根和桔梗，故我以

"亚健康方"名之。

我运用于临床，对主诉频多，全身不适、难以言表、时时欲睡、畏寒肢冷、反复头疼、腰背酸痛，似乎病情严重，但所有检查及化验指标皆正常，无器质性疾病的患者，效果更好。

验案

王某，男，41 岁。

胸闷、心前区隐痛反复半年，加重一个月。时感头昏恶心，晨起左腿麻木、趾痛，便溏，一天多次，体重减轻 3 公斤，乏力，不能胜任工作。多次心电图检查皆正常，心超提示：左房增大，二尖瓣、三尖瓣、肺动脉瓣轻度反流，左室舒张功能减低。ALT 53U/L，B 超提示：脂肪肝、胆囊炎。原患高血压病，其余化验皆正常，仍给予安博维 150mg，每日一粒，易善复胶囊 2 片，每日 3 次。治以益气化痰活血调理。7 剂。复诊：疗效不显，仍感恶心头昏，全身沉重，乏力懒言，畏寒肢冷，时有震颤，形体高大而胖，脉沉细，苔白。改成亚健康方全方，除葛根 30g 外，其余皆为常规用量。7 剂。再次复诊时述，除偶有焦躁外，其余各症消失，体重已增加。

十、九子地黄丸

熟地、山萸肉、怀山药、茯苓、泽泻、丹皮、五味子、枸杞子、沙苑子、决明子、青葙子、茺蔚子、菟丝子、覆盆子、车前子。共研细末，加龟板、灵磁石、沉香粉，炼蜜成丸。

方歌为：九子地黄含五子，龟板青沙茺决明，六味沉香与灵磁，取象比类眼疾灵。

此方出自《蒲辅周医疗经验》，书中云："我在青年学医时，我县有一位眼科名中医龚老。为了向他学习，我帮他做了几年丸药。他对我说：九子地黄丸能治疗控制一些内眼病及白内障等眼病，在他去世的前几个月，把方传于我。"

九子地黄丸由六味地黄丸、五子衍宗丸加沙苑子、决明子、青葙子、茺蔚子等组成，功效是补益肝肾，明目除疾。临床上除眼底病、白内障外，我感到慢性眼疾只要属虚证者皆可用之，常获佳效。《灵枢·大惑论》云："五脏六腑之精气皆上注于目而为之精，精之窠为眼，肾之精为瞳子，筋之精为黑眼，血之精为络，其窠气之精为白眼，肌肉之精为约束。""邪其精，其精所中不相比也，则精散，精散则视歧，视歧见两物。"两千多年前，《内经》已将眼睛分别所属讲述清楚，并有复视的记载。中医常用取象比类法，故用九种子以补眼、补"瞳子"。

验案 1

赵某，男，60 岁。

复视三月余。浙二医院神经内科诊断为"滑车神经炎"，曾用营养神经细胞药物及抗生素等，疗效较差。大便溏薄，夜寐不安，舌质红苔黄，脉沉弦，尺弱。治宜补养精血，明目安神。原方改成汤剂，加密蒙花、葛根、酸枣仁、合欢皮、夜交藤。此方服用 1 月时病去八分，再服半月则复视消失。

验案 2

郑某，女，41 岁。

目干无泪一年。口干肤干，浙二医院诊断为"干眼症"，必须点玻璃酸钠眼药水及卡波姆眼膏才感稍微舒适。用上方加潜阳丹、封髓丹。7 剂。

复诊时述：两眼舒适，已有眼泪，继以原方服药至今，自述疗效很好。

十一、更年安方

菟丝子、仙灵脾、当归、炒白芍、柴胡、降香、炙甘草、淮小麦、怀牛膝、丹皮、焦山栀、薄荷、黄柏、知母、白薇、女贞子、生牡蛎。

方歌为：更年安用仙菟降，甘麦丹栀柴除烦，知柏归芍女贞子，白薇牛膝薄牡含。

肾精亏损，精血不足，天癸将竭，冲任不通，水不涵木，心肝失养，肝阳上亢，郁而化火是更年期综合征的总病机。临床常见月经紊乱、阵阵烘热、面部潮红、头昏耳鸣、心烦焦躁或情绪低落、抑郁寡欢、腰膝酸软、夜不安寐、神疲乏力、自汗盗汗等。除更年期综合征外，一些禀赋不足，又因病手术或放化疗后或其他疾病导致早衰、月经失调者，亦可出现上述症状，同样适用此方，总治则是滋补肝肾，养血柔肝，平肝潜阳。

方中用补肾药对菟丝子、仙灵脾温肾益精，《朱良春用药经验集》云"仙灵脾温而不燥，为燮理阴阳之佳品"，"菟丝子是一味阴阳并补之品，更擅长补肾益精，助阴而不腻，温阳而不燥"。朱良春先生常重用菟丝子20～30g治疗闭经，取其宣通经脉之功，促使月经来潮。现代药理研究表明，菟丝子能促排卵，调经助孕。该药用于更年期综合征恰到好处，能补养肝肾，调和阴阳，延缓衰老。方中用了丹栀逍遥散的多味药物，能柔肝养血，清热除烦，加知柏、牡蛎等以滋肾阴，平肝潜阳；甘麦大枣既能宁心安神，又能润肠通便。

患者如夹痰湿及瘀滞，需在方中加入化痰瘀之品。临床部分患者表现出一派阳虚之证，则往往需调整整个方药，加入较大剂量的附子、龟板、砂仁、甘草及干姜、肉桂等，以补肾潜阳，纳气安神。服扶阳补肾、宁心安神之剂，出一身汗则各症缓解的患者亦不在少数。

验案

陈某，女，50岁。

月经先后不定期一年余。经量稀少，阵阵烘热，热则面部及颈部皮肤色红，持续半小时左右，继则汗出，一天约出现数次，激动易怒，不易控制，夜寐不安，腰腿酸软，嘈杂易饥，记忆力明显减退，面色萎黄。自述病起于一年前经营不善，生意亏损后。省妇保 B 超提示：子宫内膜厚约0.5cm。血检：促卵泡成熟素（FSH）27U/L，促黄体生成素（LH）15.5U/L，雌二醇（E_2）240pg/me，孕酮（P）3nmol/L，睾酮（T）0.48nmol/L。舌正常，脉弦，两尺弱。治宜补养肝肾，养血柔肝，宁心安神。原方加桂枝、糯稻根以和营止汗，加杜仲、桑寄生补肾以改善腰腿酸楚，加玉竹、怀山药并重用治疗嘈杂易饥。7剂后述各症大大改善，要求原方治疗。

十二、乳腺增生胀痛方

当归、炒白芍、柴胡、茯苓、炒白术、焦山栀、丹皮、生牡蛎、浙贝、玄参、海藻、胆南星、姜半夏、夏枯草、莪术、郁金、八月札、小青皮、大麦芽、猫爪草。

方歌为：乳腺增生胀痛金，猫芽莪藻牡丹青，八月苓术浙玄参，芍柴归山双夏星。

此方适用于乳腺增生或结节患者，经间期乳房胀痛或经前胀痛，痛甚两乳胀硬，乳头触痛不能近衣，更有甚者疼痛直至两腋窝，往往持续一周左右或更久，情绪烦躁或心情忧郁，夜寐不安。清·沈金鳌《杂病源流犀烛》云："乳房属胃，乳头属肝，人不知调养，忿怒所逆，郁闷所过，厚味所奉……遂令窍闭而不通，是以结核而成乳癖，此女子常患之。"

中青年妇女因月经、生育、哺乳等因素，多为气多血少之体，加上工作、思虑、操劳等损伤心脾，内伤七情，气郁恼怒，气有余便是火，火灼津液成痰，痰气交阻而成乳癖。部分素体血虚肾亏者，血不养肝，肝失疏泄，肝郁生热，热灼阴血亦可成痰，痰气交阻而成病。我选用丹栀逍遥散、消瘰丸合导痰汤加减而成上方，用之临床疗效颇佳。

逍遥散既能疏肝解郁，又能健脾养血，丹皮泻血中之伏火，山栀泻三焦之火，合奏木郁者达之、火郁者发之之功；消瘰丸以生牡蛎、浙贝、玄参加海藻、莪术、郁金、猫爪草软坚化痰，散结消肿，治乳腺增生、结节；南星、半夏、茯苓等为导痰汤主药，既可化痰，亦利乳腺增生、结节之软化；半夏配夏枯草能安心神；八月札、小青皮、大麦芽是治乳房胀痛要药。记得我在大学快毕业时，曾有幸在妇科名家裘笑梅处抄方，遇到乳房胀痛，裘老即予八月札、小青皮、大麦芽。治乳房胀痛的总则应是养血柔肝，化痰软坚，散结止痛。临床上患者如肾阳亏损较重，往往月经不调，经量减少，不孕不育者须加用补肾温阳、调经暖宫之品。

十三、脱发方

何首乌、黄芪、党参、黑芝麻、紫河车、枸杞子、补骨脂、当归、熟地、菟丝子、怀牛膝、侧柏叶、苦参、丹参、熟枣仁、柏子仁、远志、附子、巴戟肉、仙灵脾、炙甘草。

方歌为：脱发方用河车乌，补肾四味侧膝附，参芪丹当柏枣苦，远志芝戟地草服。

此方是我在阅读梁剑波先生所著的《临症指南》一书时看到的经验方，书中篇目是"早秃宜投生发丹，填精益髓可除烦"。书中讲到《诸病源候论》曰："若血盛则荣于须发，故须发美；若气血虚弱，经脉虚竭，不能荣润，故须发秃落。"

头发依赖于肾精的充养。肾主骨，生髓通脑，其华在发。肾精虽遗传于父母（早秃有遗传因素），但与后天的生活习惯、工作节奏、饮食合理与否密切相关，也就是与气血的盛衰有关。发为血之余，现工作节奏快，心理压力大，思虑过度，劳伤心脾，心脾血虚，气血不足，再加禀赋虚弱，因此临床脱发患者颇多。

梁剑波先生认为，首乌、黑芝麻、枸杞子、菟丝子补益肝肾，滋荣毛发，当归、熟地、紫河车、参芪大补气血，巴戟肉、仙灵脾、附子、怀牛膝、酸枣仁、柏子仁、丹参、远志交通心肾，侧柏叶、苦参祛风清热止痒。全方可收填精益髓、养血祛风、生发滋荣的效果。书中说："唯必须作丸剂……一料颇可奏效，必要时可服至两料。"

此方我用于男女脱发，疗效皆好。改成汤药，并不影响疗效。

验案

鲁某，男，28岁。

脱发两年余，面部及发根有较多溢油性分泌，头发湿油而亮，两天不洗即有臭味，面部亦多痤疮。曾服过大量清热药无效，畏寒肢冷，11月的天气夜间就需用电热毯，夜寐欠安。

予原方加苍术、炮姜14剂。

复诊：服药两周，油性分泌物明显减少，脱发亦减少，有较多新发生长，痤疮亦大量减少。这真如梁剑波先生书中所述："即属脂溢性脱发患者，也可收一定效果。"

我用于脂溢性脱发，常在原方基础上辨证加用炮姜、苍白术、猪茯苓、萆蘚、车前之类。斑秃常因精神过度紧张或受刺激，在短时间内出现头发甚至眉毛斑状光秃。《颜德馨治疑难病秘笈》中有一节是"标本同治斑秃愈"，认为血虚腠理失密，风邪客乘，加之心肾不交，肝失调达所致，书中选用《外科正宗》神应养真丹治之："以四物养血和营，菟丝子补肾益精，生发有源，佐以羌活、天麻、木瓜祛风止痒。此方重用天麻，天麻旧有赤箭之称，无风而独摇，有风能定风，风盛者可抑，风弱者可益，现代药理证实有促进毛发生长作用。"书中还辅以"香艾汤"，药用藁本、白芷、艾叶、藿香、荆芥、甘松、防风、川芎，水煎淋洗之，日二行，其效益显。

十四、仙方活命饮

白芷、贝母、防风、赤芍、当归、甘草、皂角刺、穿山甲、天花粉、乳香、没药、银花、陈皮。

方歌为：仙方活命金银花，防芷归陈草芍加，贝母天花兼乳没，穿山皂刺酒煎佳，一切痈疽能溃散，溃后忌服用毋差。

仙方活命饮，顾名思义是神仙所授、使病者能活命之方，可用于疮疡初起，痈已成未溃破的能消散，脓已成能促其溃破。用此方治疗痤疮，效果很好。这是我在阅读台湾张步桃先生的书《小中药大功效》时得到的启发。书中写道：仙方活命饮治疗青春痘，在此方基础上加逍遥散，再加桑白皮。痤疮临床表现各异：有的比较表浅，以粉刺为主；有的以炎症为主，出现红肿热痛；有的病位较深，出现结节。用此方加减有较好的疗效。我体会方中防风、白芷温通散寒，使病邪从里向外透达，这对粉刺恰到好处；银花为疮家要药，有清热解毒、凉血之功，对色泽鲜红、有脓性分泌者甚佳；天花粉、皂角刺、穿山甲活血化瘀，消肿止痛，对病位较深的结节有消散作用，对聚合性痤疮出现的囊肿和瘢痕具有穿透消散作用。

张步桃先生加用逍遥散，认为"有增强肝脏功能的作用，强化肝脏的消毒功能，很多饮食不当的问题就迎刃而解"。"肺主皮毛，有关皮毛的毛病，加了桑白皮以后效果就很灵敏。"加味逍遥散是疏肝养血调经之剂，女性中青年的痤疮往往与月经有关，用之较为妥帖。

验案

汪某，女，23 岁。

面部痤疮一年余。近在某医院服清热解毒中药两月余，不仅未见好转，而且增多，部分色红，形成丘疹脓疮，并有少量结节。经行量少，夹黑色血块，大便秘结，舌质红苔薄白。

用仙方活命饮合逍遥散，去丹皮、栀子，加桂枝、桑白皮、艾叶、细辛、生姜黄、制首乌。7 剂后痤疮减少，红色丘疹、脓疱隐匿，大便通畅，服药期间正值经行，经量增多，色不黑，患者要求继续服用原方。

十五、芎羌头痛方

川芎、羌活、细辛、防风、当归、全蝎、露蜂房、僵蚕、石楠叶、苦丁茶。

方歌为：芎羌汤治久头痛，养血祛风经络通，当归细丁蜂房风，石楠僵蚕加全虫。

此方为我治疗头痛的经验方。头痛主要是由外感风邪引起，往往多夹寒湿，久而久之，寒凝血瘀，脉络失畅，风寒湿邪久久不能透发，继而导致精血损伤，气血逆乱，反复发作而成顽固性头痛。现代医学的血管神经性头痛发病率很高，病机即为上述。我们经常讲"伤于风者，上先受之"，"高巅之上唯风可到"，"治风先治血，血行风自灭"。方中川芎应重用 15～30g，为血中之风药，活血通络，佐当归养血补血，羌活透发风寒湿邪。《本经逢原》云："羌活与芎同用，治太阳、厥阴头痛。"细辛、防风助羌活祛风散寒化湿。患者往往久痛入络，故选僵蚕、蜂房、全蝎等虫类药物以搜剔风寒之邪。石楠叶祛风，通络益肾，与川芎、当归、羌活同用，对反复发作的头风痛效果好。如有热邪伤津，加苦丁茶恰到好处，其能疏风清热生津，《临证指南医案》中"治风火头痛，苦丁茶为主"。

此方是我阅读《中华名中医治病囊秘·颜德馨卷》时得到启发而定。书中云："川芎引药上行，活血止痛独有奇功，用量宜大，重者可用至 60g。""全蝎、蜈蚣治头痛颇效，吞服尤佳。石楠叶、蜂房与乌梢蛇皆为治疗头痛之有效药，如再不效，可考虑加细辛、草乌，多验。""用引经药慎不可忘，前额加白芷，巅顶痛加藁本，可促进疗效。"以上经验我们都可遵之。

宋代名医张洁古称川芎能"上行头目，下行血海"，是血中气药。一般认为川芎擅于上行，虽然妇科经常作为调经药使用，但很少直指其"下行血海"。北京中医药大学廖家桢教授在实验研究中证实，川芎"上透血脑屏障，下透血睾屏障"，从而说明古代医家所论是正确的。

验案

赵某，女，42 岁。

反复头痛 6 年，诱发加重一个月。常因疲劳及生气等诱发，以左侧为主，难以忍受，发则服止痛片才能缓解。西医诊断为"血管神经性头痛"，未曾服用过中药，舌质红，脉弦紧。予原方加蔓荆子、藁本。5 剂。

复诊：药后疼痛缓解，原方再进 5 剂。半年后因其他疾病来诊，述半年来偶尔出现轻微头痛，但不必服药而愈。此患者川芎用量为 30g，其余皆为常规剂量。

十六、过敏性鼻炎方

桂枝、炒白芍、干姜、附子、麻黄、细辛、苍耳子、辛夷、白芷、黄芪、防风、炒白术、鹿角片、地龙、蝉衣、甘草、红枣。

方歌为：过敏鼻方辛芷苍，麻附细辛桂枝汤，鹿角蝉衣与地龙，表虚不固屏风藏。过敏重添过敏煎，肾虚四味效力张。

常见的过敏原很多，如尘埃、螨虫、真菌、宠物的毛发、棉絮及植物的花粉等，饮食物如鱼虾、牛奶、鸡蛋及某些水果等，服用各种药物、接触某些化妆品也可引起，亦有很多人因天气变化而诱发。

过敏性鼻炎中医称之为鼻鼽，《素问玄机原病式·卷一》谓"鼽者，鼻出清涕也"，症状为反复发作的鼻痒鼻塞，喷嚏频作，清涕量多，清稀如水，遇风受寒则症状迅速出现，不予防治则频繁出现，儿童影响发育，成年人影响健康，中老年人更易导致多种疾病的发生，严重影响生活质量并加速衰老。此病一般是因禀赋不足，肺气亏损，腠理不密，卫表不固，风寒等病邪乘虚而入，首犯鼻窍，气虚不摄，久则伤肾，肾精不足，肾气不固，伤及肾阳，肾失纳气所致。治宜益气固表，温阳扶正，祛风散寒。方由桂枝汤、麻黄附子细辛汤、苍耳子散、玉屏风散加鹿角片、蝉衣、地龙而成。桂枝汤能温通血脉，调和营卫，祛风散寒，用于表虚的鼻鸣干呕效果好；麻黄附子细辛汤能透发太阳、少阴之风寒湿邪，过敏性鼻炎病史已久，邪已深入少阴肾经，必须扶阳透发；苍耳子祛风散寒，通利鼻窍，能迅速减少清涕；玉屏风散用于虚体感冒，有扶正祛邪之功；鹿角片补肾温阳，与苍耳子散同用，加强了固摄清涕之功；蝉衣、地龙祛风解痉，有很好的抗过敏、脱敏作用。

过敏性鼻炎发作时用上方能起到迅速缓解的作用，近期效果好。当上方难求疗效时，可加用《祝谌予经验集》中的过敏煎：乌梅、五味子、银柴胡、防风、甘草。有报导称：当病情十分顽固，纵然各方用遍，难求一效时，可用"铃医截法"。"截敏乌梅汤"由乌梅、防风、柴胡、五味子、桑螵蛸、生牡蛎、蜂蜜组成。如病邪重者，则截法不宜使用。

验案

王某，女，40岁。

晨起喷嚏频作，大量清涕，鼻痒鼻塞，反复8年，诱发一周伴。口腔溃疡。病起于8年前剖腹产后，产假期间操劳过度，此后一有天气变化或少穿衣裤，上述症状复现，西医诊断为过敏性鼻炎。全身酸痛，倦怠无力，经常服用西药，现想用中药调治。舌淡苔白，脉细弦。

予原方加封髓丹，剂量为常用量。7剂。

复诊：服1剂即感症状明显好转，7剂后最大的变化是口腔溃疡、清涕、喷嚏消失，少穿一件衣服或天气稍有变化也不会立即出现过敏性鼻炎症状，要求原方服用。

以上验方在同类疾病患者身上应用时，必须在辨病的基础上加以辨证，加减用药。

睡眠障碍的中医治疗体悟

随着社会的发展，竞争激烈，工作节奏加快，精神压力增大，睡眠障碍的患者越来越多。《扬子晚报》曾报道，我国居民睡眠障碍发病率高达57%，而此病导致交通事故及其他祸害逐年增加，已成为严重的社会问题，因此非常需要我们来研究探讨以提高治疗效果，减少危害。

准备此篇讲稿时，我详细阅读了王维治教授《神经病学》第十五章"睡眠障碍"的内容（人民卫生出版社2006年第5版），温习了失眠和其他类型睡眠障碍的诊断标准和治疗。

失眠的原因，包括躯体、生理、心理、精神及药物因素等。躯体原因，包括关节痛、肌痛、心悸、气短、咳嗽、瘙痒和尿频等；生理性原因，包括时差、车船、飞机、睡眠环境变化、卧室内强光、噪音、室温过高过低等；心理性原因，包括焦虑和抑郁，焦虑以入睡困难为主，抑郁以凌晨早醒为主；精神性原因，包括精神分裂症、反应性精神病等；药物原因，如中枢兴奋药苯丙胺、利他林等，长期服用安眠药一旦戒断也会出现戒断症状，见睡眠浅，恶梦多。其他类型的睡眠障碍，有发作性睡病、不安腿综合征、睡行症（梦游症）、睡惊症、梦魇、REM睡眠行为障碍、阻塞性睡眠呼吸暂停综合征等。

中医中药治疗睡眠障碍有一定的优势。历代医家积累了丰富的经验，各有自己的学术观点。我们可根据每个患者的生活环境、习惯、体质、性格、个人特点进行辨证分析，得出不同的病因病机，再制定出个体化治疗方药，一般能取得满意疗效。这是我们的优势所在。

一、病因病机

我体会睡眠障碍的病因主要是先天禀赋不足，正气虚弱，又因七情所伤，再加之饮食不调，起居失常。具体病机可分为：

1. 痰湿内扰，心神不宁

多因生活富裕，劳逸失度，饮食失节，宿食停滞，积湿生痰，痰湿内扰，心神不宁。或因竞争激烈，情志失畅，思则气结，气机郁滞，脾运失司，痰湿扰心，夜寐不安或彻夜不寐。

2. 思虑操劳，损伤心脾

思虑操劳，损伤心脾，神不守舍，夜不能安。或劳倦伤脾，脾虚失运，营血亏虚，血不养心，心神不宁。

《景岳全书·不寐》曰："劳倦思虑太过者，必致血液耗亡，神魂无主，所以不眠。"《类证治裁·不寐论治》曰："思虑伤脾，脾血亏损，经年不寐。"心脾血虚，心失所养，故致不寐。

3. 阳气亏损，心肾失养

病后体弱，气虚及阳，或年迈高龄，阳气亏损，心肾失养而不寐。明代戴元礼《秘传证治要诀》记述："不寐有二种，有病后虚弱及年高阳衰不寐。"或过度锻炼，大汗淋漓，或吐泻日久，失治误治，津液亏损，阴损及阳，心肾失交而致不寐。或因过用苦寒，久经抗炎或久服阴寒补品，寒困脾胃，痰湿内盛，逼阳于外，阳不入阴，阴阳失交而不寐。

4. 肝郁化火，火扰心神

常因人际关系、地位高低、角色转换等心有怒气，抑郁内生，七情内伤，肝失调达，气郁化火，火扰心神，轻则夜寐不酣，重则彻夜不寐。当治疗取得疗效时，一旦遭强烈或持续的情志刺激，疾病又可复发，症状加重甚至恶化，引起脏腑疾患。

5. 胃气失和，夜寐不安

饮食不节，肥甘厚味，频频伤胃，中焦虚寒或经久酿为痰热，壅遏于中，胃气不和，夜寐不安。《张氏医通·不得卧》云："脉滑数有力，不得卧者，中有宿滞痰火，此为胃不和则卧不安也。"《素问·厥论》云："腹满膜胀，后不解，不欲食，食则呕，不得卧。"

6. 精血亏损，心肾不交

素体虚弱，或年迈亏损，或病久不愈，或产后失血，或经量超多，或房劳过度，精血亏损，水火不济，心肾失交，皆可导致心虚胆怯，心神不宁而致失眠。《景岳全书·不寐》云："无邪而不寐者，必营气之不足也。营主血，血虚则无以养心，心虚则神不守舍。""真阴精血不足，阴阳不交而神有不安其室耳。"《灵枢·营卫生会》篇记载："老人之夜不瞑者……老者之气血衰，其肌肉枯，气道涩，五脏之气相搏，其营血衰少而卫气内伐，故昼不精，夜不瞑。"

7. 病久必瘀，瘀扰心神

情怀不遂，肝失疏泄，初则气机郁滞，久则气滞血瘀，或疾病持久，多虚夹瘀，瘀血内扰，神明失司，脑窍凝滞，神不守舍，魂魄不安。

综上所述，睡眠障碍的病机主要为痰湿内扰、思虑操劳、阳气亏损、情志不舒、胃气不和、精血亏损、瘀扰心神，进而亦可致心、脾、肝、胆、肺、肾等脏腑功能失调，气血不和，阴阳失衡，因此有学者提出五脏皆有不寐的整体观，分脏制定失眠的治疗方案。

二、效验良方

1. 加味温胆安神汤

姜半夏、陈皮、茯苓、甘草、竹茹、枳壳、夏枯草、酸枣仁、郁金、炙远志、丹参、珍珠母、合欢皮、夜交藤。

功效：涤痰安神，宁心定志。

此方是我治疗失眠的经验方之一。温胆汤出于南北朝名医姚僧垣的《集验方》，转载于唐代孙思邈的《备急千金要方》，原无茯苓。书中云："大病后虚烦不得眠，此胆寒故也，宜服温胆汤。"温胆汤能温养胆气，和胃化痰，治疗胆虚痰热内扰引起的虚烦不得眠。

胆藏相火，胆虚少阳之气虚寒，则影响脾胃腐熟水谷，运化失司，生痰生湿，胃不和则卧不安。另胆虚亦影响肝，魂不安舍，所以虚烦不得眠。清代程钟龄《医学心悟》云："有痰湿壅遏，神不安者，其症呕恶气闷，胸膈不利，用二陈汤导去其痰，其卧立安。"方中半夏配夏枯草是安神药对。《医学秘旨》云："盖半夏得阴而生，夏枯草得阳而长，是阴阳配合之妙也。"《灵枢·邪客》记述："不寐之因，卫气独卫其外，行于阳，不得入于阴……故目不瞑……阴阳已调，其卧立至。"此药对能交通阴阳，故能安神。《朱良春用药经验集》曰："若加珍珠母30g，入肝安魂，则立意更为周匝，并可用之治疗多种肝病所致之顽固失眠。"丹参有除烦安神、养血活血之功；石菖蒲、远志、郁金既能化痰浊，又能定心志，开心窍，对痰湿内扰心神、壅滞脑窍疗效特佳；酸枣仁、夜交藤养心安神；合欢花安神解郁。

半夏我常用30g，生半夏的安神效果更好，但现已无货。夜交藤我常用60g，安神效果尤佳。其余皆为常用量。

惊吓致病，心悸心慌，心虚胆怯，遇事易惊，夜多噩梦，必须用温胆汤。黄煌教授说此汤"是中国传统的壮胆方，也可以看做是治疗当今常见的创伤后应激障碍的专方"。若病史悠长，心胆气虚，症状严重，短气自汗，耳鸣目眩者，可用元代危亦林《世医得效方》中的十味温胆汤。此方即温胆汤去竹茹，加人参、熟地、五味子、酸枣仁、远志。已故名医蒲辅周对其倍加赞赏。

验案

刘某，女，23 岁。

失眠半年余。每晚难以入睡，入睡约 2 个小时后即早醒至天亮，头昏目眩，倦怠乏力，胃纳减退，表情呆滞，对任何事皆不感兴趣，西医诊断为抑郁症。舌质偏胖，苔白腻，脉细滑。自述病起于工作时间长，睡眠无规律，生活单调乏味。已经不能胜任空姐工作。以加味温胆安神汤治之：姜半夏 30g，陈皮 6g，茯苓 12g，生甘草 6g，竹茹 12g，炒枳壳 12g，北秫米 30g，夏枯草 15g，石菖蒲 12g，炙远志 10g，丹参 12g，郁金 12g，珍珠母 30g（先煎），酸枣仁 20g，合欢皮 15g，夜交藤 60g，灯心草 6g。7 剂。

复诊：7 剂后症状明显改善，睡眠时间已增至 5 小时。只要人在杭州，则每周来院复诊。此方加减服至 1 月余，睡眠恢复如初，情绪转佳，胃纳增加。

我临床上治失眠用此方频率最高，凡舌苔白腻或黄腻，兼有胸闷头晕者，皆选用此方。当夜寐能安、白腻厚苔消失、胸闷头晕减轻时，一般皆换成归脾汤调理之。

2. 挹神汤

石决明、生牡蛎、生龙骨、生地、杭白芍、白蒺藜、夜交藤、合欢花、酸枣仁、炙远志、黄芩、制香附、肉苁蓉、首乌、女贞子、枸杞子、茯神。

功效：养阴柔肝，潜阳安神。

主治：肝肾阴虚，肝阳上亢所致的失眠健忘、心悸不宁、头痛头昏、急躁易怒、情绪不稳、精神不振、大便秘结等。

此方前 13 味药是北京中医药大学已故教授焦树德先生的经验方，多年前我读他的著作《医学实践录》时熟悉了此方。焦先生还用 2 年时间收集了 48 例神经衰弱症患者的临床资料。心是思想活动的总代表，而思想活动、情志变化与五脏功能有关，有不同的脏腑首当其病，尤其与肝、心、脾、肾关联较多。资料中以阴虚肝旺为最多，治疗法则亦以养阴柔肝频率为最高，48 例中就有 41 例用此方药，疗效满意。书中剖析了方药之配伍：石决明、生龙牡补养肝阴，潜降肝阳，收浮越之真气，益阴清热为君；生地、白芍补益真阴，滋水涵木，凉血生血，柔肝安神，为臣；首乌藤滋益肝肾，交合阴阳，合欢花解郁安神，枣仁益肝助阴，宁心敛汗，远志交通心肾，白蒺藜散肝郁，息肝风，为佐；香附为阴中快气药，引血药至气分，增强诸药活力，兼能理气解郁，黄芩泻肝胆之火，养阴退阳，为使。我在上方基础上加肉苁蓉、制首乌、女贞子、枸杞子，用于老年人之夜寐不安。因老人精血不足，肾精亏损，心火偏亢，水不涵木，阴虚肝旺，故加入滋补肝肾精血之药，使水能生木，肝得滋养，水火相济，则能安然入睡。

验案

孟某，男，69岁。

心烦不寐半年余。夜间约睡2小时，头昏头痛，心烦焦躁，胃纳减退，时感心悸，腰腿酸痛，大便秘结，在安康医院诊断为焦虑症。舌红苔薄，脉弦。治宜滋补肝肾，平肝安神。处方：石决明15g，生龙牡各30g，生地12g，生白芍12g，制首乌12g，肉苁蓉12g，枸杞子12g，女贞子12g，白蒺藜12g，夜交藤60g，合欢皮15g，枣仁20g，炙远志10g，黄芩10g，郁金10g。7剂。

复诊：服7剂后各症好转，又服7剂。共服14剂，现已能睡6～8小时，头痛已除，大便亦通，腰腿酸楚减轻，自觉胃纳不香，近乎厌食，改用开胃进食汤加姜半夏、夏枯草治之。现纳食已香，常来我处复诊，睡眠正常。

3. 温阳安神汤

附子、干姜、茯苓、龙骨、牡蛎、石菖蒲、龟板、砂仁、甘草、仙灵脾、仙鹤草。

功效：温阳补肾，宁心安神。

此方用于阳气亏损型的睡眠障碍、更年期综合征、焦虑症、抑郁症，症见夜不安寐，烦躁不宁，神不守舍，入睡困难，乱梦纷纷，早醒头晕，健忘神疲，面色潮红，手足心热，心悸怔忡，腰腿酸楚，畏寒肢冷，往往夏天不能享受电扇、空调。临床上阳虚型的夜寐不安者不在少数。有医者说："建功姜附如良将，将将从容借草筐。"干姜、附子是治疗阳虚证的主药。《伤寒论》中干姜附子汤治疗"下之后，复发汗，昼日烦躁不得眠"。李可先生在《扶阳论坛》中讲到："曾治100多例抑郁症，基本就是四逆汤，逐日加附子量，到一定程度，出一身臭汗，就有说有笑了。"卢崇汉先生在《护阳讲记》中介绍一个烦躁起卧不安的病例：曾用过大量西药，亦用过养心汤、逍遥散、归脾汤、百合汤、越鞠丸等，无明显疗效。卢先生认为阴盛波及到阳，治疗应扶阳抑阴，启阴交阳，使阳复其位，用的是附子60g，茯神15g，龙骨30g，牡蛎30g，石菖蒲20g，干姜30g。半个月后烦躁消失了，夜寐能安。再用原方加减打粉常服，后痊愈。《医药心悟》曰："有寒气在内而神不安者，温之而神自藏。"

我在临床上亦碰到许多失眠患者，用过多种中西药，疗效欠佳，又具有一派阳虚之症，用以上方药作为基本方，剂量酌情而定，再加上潜阳丹及仙灵脾、仙鹤草温阳安神药对，名为温阳安神汤。郑钦安在《医理真传》云："此际一点真阳为群阴阻塞，不能归根……潜阳丹一方，乃纳气归肾之法也。夫西砂辛温，能宣中宫一切阴邪，又能纳气归肾。附子辛热，能补坎中真阳，真阳为君火之种，补真火即是壮君火也。况龟板一物坚硬，得水之精气而生，有通阴助阳之力……佐以甘草补中，有伏火互根之妙。"温阳安神方用于阳虚或阴寒内盛，逼阳于外之失眠，可取得相当好的疗效。治疗失眠应该注意顾护阳气，尤其当失眠已久，阳气亏损，特别是高龄患者，更应重视温阳药的应用。阳入于阴则寐，阳出于阴则寤。夜晚阳气更虚，难以入阴，阴阳不相顺接，故难以入睡。

验案

吴某，女，58岁。

失眠胸闷一年余。病起于父亲病故后过分伤心所致，难以入睡，睡则乱梦纷纭，约4小时即醒，经常不由自主地哭泣，畏寒身冷，饮冷后即感冒及胃脘隐痛，嘈杂易饥，手足不温，口干喜热饮，舌淡苔白，脉沉而细。已服百忧解，每日1片，又叠进养阴补益、镇静之品已久，疗效不显。证属阳气亏损，神失所养，肝郁气滞，痰湿内蕴，治宜温阳安神，疏肝解郁，温化痰湿。处方：附子30g（先煎），干姜20g（先煎），茯苓15g，生牡蛎30g，龙骨30g，仙灵脾15g，菟丝子15g，黑大豆30g，砂仁10g，龟板15g，炙甘草

10g，郁金 12g，姜半夏 20g，陈皮 6g，黄柏 10g，玫瑰花 6g，玳玳花 6g，厚朴花 6g。7 剂。

复诊：服上药 6 剂后睡眠时间延长，畏寒肢冷、胸闷明显改善，自己停服百忧解，告知已在当地医院按原方继复 7 剂。嘱原方加减继服。

我的学生周天梅副主任医师擅用扶阳法治疗失眠，其论文《扶阳法治疗老年顽固性失眠体会》已发表于《中医杂志》第 53 卷 12 期，在此摘录 1 例：

许某，男，79 岁。

失眠反复 10 余年。每于凌晨醒来不易入睡，临睡前服舒乐安定 2mg 无效。大便每 3 天一行，质软，小便频数，头昏易怒，平素怕冷，有糖尿病、高血压史，舌淡苔白腻，脉弦细。证属脾肾阳虚，阴不潜阳，运化无力，治当温补脾肾，引火归原，以潜阳丹合桂枝加龙骨牡蛎汤、六君子丸加减：附子 30g（先煎），龟板 20g，砂仁 24g（后下），甘草 10g，桂枝 20g，干姜 20g，大枣 20g，吴茱萸 12g，肉桂 10g，龙牡各 30g（先煎），茯苓 15g，炒白术 15g，炒谷芽 20g，太子参 15g，木香 10g，陈皮 6g。7 剂。

此后曾先后合入半夏秫米汤、藿香正气散、火麻仁、柏子仁、杏仁、补骨脂、草果、苁蓉、夜交藤等药，调理 3 月余，舒乐安定片减至每晚 0.5mg，睡眠时间 7～8 小时，便秘亦明显改善。

4. 归脾汤

黄芪、白术、党参、茯神、当归、酸枣仁、远志、生甘草、木香、龙眼肉、生姜、红枣。

功效：益气补血，健脾助运，养心安神。

此方出于宋代严用和《济生方》，明代薛立斋《校注妇人良方》中补入当归、远志。临床用于心脾两虚，思虑过度，劳伤心脾，健忘不眠，心悸怔忡，气血不足，面色萎黄，纳差乏力，盗汗虚热及脾不统血之便血、功能性子宫出血、月经不调及带下。方歌云：归脾汤用芪术参，归草茯神远志齐，酸枣木香龙眼肉，煎加姜枣益心脾。尽管方中只有十味药物，但已含四君补气之祖方，亦含当归补血汤，两方补气血，以补气为主，气能生血，"气和而生，津液相成，神乃自生"。气血协调而充足，心神就足，神足心安则眠。

《医学心悟·不得卧》曰："有心血虚，卧不安者，皆由思虑太过，神不藏也，归脾汤主之。"有医家云"心肾相交，脾为之媒"，脾主升降，有助于心火下交于肾，肾水上济于心。心肾相交，神则能安，枣仁、龙眼肉养心安神，远志亦能交通心肾而定志宁心，木香理气醒脾，又防补益之品滋腻而碍脾胃运化。因"气为血帅"，"脾统血"，因此归脾汤又能益气摄血，治疗崩漏、月经不调及带下。

验案

华某，女，69岁。

失眠数十年，胸闷心悸，头晕目眩，记忆减退，舌质淡嫩，苔薄白，脉弦细。以往服多美康合舒乐安定等才能入睡，因恐西药副作用，特来我院要求中药治疗。治宜补养心脾，宁心安神。处方：炙黄芪30g，炒白术12g，党参15g，茯苓12g，炙甘草10g，合欢皮15g，炙远志12g，枣仁20g，木香6g，淮小麦30g，仙灵脾12g，仙鹤草30g。7剂。

复诊皆以此方为主，时加补肾四味，亦加过桂枝和龙牡。调理半年，现已全停西药，一剂药分两天吃，亦能安然入睡。

5. 天王补心丹

生地、人参、丹参、玄参、茯苓、五味子、远志、桔梗、当归、天冬、麦冬、柏子仁、酸枣仁。

功效：滋阴养血，补心安神，益智强精。

主治：阴亏血少，虚火内扰，心悸神疲，健忘梦遗，口舌生疮，大便干结，舌红苔少，脉细而数。

此方出自明朝末年儒医洪基的《摄生秘剖》。该书融合了诸家养生之道、心理思想学内容。"天王"指的是邓天王。传说唐终南宣律师（道宣）讲经劳瘁，梦邓天王授此方。其实是他患病后所制定出来的验方，托名于邓天王。"补心"指其有养心之阴血作用。此方除滋补心之阴血外，有清心火、敛心气、养心神之功，使心之阴血充足，心神内藏而使虚烦、失眠、惊悸诸症得以痊愈。

方中重用生地滋肾水以补阴，水能制火，亦能济火，水火相济，神则能安，生地又能养血益津，心得津血所养，心神则宁；玄参、天冬、麦冬甘寒滋润，能清虚火；丹参、当归补血养心，亦能滋阴；人参、茯苓益气宁心；酸枣仁、五味子收敛心气而安心神；柏子仁、远志养心安神，加入朱砂及蜂蜜为丸。现医院无此丸药，我开成汤药，疗效亦佳。

讲到此方时我想到了浙江已故名医魏长春先生的五参汤：丹参、党参、苦参、北沙参、玄参。魏老述其"用于体弱多病，消化不良，常有消耗虚热。五参有五色，能调和内脏矛盾，达到保障元气，放病出路目的。"丹参色红入心，玄参色黑入肾，党参色黄入脾，入心肾以交通，脾为之媒，党参即起此作用，合之则补益心肾脾，以利心肾相交而安神。

记得早年我曾在广东肇庆参加全国中医老年脑病学术会议，聆听了全国著名中医梁剑波先生的学术报告，并有幸得到刘海粟先生题写书名的《梁剑波教授从医五十年纪念》书画册，书中记载了"梁氏家传秘验方"，共十二张，第一张是"正心宁神汤"，由以下药物组成：玄参、丹参、党参、生熟地、天麦冬、柏子仁、炒枣仁、五味子、远志、桔梗、女贞子、旱莲草、龙齿、珍珠母、龙眼肉。天王补心丹共 13 味药，梁先生此家传秘方中竟有 10 味药与天王补心丹相同，揭示出天王补心丹确为临床常用之效方，被许多老一辈的名家所重视及应用。此方大家应背诵："天王补心柏子仁，二冬归地与三参，桔苓远志朱砂蜜，枣味酸收血自生"。

验案

吴某，男，74 岁。

夜寐不安多年，入睡难，又早醒，睡眠仅 4 小时，心烦心悸，寐则梦扰，神倦乏力，口干喜饮，腰膝酸软，记忆减退。每晚服佳乐定片 0.4mg，大便干结，时有口腔溃疡，舌红苔薄少，脉细偏数。治宜调补心阴，宁心安神：柏子仁 12g，生熟地各 15g，天麦冬各 12g，当归 12g，党参 12g，玄参 12g，丹参 12g，桔梗 10g，炙远志 12g，茯苓 12g，酸枣仁 20g，五味子 10g，仙灵脾 15g，仙鹤草 30g。7 剂。

复诊：药后心悸心烦、口干喜饮好转，睡眠未见明显改善。原方加生龙牡各 30g，合欢皮 15g，夜交藤 60g。

三诊：夜寐明显好转，要求原方进之。

此患者以天王补心丹与抱神汤交替使用，现已停服佳乐定，无特殊情况能睡 6～7 小时。

6. 柴桂龙牡安神汤

柴胡、党参、姜半夏、黄芩、桂枝、茯苓、生姜、大枣、大黄、龙骨、牡蛎。

功效：调和阴阳，宣畅化郁，助阳入阴。

《时珍国医国药》杂志（2010 年 21 卷第 8 期）欧碧阳等撰写的《柴胡加龙骨牡蛎汤治疗失眠的机理》一文，总结出以上功效，我觉得十分妥帖。柴胡加龙骨牡蛎汤是张仲景《伤寒论》的经方，条文曰："伤寒八九日，下之，胸满烦惊，小便不利，谵语，一身尽重，不可转侧者，柴胡加龙骨牡蛎汤主之。"原用于伤寒误用下法后，病邪入内，表里俱病，虚实寒热并见的各症。现应用十分广泛，常用于失眠、抑郁、焦虑等症，疗效颇佳。黄煌教授称其是"中医精神神经镇静剂"。

大部分的失眠患者往往因情志刺激，肝郁气滞，思虑过度，脾虚生痰，痰气交阻，郁而化火，痰火内盛，上扰心神，心神不安而不能入睡，或早醒不宁。小柴胡汤能疏肝条达，和解枢机。桂枝配党参、半夏、茯苓、大枣通阳化郁，健脾化痰；大黄泄热通便；龙牡导心阳下潜，收敛浮阳，镇静安神，宁心定志；桂枝与大黄一温一寒，是仲景治疗痰、瘀、热互结的药对之一；铅丹有毒，现不入药。诸药合之，能助阳入阴，宁心安神。

验案

吴某，女，71 岁。

失眠心烦 3 年，夜寐多梦，焦虑不安，语言滔滔不绝，时而痛哭流涕，纳食不香，口苦咽干，胸胁满闷，大便秘结，舌胖苔白，脉弦细数。治宜疏肝利胆，化痰安神：柴胡 12g，姜半夏 12g，黄芩 10g，党参 10g，桂枝 12g，炒白芍 12g，茯苓 12g，干姜 6g，大枣 12g，淮小麦 30g，炙甘草 10g，竹茹 12g，生龙牡各 30g，火麻仁 30g，紫菀 12g，枳壳 12g。7 剂。另予清心沉香八味丸、枣仁安神胶囊，每晚 5 粒。

复诊：服上药后睡眠时间延长，心烦、焦躁明显改善。

7. 其他

在治疗神经精神系统疾病时，以下处方会给我们带来帮助。

（1）甘草泻心汤：《伤寒论》中的甘草泻心汤由甘草、人参、黄芩、干姜、半夏、黄连、大枣组成。睡行症是精神科常见病症，中医谓之梦游，属阳不入阴，阴阳不平衡，升降失司。早年我曾阅读过《皇汉医学》，在甘草泻心汤条下记载着治疗梦游效好，后在中医药杂志上多次看到此汤及半夏泻心汤治疗梦游。在此供诸位参考。

（2）癫狂梦醒汤：出于清代王清任的《医林改错》，歌诀为"癫狂梦醒桃仁功，香附青柴半木通，陈腹赤桑苏子炒，倍加甘草缓其中"。我体会，此方除用于"癫狂一症，苦笑不休，詈骂歌唱，不避亲疏，许多恶态，乃气血凝滞，脑气与脏腑气不接，如同作梦一样"，还可用于突如其来的打击或遭受冤屈等精神创伤所致精神失控，神不守舍，闷闷不乐，答非所问，夜不能寐，神情呆滞的患者，疗效亦好。

有一位男性青年，是生产队会计，由家属陪来我处门诊。沉默呆滞一周，语无伦次，不欲饮食，夜不能寐。病起于队里猜疑其记账有误，似有贪小便宜之嫌。我用此全方，桃仁用 24g，甘草 15g，其余药物为常规剂量。服一周后症状明显减轻，14 剂后各症消失，未用过任何西药。此方有疏肝理气，化痰活血，宁心醒神作用。

（3）安魂汤：出于张锡纯《医学衷中参西录》，由龙眼肉、酸枣仁、龙骨、牡蛎、半夏、茯苓、代赭石组成。"心中气血虚损，兼心下停有痰饮，致惊悸不眠。"龙骨、牡蛎安魂魄，半夏、茯苓化痰饮，代赭石引心阳下潜，使之归藏于阴。诸药合之，则能安然入睡。

（4）风引汤：出于《金匮要略》中风历节篇，由大黄、干姜、龙骨、牡蛎、桂枝、甘草、寒水石、滑石、赤石脂、白石脂、紫石英、石膏组成，具有清热息风、镇静安神作用，主治癫痫、风痹，突然仆卧倒地，筋脉拘急，两目上视，喉中痰鸣，神志不清，舌正红苔黄，脉滑者。此方用于精神分裂症、反应性精神病，有较好疗效。我们在临床上，有些方药是患者提供的，我视之医患之间无声的学术交流。记得有位患者的丈夫，曾经常找我转方，说妻子患精神分裂症，平时不服西药，因副作用大，当出现烦躁不安、思维散漫、语言错乱时即服此方，能控制病情的发展，并说此方是出自一位老中医之手。我接过此方，认定是风引汤加胆南星、姜半夏、石菖蒲、郁金、礞石等。

风引汤是桂枝甘草龙骨牡蛎汤再加六种石药组成，能镇肝息风，清心安神，又加大黄泻下除热，不使风热相煽，方中用干姜，使整个方药不寒凉。临床上加用化痰开窍药疗效更好。

（5）孔圣枕中丹：出自《备急千金要方》，是益智补养心肾之良方。由远志、石菖蒲、龟板、龙骨组成。常用于治疗读书善忘，久服能令人聪明，也用于心肾阴亏、痰火内扰所致的失眠多梦。远志通肾气，上达于心，强志益智，化痰安神；菖蒲开心灵，利九窍，祛湿除痰；龟板滋补肾阴；龙骨镇肝宁心。传说当年孔子使用此方，屡有奇效，处方便经历数代流传下来。我认为只是假借孔圣大名罢了。此方适宜于用脑过度而致失眠健忘，除失眠外，我还经常用于记忆力较差、成绩欠优的学生，随证加味，可增强记忆，有提高成绩之疗效。

有张方子谓"醒神汤"，由麻黄、党参、石菖蒲、茶叶等组成，用于无器质性病变之嗜睡患者，有一定效果。

临床上常有因药物副作用导致失眠者，我们应备加关注：祛风散寒药物如麻黄、防风、细辛、白芷、荆芥、藁本、羌活等，在治疗风寒、寒湿之证时。为良药猛将，能温通经络，祛风散寒化湿，但当辛散太过，或用药较久，可致人兴奋而不眠。柴胡、香附、枳壳、郁金、青皮等疏肝理气之品过多使用，表现为烦躁易怒、语言滔滔不绝、焦虑心烦等，也会导致失眠，必须用养血柔肝之当归、白芍、枣仁等才能安神。

大部分抗生素对胃肠道有刺激，若在入睡前服用，或许会出现恶心呕吐，上腹部不舒而致失眠；长期大量使用糖皮质激素，机体的兴奋性增高可致失眠；

平喘药物如氨茶碱、麻黄素等可使中枢神经兴奋，部分患者服后可激动、烦躁失眠；降压药物如选择不当，用量过多，包括利尿降压药，会导致低血压而失眠；强心药物（如洋地黄等）、抗痨药物、补血铁剂等也可引起失眠。

睡眠与寿命密切关系，《素问·上古天真论》记载："饮食有节，起居有常，不妄作劳，故能形与神俱，而尽终其天年，度百岁乃去。"我们除形体充实，无疾病之外，还必须重视神和心。心主神明，主睡眠，睡眠差或不寐，直接会影响尽终天年。现许多学者皆认为成人睡眠 6～7 小时为最佳，小于 4 小时者，寿命比正常人要短，这种观点其实《内经》中早已记载。

失眠患者要善于爱护和调节自己，入睡前半小时可用热水泡脚 20 分钟左右，促进体内血液循环，以利入睡。睡前不宜抽烟、饮咖啡和喝茶，可饮牛奶以利于睡眠。睡前不宜看使人激动的电视、小说、报刊、杂志，应放松全身，不思考任何问题，营造一个寂静的环境，使自己尽早进入梦乡。

我国是世界上睡眠障碍发病率最高的国家之一。现代医学有一整套治疗睡眠障碍的方案，我们应尊重，不阻止患者使用。中医辨证用药，用得恰当可取得相当疗效。除此之外，我认为纠正睡眠障碍不可忽视的措施是调整心态。心理健康、心理平衡是相当重要的，是健康四基石之一。《素问·上古天真论》记载："恬淡虚无，真气从之，精神内守，病安从来。"我理解恬淡虚无并非心如枯井，更非麻木不仁，而是一种理性的平衡，是人格升华和心灵净化后的崇高境界。事业有成，各方面有较高造诣，反过来更能促进心理健康。要做到荣辱不惊、淡泊名利是很难的事，但对睡眠障碍者来说更为至关重要。《素问·举痛论》记载："百病生于气也，怒则气上，喜则气缓，悲则气消，恐则气下，寒则气收，炅则气泄，惊则气乱，劳则气耗，思则气结"，揭示了情志因素严重地影响气机的顺畅运行，亦影响着睡眠。恼怒不仅伤肝，而且会使人患意想不到的疾病。《素问·生气通天论》曰："阳气者，大怒则形气绝，而血菀于上，使人薄厥。"有张名方叫"逍遥散"，但人不逍遥，药逍遥奈何？只能努力做到调整心态，心理平衡，才更有利于睡眠，有利于健康。

医理切磋

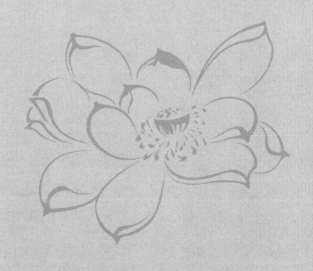

师生问答

天梅：附子能回阳救逆，起死回生，为何《神农本草经》将其列为下品？

老师：《神农本草经》是我国最早的一部药学专著，按药物功效不同分为上、中、下三品，"上药一百二十种为君，主养命以应天，无毒……中药一百二十种为臣，主养性以应人，无毒有毒……下药一百二十五种为佐使，主治病以应地，多毒……"此书总结了战国时期的用药经验。从今天来看，此书有其不足之处，如上品药中的第一位是丹砂，即朱砂也，是有毒之品。《红楼梦》中的贾敬一次大量服用，引起急性汞中毒，断送了性命。又如细辛列为可补虚延年的上品，《本草别说》谓"细辛，若单用末，不可过半钱匕，多则气闷塞，不通者死"。我以为用药君臣佐使、天地人皆不可少。不能从上、中、下品药的排列所属来看待药物的毒性、功效及价值。附子虽然有毒，用得恰当确实是一味疗效显著的救命仙丹和治病佳品。

天梅：附子应如何掌握剂量，避免中毒？

老师：现在的附子都是经过炮制的，毒性已很小。《伤寒论》中桂枝附子去桂加白术汤用附子三枚，一枚大小适中的附子约20g，书中未讲到毒性。李可在破格救心汤中平剂用30g，中剂用100g，大剂用200g，使多少西医的不治之症起死回生。此剂量附子与干姜60g、炙甘草60g同用，足以监制其毒性。甘草不仅解百毒，并能补土伏火，健脾扶正，制止附子的戾气。

现代医学相当发达的今天，门诊几乎看不到心衰、呼衰的危重患者，故附子也用不到100～200g。我体会30g以内的附子不必先煎，30g以上的附子以先煎 1 小时为妥。如乌头、附子同用，可与炙甘草、干姜、防风同煎，亦可加蜂蜜，足以监制二者的毒性。

张洁：老师，盗汗、自汗患者颇多，除惯用的玉屏风散、桂枝加龙骨牡蛎汤、当归六黄汤、三仁汤、血府逐瘀汤等外，还应怎么选用方药？

老师：上述方药辨证使用，大部分多汗者都能解决。我用惯了合方。功底深厚的医者常能用小方，小剂量治愈疾病。例如连建伟教授的验案：何某，男，35 岁。盗汗一年余，脉缓，舌苔薄腻，拟仲师法：桂枝 10g，炒白芍 12g，炙甘草 6g，生姜 3 片，大枣 20g，生黄芪 30g，煅龙骨 30g，煅牡蛎 30g，糯稻根 30g。14 剂。复诊：盗汗已止，然多梦纷纭，脉缓无力，苔薄腻，守方出入。去糯稻根，加茯苓 15g。其医案简洁明了，经方味少，价廉效良，深得医者、病家好评。

临床上常有垂危患者多汗，请我们中医会诊，有的患者需要温阳益气固摄之剂。记得我院一位会计的公公，80 岁，经常大汗半年多，加重二周，来我处门诊。夜间尤甚，常衣裤尽湿，形体偏胖，面色苍白，头部汗珠淋漓，喘促少气，四肢肤冷，脉沉细。病起于半年前心肌梗死后，有高血压、高血脂、糖尿病史，辨证属心肺脾肾阳气虚衰，急宜温补脾肾，纳气止汗，以防虚脱：别直参 6g（炖后兑入），附子 15g，干姜 20g，甘草 10g，炒白术 20g，生白芍 12g，仙灵脾 15g，仙茅 10g，桂枝 15g，黄芪 30g，茯苓 12g，防风 10g，山萸肉 30g，代赭石 30g，芡实 30g，五味子 10g，刘寄奴 15g。3 剂。

复诊：一剂后当夜即汗止，原方改附子 20g，仙灵脾 20g，加巴戟肉 15g。7 剂。

药后不仅汗止，喘促气少欲脱之症亦消失，在我处治疗近半年，后以培元散培元固本。

方中用了参附汤、四逆汤、真武汤、参赭镇气汤。全方温阳益气，补肾纳气，宁心固汗。郑钦安《医法圆通》云："因阳虚者，由人素秉阳虚，或用心过度而损心阳。心阳衰，不能统摄心中之液而汗出。或脾胃阳衰，不能收摄脾胃中之血液而汗出。或肝肾阳衰，不能收束肝肾中血液而汗出。上中下三部阳衰，皆能出汗。"此医理对该患者心梗后的大汗治疗确有指导意义。

张洁：此患者疗效很好，治疗法则今后我们可以采用，在用药上，我们还可选择哪些？

老师：在用药上，桑叶是一味止汗要药。宋·洪迈《夷坚志》中有一故事：严州山寺有一游僧，形体羸瘦，饮食甚少，夜卧通身汗出，迨旦，衣皆湿透。如此二十年，无药能治。监寺僧曰："吾有绝妙验方，为汝治之。"游僧运用其法治之，三日之后，宿疾果然痊愈。其方为：桑叶一味，乘露采摘，焙干为末，每日6g，空腹以温水调服。在多本药书上亦记载桑叶的止汗功能，我平时在方中用15g，煎服同样有效。

刘寄奴亦是一味止汗要药。《辨证奇闻》中有"返汗化水汤"，书中曰："加入刘寄奴则能止汗，又善利水，而其性又甚速，用茯苓、猪苓从心而直趋膀胱。"我一般用于病久夹瘀的多汗者，效良，此味药值得重视。

山萸肉除补益肝肾外，能收敛固涩。张锡纯特别推崇山萸肉。在《医学衷中参西录》中，来复汤、既济汤、参赭镇气汤、薯蓣纳气汤、补络补管汤、曲直汤等皆用山萸肉。在"萸肉解"中云："至外感之邪不净而出汗者，亦可重用山萸肉以敛之。"我在临床上经常用山萸肉15g加入敛汗方中，效果颇佳。

汗为心液。《本草纲目》中说浮小麦"益气除热，止自汗盗汗、骨蒸虚热、妇人劳热"，其善养心气。《傅青主女科》的止汗散用其治疗产后多汗，效果显著。我们可在应用的方药中选择使用。

张洁：临床上手足心汗多，甚则手汗多得会滴下来，脚心多汗则鞋袜臭秽，十分窘迫尴尬，应怎么辨证治疗？

老师：记得2007年8月9日的《中国中医药报》上，杨国海报道手汗治疗体会，我觉得很有道理，因此将方药记录下来，用于临床，疗效较为满意。报道说：《望诊遵经·诊汗望法提纲》曰"手足出汗者，病在于胃"，故手足汗出的病位在脾胃，多因阳明热盛或寒聚胃脘所致……寒聚胃脘，久而生湿，寒湿内盛，发越于外，则手汗如洗，汗出冰冷，郁久化热。治疗宜温化寒湿，泻下清热。方药是：厚朴、草果、陈皮、干姜、槟榔、茯苓、白术各15g，大黄15g，黄芩15g，木香5g，车前子10g。

我认为临床上寒湿困脾者为多，故用杨国海的方药去大黄、黄芩，加桑叶、浮小麦、山萸肉，疗效较好。还可用外洗方：白萝卜1斤，切碎煎汤，去萝卜，加入明矾、黄芪、防风适量煎煮，每日浸泡2次，每次20分钟。经上述治疗能迅速减少手足之多汗，有效病案较多，供你们参考。

天梅：老师很喜欢用引火归原法，这方法该用在什么情况下为妥？

老师：《景岳全书》中记载："引火即是引肾上浮之虚火，归原即是使其下归于肾。"从病机上说有以下三种情况需引火归原：一种是肾阳亏损，命门火衰，虚阳浮越于上。如重危患者的面部戴阳证，纯属下虚寒、上浮热的假热象，必须在温补肾阳之中加入附子、肉桂，使浮阳收敛，潜纳归原。另一种是阴寒内盛，格阳于外。内寒外热，实质是真寒假热，治疗应当热因热用，需温里散寒同时引火归原，用肉桂、蔻仁、石菖蒲等。蔻仁温中散寒和胃，寒一散，温一化，中焦运化无阻。石菖蒲能真正潜入海底，上下一通，假热才能消失。还有一种是肾阴虚损，阴虚阳亢，见手足灼热、头昏面赤等。阴不敛阳，阴中之虚热上扰外窜，需补肾阴之品，并加潜阳丹以引火归原。

天梅：有患者自感灼热难忍，冬季寒冷之天，手足亦需放置被外，这样的患者是否需要用引火归原法？

老师：临床上经常会碰到类似患者，我一般先用傅青主的引火汤合郑钦安的潜阳丹，往往奏效。一位郭姓女患者，全身灼热难忍5年，腰臀部尤甚，夜间需腰臀部裸露在被外，齿浮，曾用多种药物无效。舌淡红苔薄，脉沉，两关稍应手。我辨证是肝肾精血亏损，阴不敛阳，阳浮于外。治以补肝肾之阴，引火归原：熟地30g，巴戟肉15g，天冬30g，麦冬30g，茯苓15g，五味子10g，炒白芍30g，甘草10g，细辛6g，肉桂6g，砂仁10g，附子12g，龟板12g。7剂。复诊：当服至3剂时，灼热明显改善，7剂后显著好转，要求继服。此位患者共服上药加减一月余，各症消失。另一位孙姓女士，46岁。口干欲饮，加重一年，一天饮水量是热水瓶一瓶半，自觉要"烧死了"，像个火炉。无糖尿病史，寐差，便秘。已服中药半年，疗效不显，我用傅氏引火汤合潜阳丹加甘麦大枣汤。复诊：服2剂后症状明显减轻，夜寐好转，大便能通，要求继服原方。

这样的患者如果用清热凉血之剂，不仅治不好病，反会损害身体。例如一位 35 岁的吴姓女患者，全身灼热，夜间加重 4 年，手足裸露于被外则全身关节酸痛，白天四肢寒凉，背部闷热。看了张悟本的《把吃出来的病吃回去》后，自己煎煮了一斤绿豆汤，一饮而尽。当天正值月经期，傍晚腰部胀闷，继则坐立不安，用手探吐未吐出，全身难以言表的难受，不由自主地用双手重重拍打墙壁。后急送杭钢医院，一位医生问病史后说："饮这么浓的绿豆汤太寒凉了，不必用药，返家后喝红糖生姜汤就可以。"患者按此医嘱才缓解了病态。

张洁：咳喘病我们用中医药治疗颇有疗效，像风寒咳嗽用止嗽散加味，风热咳嗽可用我院著名中医唐福安生前所制的蝉贝合剂，秋燥咳嗽用桑杏汤，慢性支气管炎急性发作泡沫痰多用小青龙，但临床患者错综复杂，有些患者仍感棘手，对此应如何辨证？

老师：在咳喘病中，中医中药有相当优势。我摘录连建伟教授验案一则，以此共享：

朱某，男，102 岁。

咳喘痰多半月余。夜间不能平卧，须用三个枕头垫背后以保持半卧位，咳逆倚息，面无华色，形体消瘦，倦怠乏力，纳差便干，尿频量少。昨日自服泻药后又泻下 4 次。右尺脉虚浮，右关脉较有力，左关脉弦，舌苔白腻。此属高龄肾元不足，肾不纳气，肺脾有痰饮，肺肝之气上逆，当补其肾，化其饮，降其气，拟张景岳金水六君煎加味治之：当归 10g，熟地 15g，制半夏 10g，茯苓 15g，化橘红 6g，炙甘草 3g，党参 15g，山药 15g，芡实 12g，炙苏子 10g，炒苡仁 20g，冬瓜子 12g。5 剂。

次日晚电话告之：服头剂药后，晚上已不气喘。次日药后痰已减少，白腻苔见退，嘱 5 剂服完再服 5 剂。

5 剂服完电话告之：饮食、大便皆已正常，白腻苔已退。

10 剂服完后复诊：气急缓解，痰量减少，面已略带华色，胃纳正常，大便顺畅，仍易受寒，鼻流清涕，背感寒冷。诊得两尺脉虚浮，左关脉弦，右关脉缓，舌润，舌中苔腻，仍属高龄肾不纳气，脾气亏损，冲气不降，再守方以增其制。原方加肉桂 2g，改熟地、党参、山药各 20g，芡实 15g。

经 2 个月治疗，老人身体已康复，每天早晨能走上楼顶平台锻炼半小时，停中药以饮食调养之。

本案以金水六君煎补肾精，化痰饮，佐以党参益元气，山药、芡实补肾纳气，化痰止泻，并加苏子降气平喘，苡仁、冬瓜子健脾化痰。此方融金水六君煎、神仙粥、六君子汤去白术、苇茎汤去苇茎、桃仁加苏子于一炉。尺脉虚浮属阴虚于下，不宜用升提之白术；去苇茎，以其无热象；去桃仁者，以其大便溏泄也。神仙粥乃敦煌藏经洞出土之古医方，仅山药、芡实二味，乃平补脾肾之方，且有纳气化痰之功。时值南方之初夏，百岁高龄用药总宜平和，过温则恐热化，过凉则恐寒化，徒伤正气。10 剂后复诊加肉桂 2g，既能散寒饮，又能纳肾气，颇合仲景苓桂术甘汤意，用温药和之。天热故肉桂用少量，加重补益药剂量以增其制。

此病案疗效甚佳。金水六君煎出自《景岳全书》，由贞元饮（当归、熟地、甘草）与二陈汤（半夏、茯苓、陈皮、甘草）组成，药共六味。贞元饮补肾纳气，二陈汤燥湿化痰，理气和中，全方共奏化痰湿、滋肺肾之功，临床上经常用于肺肾阴虚、痰湿内蕴所致的咳喘症，尤其是年迈体弱者疗效更好。现代医学的慢性支气管炎、肺气肿、肺心病、矽肺、肺结核患者，只要切中病机，实为常用之方。魏长春先生的验方三子贞元饮与此方基本同一功效。

咳喘经久不愈，夜间尤甚，虚寒之体，虚中夹实者，有张好方我们不能忘记，就是阳和汤。该方出于清代王洪绪的《外科证治全生集》，由熟地、肉桂、麻黄、鹿角胶、白芥子、炮姜炭、甘草七味药组成。全方温阳补益，散寒通滞，原用于阳虚寒凝之阴疽证。用于阳虚之体哮喘，反复频发者，不愧为一张佳方。最近与连建伟教授交谈中，他告诉我，用此方治疗一位大学女教师，48岁，哮喘反复发作数十年。近一月来夜间不能平卧，喉间哮鸣，痰少，畏寒肢冷，服用常规药物效果不显。连教授选用阳和汤原方，服后疗效颇佳，夜间即能平卧，喘息迅速减轻。患者本为哮喘虚寒之体，外邪引动，虚中夹实，用鹿角胶温肾阳，炮姜、肉桂温肺脾，麻黄、白芥子宣肺散寒，温化痰饮，熟地、甘草补肺肾纳气，用之效如桴鼓。

张锡纯《医学衷中参西录》中的参赭镇气汤亦是我常用之方，由人参、代赭石、芡实、山药、山萸肉、龙骨、牡蛎、生白芍、苏子九味药组成，主治阴阳两虚，喘逆迫促，有将脱之势，亦治肾虚不摄，冲气上干所致胃气不降，胸膈满闷。我常用此方治疗老年人咳喘、喘息性支气管炎、肺气肿，效佳。方中人参补元气，亦能固脱；怀山药、芡实、山萸肉能补益脾肾；代赭石降逆而开胸膈，与以上药合用，补益肺肾、收敛纳气功能更强；生牡蛎、龙骨摄纳浮越之肾气；苏子降逆化痰平喘。这类患者气虚及阳者为多，肾阳亏损者加四逆汤、附子、干姜、甘草更佳，痰多者可加白芥子、莱菔子之类，有外感者需加三拗汤，随证加减更能取得满意之疗效。

张洁：反复不愈的咳喘，诱因在风寒，体质是虚寒。我们现在非常重视寒邪的透发，在咳喘缓解后，从培补正气着手，在冬季可用补中寓治之膏方，夏季则冬病夏治敷贴等，这样能使患者减少发作，或症状减轻。

老师：说得非常正确，不论是上感还是支气管炎，还是肺部感染，诱因大都是感受寒凉及饮食生冷。《灵枢·邪气脏腑病形》篇记载："形寒饮冷则伤肺，以其两寒相感，中外皆伤，故气逆而上行。"病邪从哪里进来，必须使其从哪里透发出去，疾病才能彻底治愈，不留其根。一般的感冒咳嗽，如反复出现，加上体弱多病或年迈衰老，继则失治或误治，可变为支气管炎、慢性支气管炎、肺气肿，若干年后可发展为肺心病，甚至导致心衰或呼衰。从感邪到病入膏肓的过程，早已在《素问·阴阳应象大论》中记载着："故邪风之至，疾如风雨，故善治者治皮毛，其次治肌肤，其次治筋脉，其次治六腑，其次治五脏。治五脏者，半死半生也。"治咳喘必须透发寒邪。有一患者我记忆犹新，即给我们师徒拍照的摄影爱好者朱先生，72 岁，2011 年 1 月，他与摄影爱好者一起北上内蒙古，当时内蒙古室外是零下 28℃，摄影时眉毛、胡须皆结着冰花，他就这样起病。咳嗽半月余，发热，当时体温 38.7℃，痰多。浙一医院肺部 CT 提示肺部感染，继则予抗感染治疗 8 天。除体温见退外，咳嗽仍然剧烈，夜不能寐，痰色白黏稠，舌正红苔白滑，脉弦浮滑。我用温里散寒、宣肺止咳之剂：麻黄 10g，细辛 10g，附子 12g，蝉衣 9g，浙贝 12g，旋覆花 10g，生白芍 12g，荆芥 12g，苏叶 10g，前胡 12g，制半夏 12g，杏仁 12g，桔梗 10g，白芥子 10g，佛耳草 12g，生甘草 6g。5 剂。

复诊时咳嗽已去八分，原方去白芥子、荆芥、杏仁，加蜂房、玉屏风散，又服 7 剂。药后全部症状消失。我用的是麻黄附子细辛汤和蝉贝药对及余国俊先生的"治咳专方"。此方由金沸草散化裁而来，具体可看余国俊的《中医师承实录》。此患者能迅速治愈，靠的是透发寒邪，只有透发寒邪才能达到宣肺散寒、化痰止咳之目的。

桐亮，你曾说起有张治疗痰咳的佳方，疗效很好，请你谈谈此方的特点。

桐亮：哦！我说的是前胡止嗽汤，是民间中医郭永来老师在《杏林集叶》中推荐的一张止咳方。郭老师在网上针对本方回答网友说："我的那个前胡止嗽汤，辨证很简单，请记住三句话：外感咳嗽（不是内伤），有痰（不是干咳），不喘（有喘要先治喘，轻者可配合其他方药，重者须另选处方）。能记住这三句话，几乎可以做到百发百中。"我们临床验证的确如此，只要是痰咳，疗效很好。

老师：此方由哪些药组成？

桐亮：前胡止嗽汤组成是：荆芥 5～10g，前胡 10～15g，桔梗 5～10g，甜杏仁 5～10g，甘草 5～10g，枇杷叶 5～10g，白前 5～10g，紫菀 10～15g，陈皮 5～10g，天竺黄 10～20g，贝母 5～10g，芦根 10～20g，全瓜蒌 10～20g（用于痰黏稠，否则不用）。主治外感咳嗽，剧烈痰多，喉间痰声辘辘。听诊双肺啰音久久不消失。可有低热和午后低热，体温一般在 38℃以下，病程大约在十几天到一两个月之间。曾经用过多种抗生素，尤其是静脉输液和止咳药物无效，或者因失治误治而至长期咳嗽不愈，患儿尤宜。

加减：午后低热不退，加桑白皮、地骨皮、白薇、鳖甲。外感风邪重，可加防风。喘去荆芥，加麻黄。贝母价贵，可以不用。

以上是郭老师在《杏林集叶》中提及的要点。本方的确药味不苦，甚至煎煮时有一股香甜味，特别适于小孩服用，患儿乐于接受。我女儿咳嗽时通常以此方稍作加减治疗，疗效很好。因川贝价格昂贵，我临床使用本方时一般都用浙贝母，效果依然。

老师：你介绍的方药，我认为是止嗽散及千金苇茎汤的用方思路。

桐亮：其中有顾松园《医镜》的疏邪利肺汤及往年《中医杂志》介绍过的肺炎清解汤，主要针对痰咳，偏于热痰。如果是寒痰，还是要以小青龙汤加减治疗。方中重用的几个主药是天竺黄、贝母、芦根、全瓜蒌。后面三味药我们平时用的比较多，天竺黄用的不多。但是我认为天竺黄在本方中是一个关键性药物。

郭老师在书中说，天竺黄首见于《开宝本草》，其味甘寒无毒，主小儿惊风天吊，能镇心，明目，去诸风热。可见古时也并不专用于痰喘之证。至《本草纲目》始论其"气味功用与竹沥同，而无寒滑之性"。《本草汇言》继之曰："天竺黄，豁痰利窍、镇惊安神之药也。李氏曰，其气味功用与竹沥大同小异，第竹沥性速，直通经络，而有寒滑之功，竺黄性缓，清空解热，而更有定惊安神之妙，故前古治小儿惊风天吊、夜啼不眠、客忤痫疟及伤风痰闭、发热气促。"其实，天竺黄与竹沥同为竹之汁液（天竺黄也是竹之汁液凝结而成），其功用自应无甚大别。

天竺黄本草论述者不多，然而历代本草论述竹沥功用最详，《本草衍义》概括为："竹沥行痰，通达上下百骸毛窍诸处，如痰在巅顶可降，痰在胸膈可开，痰在四肢可散，痰在脏腑经络可利，痰在皮里膜外可行……为痰家之圣剂也。"此段论述简直可以说竹沥就是治痰专药。

老师："功同竹沥，痰家圣剂"，讲得太好了。可惜天竺黄在我院缺货，有些药店亦缺货。余国俊在《中医师承实录》中讲述：江尔逊教授以豁痰丸（重用鲜竹沥300ml）治愈多例重症肺部感染。实践证明，竹沥重用，清热豁痰与润燥生津两擅其长。据江老体验，每剂最少不能少于60ml。而且书中最后一句话是："最后强调一次，豁痰丸取得卓效的关键是重用竹沥。"竹沥的确是痰家圣剂，而且使用本药的关键就是重用。

桐亮：这样说来竹沥不光可以用来治疗痰咳，而且还可以用来治疗痰病重症。

老师：是的，的确可以用来治疗痰病重症。其实竹沥特别适合当今社会。疾病治疗一定要充分考虑社会环境因素。如今很多人都多吃少动，导致身体肥胖，痰湿壅盛。临床上痰、瘀、湿的体质较多，一旦受邪，邪与痰瘀结合，会形成痰浊夹瘀。就好比我们厨房中的油污，没有洗涤剂很难去除。鲜竹沥就像是洗涤剂，擅长把油污分开并冲刷掉。古时候文人墨客喜欢用竹来赞美一个人的高风亮节，原因就在于竹的清透，容不得污秽之物，就像君子一样。竹沥最擅长去除这些污浊之物。每年竹笋上市时，上消化道出血的患者较多。原因就在于食用竹笋后，胃蠕动加强，当竹笋损害胃黏膜保护层时就容易引起出血。

桐亮：当时在俞尚德老中医的《俞氏中医消化病》中看到胃溃疡最忌讳吃竹笋，不是很明白，现在经老师这么一讲，一下子就清楚了。

老师：所谓用药就是以药物的气味属性来纠正疾病和人体的偏性。用对了就是治疗作用，用错了就是副作用，任何药物都一样。临床中有些咳嗽患者，特别是痰浊比较明显的，就单味鲜竹沥服用，也能取得较好的疗效。当然剂量不能太少，一般每天在 60ml 以上。痰浊一化，邪气就无所依附。皮之不存，毛将焉附。如果考虑到竹沥寒滑之性，可以将其适当加热后服用，或者加入生姜汁一起服用。

竹沥这样一味好药我们临床上不够重视，再则鲜竹沥很难买到，中药房只有复方鲜竹沥、复方竹沥胶囊。现在痰瘀体质的人这么多，痰浊致病很普遍，竹沥在中医临床中应该大有用武之地。

张洁：患者来看口臭的很多，有的是龋齿所致，有的因咽喉炎、吸烟、饮酒或浓茶或咖啡，也有的是胃炎，胃中幽门螺旋杆菌感染所致，也有其他内脏疾病引起的。我们针对病因治疗，口臭能除，但部分患者无以上原因，老师是否有治口臭的好方子？

老师：除上述病因外，有的口臭者舌质红苔黄，脉弦滑，常有口舌生疮，口腔溃疡，如兼有口干便秘、溲黄者，应属胃热上熏所致，可与清胃散，用生地、丹皮、黄连、当归、升麻等，亦可加石膏。

临床上有的是病久、病重之人口气臭秽，无实火表现，再伴有不思饮水，身重欲寐，那是阴盛逼出真火之精气，在郑钦安的《医理真传·卷二》中讲述，治宜收纳真阳，方用潜阳丹治之。我体会潜阳丹加附子理中汤效果很好。

一般无特殊疾病的口臭，我临床上还经常选用胡康才先生的"祛臊方"。

此方曾登载于《中国中医药报》上，"为先祖所传，经数代应用此法，历验不衰，要点在一个'导'字，借助药物作用，引导体内上冲之浊气下降，这是治口臭的中心环节。用的主要是黄连、枸橘李、生甘草、焦山楂、钩藤。如胃火上冒型加用苍术、白虎汤，肺失清宣加泻白散，湿浊中阻加平胃散，肝脾气滞加金铃子散。"我在临床上加白芷、细辛，用之效良，供你们参考。

桐亮：张老师，我最近治疗一个病例：马某，42岁。就诊时的主要症状是四肢不温，怕冷，自感周身寒彻肢冷，厚衣不解，心烦，夜间梦多。舌质稍红，舌尖有刺，苔少且腻。这个患者，第一印象是阳虚，应该以当归四逆汤加味治疗。已经多处治疗，都认为是阳虚，曾用当归四逆汤、阳和汤等，附子甚至已经用到50g，但效果不明显。当时我想到您平时经常跟我们说反其道而行之。该患者用热药的思路行不通，那可能寒是假象，真热假寒，外寒里热，寒中包着火。现在社会压力大，火郁的患者很多，且临床往往容易误诊，要从舌脉上考量。想到此，思路豁然开朗。该患者心烦梦多，舌质红，最重要的是舌尖有刺，苔腻，为心经有郁热、胸中有郁火的表现。再静心体会一下她的脉象，有点弦细，比较急躁，感觉不是那么从容和缓，给人一种逼着一股气、出不来的感觉。至此立刻想到您临床常用的升降散合栀子豉汤，加上连翘、防风、薄荷、芦根等。服了三剂药，患者大便黏腻秽浊，症状明显减轻。大概以原方加减吃了十来剂药，就基本治愈了。用她自己的话说就是：不光不怕冷了，而且整个人感觉清爽了很多。

老师：这个病例的确是值得好好讨论一下。这样的患者临床常可遇到。你用的是"火郁发之"之法。

桐亮：刚开始的时候我想到的是阳虚，没有想到郁火，只是看到前医用了这么多热药均不见效，所以就用了反向思维的方法，再逐步考虑到可能是郁火，凭舌脉支持，才逐步清晰。

老师：是的，该患者似乎是阳虚，但前医用温阳的方法无效，我们就应放弃此思维。患者心烦多梦，这是心经郁热的表现。《伤寒论·太阳病中篇》第77条曰："发汗，若下之而烦热，胸中窒者，栀子豉汤主之。"讲的就类似这种情况。舌红，且舌尖起刺，这是火热郁闭，不得外达之表现。用温阳药的舌象应该是胖大舌，水滑苔；患者的脉象弦细，而稍有急躁，火郁的脉象就是沉而急躁带数。火郁结在里当沉，想发越出来，就形成了沉而急燥带数之象。正如《四言举要》所云，"火郁多沉"。

桐亮：经过张老师这么一分析，我理清了头绪。诊断火郁证的思路很清晰了。

老师：我们临床碰到一些久治不愈的疑难病，舌脉的参考价值很大。因为症状往往带有主观性，要从众多的临床症状中取其要领实非易事，而舌脉往往是比较客观的，很多疑难病的诊断线索可以从舌脉中获得。

桐亮：针对郁火证，我也查过资料。温病学泰斗赵绍琴先生在《赵绍琴温病讲座》中就提到：古人谓"在卫汗之可也"，非属方法，乃是目的，否则与温病相背矣。书中又说火郁当发。什么叫发呢？发，令其疏散也，就是让他疏开、散开。重在调气机。不管什么郁，湿郁要治湿，火郁要治火，痰郁要治痰，气郁要理气。赵老首先推荐的治疗用方就是升降散。他说，升降散用蝉衣、僵蚕、片姜黄、大黄，主要是清血分之郁。僵蚕是吃桑叶生存的，本身具有清头目、祛风热的作用；蝉衣是凉的，清肝热的；片姜黄化瘀；大黄能降血分的郁热，推陈致新。这些个药物，都是用来治疗郁证的。

老师：你刚才提到的升降散，我认为亦是治疗火郁证的要方之一。它可以解决很多疑难杂症。杨栗山的升降散是治热病之总方，其余 14 方皆在此方基础上加减。我用升降散是受蒲辅周老中医的影响。蒲老对升降散甚为赏识，《蒲辅周医疗经验集》中有详细的记录。特别是疏风大于清热，在临证中很重要。僵蚕配蝉衣，就是很重要的疏风药对。朱良春先生认为，僵蚕配蝉衣疗疮疡痈肿，除温热疫毒。还有羌活配独活、防风配荆芥等，都是很重要的风药对药。用少量的风药轻轻宣透，给郁邪以出路，顺势而为，开门逐寇，这就是"透"。你看升降散中，僵蚕、蝉衣气味俱薄，轻浮而升，升散郁火；姜黄入血分，主要的作用是行气活血解郁，起到推动力的作用；大黄从下，擅降浊阴，推陈致新。这样一升一降一推，郁火必出，不治热而热自清。

桐亮：真没想到升降散中含有这么深刻的医理。张老师，除了升降散，还有哪些方子经常用来治疗郁火的。

老师：还有一个很重要的经方，你们在处方中也用到了，那就是栀子豉汤。此方在《伤寒论》太阳病篇中多次出现，分别是：第76条"发汗吐下后，虚烦不得眠，若剧者，必反复颠倒，心中懊侬，栀子豉汤主之"；第77条"发汗，若下之，而烦热，胸中窒者，栀子豉汤主之"；第78条"伤寒五六日，大下之后，身热不去，心中结痛者，未欲解也，栀子豉汤主之"。经文中提到一个"烦"字，烦的原因就是胸中有郁热，上不得通，下不得出，郁而成烦。关键在于郁热已经扰及心营。"入营犹可透热转气。"栀子性寒而宣，在清热的同时使郁火得以透解，豆豉宣透解郁，解表除烦。二药配伍，充分体现了既清且透的治则，与火郁发之吻合。我临床应用时，一般都与升降散合用，透达郁热，功效更佳。其他如升阳散火汤、人参败毒散等，既可升清解郁，又可疏散外邪。又如防风通圣散，为解表、清热、攻下三者并用之方，用于里热郁结的同时又有风寒外束，故说"有病无病，防风通圣"也不是没有道理的。

桐亮：听张老师这么一说，很多零散的方子，通过"火郁发之"都可融会贯通运用了。

老师：疾病是复杂的，临证中针对一些疑难杂症，要反复辨证，是否有郁火。如果寒包着火，那就会从舌象、脉象、面色、神志、大小便诸方面表现出来，特别是舌脉的可靠性更强。

老师：黎红，现在治疗流感的抗病毒药物有哪些？副作用如何？中药治疗甲型流感应有优势吧！

黎红：目前有四种抗病毒药物可以用于治疗流感。M2通道阻滞剂，金刚烷胺和金刚乙胺；神经氨酸酶抑制剂，奥斯他韦和扎那米韦。研究显示甲型H1N1流感病毒对神经氨酸酶抑制剂敏感，对M2通道阻滞剂耐药，抗病毒的药物选择比较有限。副作用主要包括胃肠道反应、皮疹、肝脏损害、血小板减少等，临床使用率比较低。北京中医药大学东直门医院刘清泉等报道中提到，中药对H1N1流感轻症具有良好的效果，在退热、减少住院日、核酸转阴方面，与西药有同等的效果。对重症患者能够降低病死率。我觉得目前西药抗病毒药物有限，治疗效果一般，应该发挥中医优势。每年春夏两季呼吸发热门诊都有大量的发热患者，患者、医生都习惯于输液治疗，甚至普通的病毒感染也静滴抗生素治疗。我劝说患者服中药，很多时候患者觉得中药要煎服，嫌麻烦，不如输液来得快。中医中药治疗外感病的优势逐渐退化，老师对这种现象怎么看？

老师：中医传统理论认为"风寒外侵"是肺系疾病最常见的病因，这是其致病特点和反复发生的内在因素所决定的。风寒犯肺致咳嗽，治宜温散、温宣，风去寒除，肺气上逆之症自可迎刃而解。如病邪未从表解，客邪留恋，肺气郁闭，则易生湿、生痰、成瘀、伤气、伤阳、化热等，产生各种变症，遂成"久咳"、"顽咳"、"哮证"。《金匮要略》提出"病痰饮者，当以温药和之"，乃治疗痰饮病之大法。反观大部分临床医生，遇到呼吸道感染类病证，多按西医观念，认为"炎症"所致，使用苦寒清热解毒之品，实为中医药治疗的误区。同时，临床上广泛使用的抗生素、静脉输液等治疗手段，从中医性味上讲均属寒凉遏肺之品，使用不当，将会使肺气更加郁闭，产生变症。

黎红：近几年慢性咳嗽、哮喘、慢性阻塞性肺疾病（COPD）患者数量增加很快，大部分只能临床控制而并非根治，为什么呢？

老师：这与上面提到的病邪未从表解、客邪留恋有很大相关性。肺系疾病反复发作，首先损伤肺脏，继则累及脾、肾，首先导致气虚，继则阳气不足，进而阴阳两虚。因而阳气虚弱是慢性肺系疾病最常见的内因，这或许就是哮喘、COPD等发病率逐年上升与反复发作的原因之一。外感寒邪及阳气亏损是众多疾病发生之根本，在治疗慢性呼吸道疾病中必须重视寒邪导致气血不通畅这个重要环节。关于COPD现代医学有什么进展？

黎红：COPD的特点是持续存在的气流受限，呈进行性发展，并且与气道和肺对有毒颗粒或气体的慢性炎性反应的增高有关。这种慢性炎性反应导致肺实质的破坏（如肺气肿），并且破坏了正常的修复和防御机制（导致小气道纤维化）。这些病理变化导致气体陷闭和进行性气流受限，引起气短和COPD其他的症状。目前COPD指南2011版将COPD气流受限的肺功能分为4级（Grades），通过评价COPD的症状、气流受限程度、急性加重风险和并发症来对 COPD 进行分级。

老师：目前你们临床上治疗 COPD 使用吸入剂效果如何？

黎红：对于 COPD 稳定期，推荐吸入长效支气管扩张剂。长期吸入糖皮质激素加长效支气管扩张剂的治疗，推荐用于有高急性加重风险的患者。大部分患者使用后临床症状改善比较理想，但目前治疗 COPD 的药物不能改变患者肺功能进行性下降的趋势，包括哮喘。患者吸入糖皮质激素加长效支气管扩张剂后症状控制比较理想，但存在停药后反复的问题。

老师：中医讲究"扶正驱邪"，我认为在这一类疾病的治疗上，在西药起效快的特点基础上，应该发挥中医治疗的优势，即肺系疾病通过温宣、温散、温化、温通、温补等方法，达到散寒解表、化痰祛瘀、止咳平喘、扶正固本等目的，从而使肺病患者减轻症状、减少复发。

黎红：T 细胞数目和功能的下降在哮喘的疾病活动中起到重要的作用，是导致哮喘患者细胞免疫失调的重要原因。临床实验证明，哮喘患者外周血中 Th1/Th2 比值显著低于健康对照人群。动物实验证明，小青龙汤能选择性降低肺组织内 Th1、Th2 数量，逆转失衡的 Th1/ Th2 比值。补肾温阳中药（主要成分为仙灵脾和巴戟天）对 Th1/Th2 平衡具有多层次的调节作用。利用"温法"治疗呼吸道疾病应该说有较光明的前景。

老师：你们可以多开展这方面的临床研究。

老师：张洁，从"无酸无溃疡"到"无 Hp 无溃疡"，医学界对 Hp 的重视程度日益增高。而 Warren 与 Marsha 获得诺贝尔奖后，越来越多的老百姓也开始重视对 Hp 的治疗，门诊要求做呼气试验（UBT）的患者越来越多，对于那些临界数值的患者是否要进行抗 Hp 治疗？

张洁：UBT 检测准确性高，易于操作，可反映全胃 Hp 感染状况。但检测值处于临界值附近时，结果不可靠，可间隔一段时间后再次检测，或用其他方法检测。

老师：那么在实施呼气试验（UBT）时需要注意哪些问题？

张洁：最主要的是避免某些药物对检测的影响。应用抗菌药物、铋剂和某些有抗菌作用的中药者，应在停药至少 4 周后进行检测；应用抑酸剂者应在停药至少 2 周后进行检测。其他如消化道活动性出血时、残胃患者等均可导致 UBT 检测结果不可靠。

老师：治疗 Hp 的抗生素耐药率如何？

张洁：目前抗生素耐药率逐年增高，甲硝唑耐药率最高（60%～70%），阿莫西林、呋喃唑酮和四环素的耐药率仍很低（1%～5%）。

老师：目前抗生素呈现出高耐药率，抗 Hp 治疗有无新的方案？多次根治失败者是否需要不断治疗？

张洁：第四次全国 Hp 感染处理共识报告中指出，目前不再区分一线、二线治疗。在 Hp 高耐药率背景下，铋剂四联方案又受重视，经典的铋剂四联方案（铋剂 +PPI+ 四环素 + 甲硝唑）的疗效再次得到确认。鉴于铋剂四联疗法延长疗程，可在一定程度上提高疗效，故推荐的疗程为 10 天或 14 天，放弃 7 天方案。而如果经过上述四联方案中两种方案治疗，疗程均为 10 天或 14 天，失败后再次治疗时，失败可能性很大。在这种情况下，需要再次评估根除治疗的风险 - 获益比。

老师：现在对老年高血压治疗达标是否有新的观点和解读？

秋雁：老年高血压患者的血压应降至 150/90mmHg 以下，如能耐受可降至 140/90mmHg 以下。对于 80 岁以上的高龄老年人，降压的目标值为 <150/90mmHg。但目前尚不清楚老年高血压降至 140/90mmHg 以下是否有更大获益。老年患者降压治疗应强调收缩压达标，同时应避免过度降低血压；在能耐受降压治疗前提下，逐步降压达标，应避免过快降压；对于降压耐受性良好的患者，应积极进行降压治疗。

老年高血压试验汇总分析表明，降压治疗可使脑卒中减少 40%，心血管事件减少 30%；无论是收缩期或舒张期高血压，降压治疗均可降低心脑血管病的发生率及死亡率；70 岁以上的老年男性、脉压增大或存在心血管合并症者获益更多。但有研究显示，将老年糖尿病患者或冠心病患者的舒张压降低到 60mmHg 以下时，可能会增加心血管事件的风险。故治疗老年高血压应针对具体患者，还要考虑个体化的因素。

老师：你们现在对降压药的联合应用是否有新的变化？

秋雁：联合应用降压药物已成为降压治疗的基本方法。许多高血压患者，为了达到目标血压水平，需要应用两种或两种以上降压药物。二药联合时，降压作用机制应具有互补性。

我国临床主要推荐应用的的优化联合治疗方案是：D-CCB（二氢吡啶类钙通道阻滞剂）加 ARB（血管紧张素受体拮抗剂）；D-CCB 加 ACEI（血管紧张素转换酶抑制剂）；ARB 加噻嗪类利尿剂；ACEI 加噻嗪类利尿剂；D-CCB 加噻嗪类利尿剂；D-CCB 加 β 受体阻滞剂。

次要推荐使用的可接受联合治疗方案是：利尿剂加 β 受体阻滞剂；α - 受体阻滞剂加 β - 受体阻滞剂；D-CCB 加保钾利尿剂；噻嗪类利尿剂加保钾利尿剂。

不常规推荐的但必要时可慎用的联合治疗方案是：ACEI 加 β - 受体阻滞剂；ARB 加 β - 受体阻滞剂；ACEI 加 ARB；中枢作用药加 β - 受体阻滞剂。

老师：非 ST 段抬高急性冠脉综合征（NSTE-ACS）抗缺血治疗现有何进展？

秋雁：2010 年中华医学会心血管病学分会及《中华心血管病杂志》编辑委员会结合我国心血管病防治的具体成果，对非 ST 段抬高急性冠脉综合征（NSTE-ACS，包括不稳定型心绞痛和非 ST 段抬高心肌梗死）的诊断和治疗指南进行了相应的修订。2011 年美国心脏病学会基金会 / 美国心脏协会（ACCF/AHA）也更新了 NSTE-ACS 的诊疗指南。

抗缺血治疗没有新的药物推出，主要还是硝酸甘油、β - 受体阻滞剂、血管紧张素转换酶抑制剂（ACEI），只是临床应用更具体化。

I 类推荐：

（1）伴有持续缺血症状的 NSTE-ACS 患者应该每 5 分钟接受一次硝酸甘油（0.5mg），舌下含化，总计 3 次。此后，如果没有禁忌证，应进一步评价静脉应用硝酸甘油的必要性（证据级别：C）。

（2）NSTE-ACS 患者第一个 48 小时内应使用静脉硝酸甘油治疗持续缺血、心力衰竭或高血压。决定应用静脉硝酸甘油及所用剂量不能妨碍其他已经证实能降低死亡率的干预措施，如 β-受体阻滞剂或血管紧张素转换酶抑制剂（ACEI）（证据级别：B）。

（3）NSTE-ACS 患者尽量在发病 24 小时内口服 β-受体阻滞剂［除非存在以下之一或更多禁忌证：①心力衰竭；②低输出状态；③增加心源性休克的风险；④其他应用 β-受体阻滞剂的相对禁忌证，如 PR 间期＞0.24 秒、二度或三度房室传导阻滞、活动性哮喘或气道反应性疾病（证据级别：B）］和 ACEI［如果不存在低血压（收缩压＜100mmHg 或较基线下降 30mmHg 以上）或其他已知的禁忌证，对于伴有肺淤血或左室射血分数（EF）≤ 40% 的 NSTE-ACS 患者，应该在第一个 24 小时内给予口服 ACEI（证据级别：A）］。

老师：非 ST 段抬高急性冠脉综合征你们是如何抗凝治疗？

秋雁：NSTE-ACS 患者在接诊后应尽早联合抗凝和抗血小板治疗。

（1）介入治疗患者，根据证据水平 A（依诺肝素或普通肝素）和证据水平 B（比伐卢定或磺达肝癸钠）选择治疗方案。

（2）保守治疗的患者，根据证据水平 A（依诺肝素或低分子肝素）和证据水平 B（磺达肝癸钠）选择治疗方案。

（3）保守治疗但出血风险增加的患者，应用磺达肝癸钠是适宜的（证据级别：B）。

（4）住院期间持续 UFH（普通肝素）治疗 48 小时或依诺肝素或磺达肝素治疗达到 8 天，停止抗凝治疗（证据级别：A）

学习心得

起止时间：2010 年 12 月 6 日至 2011 年 1 月 6 日

继承人：周天梅

指导老师：张卫华主任医师

本人在急诊科工作，临床上经常会遇到感冒、肺炎高热不退的患者，几天静脉点滴下来一点变化也没有，这时主任就会叫我给患者开点中药退烧。说实话，心里挺没底，或用麻黄汤，或用桂枝汤、小柴胡汤，亦或麻杏石甘汤、白虎汤，有的第二天即热退身凉，有的还是热不退，究其原因，还是没有找到辨证的切入点，不知所以然，故而无从下手。

自从跟张卫华老师学医以来，学到了很多高效实用的方子，使我受益匪浅。那天向老师请教高热退烧的问题，张老师向我推荐了柴葛解肌汤，说此方可速退感冒高热，小儿尤佳。我听后铭记在心。近日小女的同学因雪地踩雪，鞋子渗湿受凉而半夜高热，自服退烧药热退，第二日又恶寒发热，体温39.5℃，四肢冰凉，头昏，精神差，伴咽痛口渴，恶心呕吐一次，二便调，舌红苔薄，脉浮数。我开了此方 2 剂，服后当夜即开始出汗，恶寒消失，体温退至 37.9℃，安然入睡。第二天体温已降至正常，精神欠佳，遂与竹叶石膏汤 2剂调理而愈，未服一粒西药。这使我相信了药到病除。

柴葛解肌汤原方载于明代陶华的《伤寒六书》，药物组成：柴胡、干葛（葛根）、石膏、甘草、黄芩、羌活、白芷、白芍、桔梗、生姜、大枣。用法：水二盅，加生姜三片，大枣二枚，槌法加石膏末一钱，煎之热服。方中以柴胡、葛根为君，有解肌清热的作用；石膏、黄芩清泄里热；羌活、白芷解表散寒，宣痹止痛，共为臣药；佐以芍药，敛诸散药而不令过汗；桔梗载药上行，宣利肺气；甘草调和诸药、通调表里；生姜、大枣调和营卫，为使药。本方为寒温并用，以辛凉为主，具有辛凉解肌、兼清里热的功效，因以柴胡、葛根为君药而得名。主治外感风寒郁而化热证，其病机核心是外邪未解，寒郁化热，邪犯三阳，症见外感发热，恶寒无汗，头痛腰痛，遍身肢节酸痛，颈项强急，胸胁苦满，寒热往来，心烦欲呕，鼻塞流涕，脉象浮数，舌苔薄白。以解肌清热为法，尤适用于小儿急性上呼吸道感染，即中医学的风热感冒、风热乳蛾，也适用于风寒感冒的寒郁化热、寒热夹杂之证。

方中羌活配石膏，辛温配辛寒，发越肌表之风寒，清透体内之实热；葛根配白芷，轻清扬散，善解阳明肌肉之热；柴胡配黄芩，寓小柴胡汤意，旋转少阳枢机，引领邪热外出；桔梗配甘草，即桔梗甘草汤，善除咽喉之浮热；白芍配甘草，即芍药甘草汤，酸甘化阴和营，泄肌腠之郁热。余国俊认为其取法浓缩在五个复方之内，故能同时兼顾外感邪热之表、里、半表半里三个病理层次，从而发越之、清泄之、引领之，直令其无所遁形。方中羌活、石膏、柴胡、葛根4味为不可挪移之品。羌活宜轻用3~6g，石膏宜重用30g以上，柴胡、葛根宜重用至15g以上。服法：先用冷水浸泡15分钟，煮沸15分钟，连煮两次，得药300~400ml，混匀，少量频频温服，6~8小时服完，这样可以使药力时时相续，服1~2贴，待体温渐降至正常后，转用竹叶石膏汤续清余热。

柴葛解肌汤其实为寒温并用的方子，属于和法的范畴。《伤寒论》中寒温并用的方子有桂枝汤、小柴胡汤、半夏泻心汤、大青龙汤、大柴胡汤等，比比皆是，在组方用药上似乎矛盾，实际上则面面俱到，而且临床上往往能取得良好疗效。

指导老师批阅意见：

我在大学背诵的歌诀是："陶氏柴葛解肌汤，病在三阳热势张，芩芍桔甘羌活芷，石膏大枣与生姜。"年轻时背的永不忘记。如有可能，重要方子要熟背。

《伤寒六书》是明代陶节庵所著，陶氏所撰六种伤寒著作，每种列为一卷，分别是《伤寒琐言》、《伤寒家秘的本》、《伤寒杀车捶法》、《伤寒一提金》、《伤寒截江网》、《伤寒明理续论》。

我个人体会，此方主治病在太阳、少阳、阳明，但非属热盛的阳明白虎证，正如余国俊先生所述：小儿高热往往是"寒包火"，需辛温配辛凉开通玄府，清透蕴热，辅以枢转升提，引热外出。

张卫华

2011 年 1 月 30 日

起止时间：2011 年 2 月 6 日至 2011 年 3 月 6 日

继承人：周天梅

指导老师：张卫华主任医师

春天到了，乍暖尤寒，所以，古人云"冻九捂四"。可是，现代人多不懂其理，一遇天暖和就把衣服减了，还有的年轻女孩爱美，穿得很少，所谓"美丽冻人"，所以春天感冒发热的患者特别多。一般发热退去，但遗留咳嗽难愈，短则一周，长则数月，迁延不已。咳嗽虽常见，但棘手者不少，故俗云"名医不治咳"。跟随张老师抄方至今，亦常见咳嗽患者，疗效颇佳，一般服药 2 ~ 3 剂咽痒咳嗽便可止大半，患者赞不绝口，称张老师技术高超。张老师向我推荐她的有效方剂金沸草散加减。

朱某，男性，72 岁，因咳嗽半月于 1 月 19 日初诊。之前有受凉发热史，肺部 CT 示：两下肺炎。曾门诊输液 8 天，发热已退，但咽痒咳嗽难愈，夜间尤甚，干咳少痰，伴畏寒，舌淡苔白，脉浮。为外感风寒，肺失宣降，治当发散风寒，降气化痰。予金沸草散合麻黄附子细辛汤加蝉衣、浙贝。一诊 5 剂后，咳嗽已去十之七八。二诊去白芥子、荆芥、杏仁，加蜂房止咳，再服 5 剂而愈。

咳嗽一证，外感居多，外感咳嗽，风寒居多，而治疗风寒咳嗽，如能恰当使用疏散风寒、宣肃肺气的药物，多能迅速获效。金沸草散为高等中医院校二版教材治疗风寒咳嗽的首选方，主要组成为：金沸草、白芍、甘草、荆芥、苏叶、前胡、半夏、杏仁、白芥子、桔梗。现多用旋覆花代替金沸草，主治伤风咳嗽，症见恶寒发热、咳嗽少痰、鼻塞流涕等。功用：发散风寒，降气化痰。

方中旋覆花能肃降肺气，豁痰蠲饮，古谚云"诸花皆升，旋覆独降"。其味辛，能散能行，能宣散肺气达于皮毛，一降一宣，恢复肺主治节的功能；其味咸，咸者入肾，能纳气下行以归根，使胃中痰涎下行，从浊道出，不复上逆犯肺，则上、中、下三焦通利。芍药配甘草为芍药甘草汤，酸甘化阴，能滋养肺津，舒缓肺气。现代药理学研究证实能缓解支气管平滑肌的痉挛。故旋覆花、白芍、甘草三者为不可挪移之品。

如寒热往来，加柴胡、黄芩（小柴胡汤之意）；高热气喘，加麻黄、生石膏（麻杏石甘汤之意）；发热咽痛，加银花、连翘、射干（银翘散之意）；痰多色黄，加浙贝、瓜蒌仁（贝母瓜蒌散之意）；哮喘痰鸣，加苏子、葶苈子（葶苈大枣泻肺汤之意）；发热恶风，自汗，加桂枝、厚朴（桂枝加厚朴杏子汤之意）；久咳不止，加紫菀、百部、枇杷叶（止嗽散之意）；体虚感冒，加黄芪、防风、白术（玉屏风散之意）；体虚食少便溏，加党参、白术（六君子汤之意）；痰涎清稀，头眩，心下满，加桂枝、白术（苓桂术甘汤之意）。

现在很多人对咳嗽的认识不足，一见咳嗽便诊断为"风热"、"痰热"，常用清热化痰、清热解毒法，如银翘散、清开灵、板蓝根、双黄连等，或用抗生素。殊不知风寒用凉药，极易闭门留寇，使邪内陷；见咳止咳，使肺气不得宣发，则咳更甚。观现今之治感冒中成药，多治风热，适用于风寒者极少，而风寒感冒十居其八九。老百姓一发热即自用清开灵、板蓝根，误人不浅。希有关厂家能多研制出针对风寒感冒的中成药，如桂枝汤、麻黄汤、九味羌活汤等，以利于民。

指导老师批阅意见：

此患者爱好摄影，病起于12月上旬赴内蒙古拍摄雾凇，曾在零下28℃下摄影，风寒直中少阴，属太阳、太阴、少阴同病，我选用麻黄附子细辛汤合金沸草散加减治之。必须先用麻黄附子细辛汤透发寒邪。金沸草散在余国俊《中医师承实录》中被称为"出类拔萃的治咳专方"，用于临床颇有佳效。

张卫华
2011 年 2 月 28 日

起止时间：2011 年 3 月 6 日至 2011 年 4 月 6 日

继承人：周天梅

指导老师：张卫华主任医师

在跟张卫华老师抄方学习中，发现老师喜用乌梅丸，经常用于消化系统疾病，如腹胀、腹痛、泄泻等，疗效颇佳。不禁疑惑：乌梅丸不是驱虫剂吗？何以如此多功效？

杜某，女，28 岁，2011 年 2 月 25 日初诊。腹胀半年，伴嗳气、泛酸，腹中隐痛，纳可，大便偏溏，小便无殊，寐可，形体瘦，舌质红苔薄白，脉细。胃镜示：慢性浅表性胃炎。张老师曾先后使用附子理中丸、黄芪建中汤、香砂六君子汤等方，皆不见效，后拟乌梅丸方：乌梅 12g，细辛 10g，黄连 6g，黄柏 10g，当归 12g，附子 12g，花椒 6g，桂枝 10g，党参 15g，炮姜 15g，砂仁 10g(后下)，豆蔻 10g，太子参 15g，茯苓 15g，白芍 12g。7 剂。3 月 4 日二诊：诉服上方后腹胀明显缓解，腹痛好转，再以上方加减调理一月而愈。

《素问·至真要大论》篇云："厥阴何也？"岐伯曰："两阴交尽也。"厥阴是阴之尽，阳之始，是伤寒六经的最后一经，也是邪正斗争消长的最后关头，是阴阳的转折点，乃阴尽阳生之经。究其致病之由，一为寒邪直中厥阴，一为太阴、少阴病日久传至厥阴，亦有少阳病虚转入厥阴者。病至厥阴，正气衰竭，脏腑功能紊乱，邪正相争最剧，因此以寒热错杂和厥热胜复为其基本病机。乌梅丸是厥阴病主方，该方由寒温两组药组成，其中温热药 7 味，寒凉药 3 味，符合寒热相兼、温大于寒的立方原则。

乌梅丸在《金匮要略》中治疗脏寒蛔厥，症见静而复时烦，蛔上入膈，故烦。须臾复止，得食而呕，又烦者，蛔闻食臭出，其人当自吐蛔。蛔厥是因为蛔虫扰动，腹痛剧烈而致的手足逆冷证。治用乌梅丸寒温并用，驱虫安蛔。方中重用醋渍乌梅，安蛔止痛，敛肝泄热，为君药；黄连、黄柏味苦安蛔，清心肝之热；大辛大热之蜀椒、细辛、附子、干姜、桂枝温脏祛寒，使脏温蛔安；人参、当归补气养血，扶正安脏。寒温并用、苦辛相合是其特点。临床常用于治疗胆道蛔虫症、慢性菌痢、慢性胃肠炎、结肠炎等属寒热错杂、气血虚弱者。本方集酸收涩肠、温阳补虚、清热燥湿诸法于一方，故可治疗脾胃虚寒，肠滑失禁，气血不足而湿热积滞、寒热虚实错杂之久泻久痢。现在蛔虫症少见，故此方目前常用于胃肠道疾病。在使用常法效不佳的时候，用此方往往有意想不到的效果。只要木火盛（上热）脾肾寒（下寒）在患者身上同时出现，大胆使用此方，疗效非常显著。

以前听一老师说过，乌梅丸还可治疗闭经。一个十几岁的女孩，闭经半年余，用了许多补气养血的方子均不见效。该女孩面黄肌瘦，营养不良，家属诉其经常腹痛，胃口不开。老师疑惑，莫不是蛔虫症？遂拟乌梅丸一方。服一剂，女孩腹痛加剧，排出蛔虫数十条，腹痛缓解。之后胃纳增加，两月后月经来潮。细思之，脾胃为气血生化之源，蛔虫去，脾胃功能恢复，气血旺，则月经复潮。

临床上寒温并用的方子往往能起到较好的疗效，乌梅丸即是一个例子。之所以其临床应用广泛，因方中蜀椒、干姜、人参为大建中汤主药，能温运中脏之阴；附子、干姜为四逆汤主药，能回阳救逆；当归、桂枝、细辛属当归四逆汤主药，温阳通痹而治肢厥；黄连、黄柏、党参、干姜、附子含泻心之意，能辛开苦降，调其寒热，恢复中州升降之功。其他如小柴胡汤、半夏泻心汤、麦门冬汤、温经汤等皆是寒温并用的常用方。我们临床当细细体会，融会贯通，举一反三，做到灵活运用经方，使经方最大限度为临床服务。

指导老师批阅意见：

乌梅丸寒热并用，补虚祛邪合参，酸甜苦辣同用，临床用于慢性结肠炎、肠激惹综合征、不明原因的腹泻确有良效，对慢性胃炎腹胀、神经系统疾病的头痛、耳源性眩晕、植物神经功能紊乱、癔症等常能收到满意疗效。

张卫华
2011 年 4 月 8 日

起止时间：2011 年 5 月 6 日至 2011 年 6 月 6 日

继承人：周天梅

指导老师：张卫华主任医师

跟师抄方 5 个月，发现老师除治消化系统疾病颇具特色外，在呼吸道疾病方面亦有独到之处。临床上常常看到感冒咳嗽迁延不愈的患者或发热不退者前来求医，张老师每每能一二剂见效，五六剂根治。仔细查之，张老师喜欢用一方子——麻黄附子细辛汤。自己试用于临床，也收到意想不到的疗效。

《伤寒论》麻黄附子细辛汤乃治疗太阳、少阴两感证的高效方。原书谓："少阴病始得之，反发热，脉沉者，麻黄附子细辛汤主之。"《汤头歌诀》曰："麻黄附子细辛汤，发表温经两法彰；若非表里相兼治，少阴反热曷能康。"因太阳、少阴两感证的基本病机为心肾阳虚，复感寒邪，表里同病，故用麻黄发表散寒，附子强心，细辛搜剔、温散深入少阴之寒邪。本方药仅三味，配伍精当，功专效宏，临床运用机会颇多，远远超出了原书的适用范围，可广泛运用于内、外、妇、儿、五官科等多种病证。李可老中医就用此方治愈过暴盲、暴聋患者。临床运用中发现其可治疗慢性支气管炎、抑郁症、失眠、头痛等。

《伤寒论》少阴病篇提纲是"少阴之为病，脉微细，但欲寐也"。本人于去年 4 月曾发热数日不退，体温最高 39.8℃，每日要服退烧药才能出汗，但旋而又发热如故，伴周身恶寒无汗，酸痛，虽当时气温有 20 多度，仍要盖两床被子，困倦思睡，脉沉细。考虑寒邪直中少阴，自拟处方：炙麻黄 15g，制附片 30g（先煎半小时），北细辛 10g，炙甘草 6g。服 1 剂即周身汗出，困倦思睡等症状渐渐消失而愈。

若系内伤杂病，麻黄附子细辛汤证基本病机为阳虚寒凝。实践证明，临证时只要细心体察，准确推求出病机并不困难。本人临床上遇见一风心病患者，女性，83 岁，伴肢肿气急，心功能衰竭，心率 140～180 次，房颤率，每年因心衰住院数次。追问病史，患者年轻时长期住在潮湿的环境中，年老时极度怕冷，手碰冷水就要发抖，不能洗衣、烧饭，夏天亦要穿棉衣。考虑为长期反复感受寒邪，太阳由表入里至少阴，属于阳虚体质无疑。拟麻黄附子细辛汤和李可之破格救心汤，连服十余剂，后予附子理中汤加减调理之，患者心衰症状缓解，体质大为改善。本不能下楼（住 7 楼），现已能下楼买菜及做日常家务。至今一年余未住院。

人之体质禀于先天，成于后天。而人禀五行，各有偏重。早在《内经》中就记载着太阴之人、少阴之人、少阳之人、阴阳和平之人以及木形之人、土形之人、金形之人、水形之人等。而麻黄附子细辛汤证的体质是素体阳虚。张老师治疗风寒外感，常存"素体阳虚"之念于胸中，使麻黄附子细辛汤大有用武之地。只要是无明显热象的患者均可运用，可见麻黄附子细辛汤适应范围很广，运用机会很多。若能讲究临证思维方法，其效必彰！

目前临床上存在的主要问题是：有的医者畏惧麻黄、细辛、附子而不敢使用；有的即使遇到适应证，亦不愿单独或仅加一二味使用，必加减得面目全非，或喧宾夺主。若如此则疗效自然降低，甚至无效。剂量是经方的不传之秘，在方药对证的基础上，掌握住剂量亦是非常重要的。

指导老师批阅意见：

麻黄附子细辛汤是千古良方，临床许多疾病都是因感受风寒湿邪而导致，常因失治、误治而正气亏损，阴邪不能透发于外，导致疾病向深发展，最终成不治之症。《素问·阴阳应象大论》记载："邪风之至，疾如风雨，故善治者治皮毛，其次治肌肤，其次治筋脉，其次治六腑，其次治五脏，治五脏者，半死半生也。"麻黄附子细辛汤能阻止"虚邪贼风"进入脏腑，将病邪透发于外而使患者康复。

张卫华

2011 年 6 月 8 日

起止时间：2011 年 6 月 6 日至 2011 年 7 月 6 日

继承人：周天梅

指导老师：张卫华主任医师

跟师抄方半年，除了平时门诊临证学习外，发现自己基础甚为薄弱。张老师年愈七旬，记性特好，大学时学的方歌仍能倒背如流，还勤学不倦，书不离手，谈及某方，均能讲出出处及典故。

自学中医以来，读张仲景的《伤寒论》、《金匮要略》若干遍，虽不能做到背诵，能熟读亦不错，至少能遇到类似病症即想到方药。反复熟读，每次有不同体会，古书越读越有味道，有时会恍然大悟，这就是经典的魅力！张老师在临床中亦经常用到经方，且疗效确切，常用不衰。如麻黄附子细辛汤、桂枝汤、麻黄汤、麻杏石甘汤、小青龙汤、乌梅丸、半夏厚朴汤、甘麦大枣汤、半夏泻心汤、四逆汤、黄芪建中汤、附子理中汤、吴茱萸汤、小半夏汤等。她本人的经验方先后天方即为黄芪建中汤和附子理中汤加减，临床治愈患者不胜枚举。如方证对应，可达到桴鼓之效。下面以张老的先后天方为例。

呕吐：陈某，女，51岁，2006年10月7日来诊。食入即吐一天，昨日清晨始不能进食。原患贲门失迟缓症，脉舌皆为中焦虚寒之象。用附子理中汤合小半夏汤加婆罗子、诃子、通草等，3剂。复诊时述服1剂呕吐即止。

疼痛：周某，女，27岁，2007年4月11日来诊。胃脘隐痛反复5年，加重两个月，喜温喜按，痛时无法工作，面色晦暗。自述病起于春节食大量西瓜，并伴虚寒脉证。投附子理中汤合黄芪建中汤加味，胃痛渐止。服药一月，症状消除，面色转华，神采奕奕。张景岳说"三焦痛症因寒者十居八九"，寒则凝，温则通，胃脘痛虚寒证为多，治疗宜温通调补。张老师用此方法治愈慢性浅表性胃炎、萎缩性胃炎、溃疡病患者众多。

俗话说"十人九胃，十胃九寒"，众多原因可致寒湿损伤脾胃，久则脾胃虚寒。寒湿非温不化，虚寒非温不补。黄芪建中汤合附子理中汤，适合消化性溃疡、萎缩性胃炎及部分浅表性胃炎的患者。临床上只要脉证属虚寒，此方可加减使用。《金匮要略》云"虚劳诸不足，黄芪建中汤主之"。黄芪建中汤调理脾胃，亦可视作调后天之方，能温补中阳，缓急止痛。附子理中汤是先后天并补之方。郑钦安曰："附子之功在先天，理中之功在后天。附子补肾，性烈属火，火能生土，即补肾能助土，使脾胃中气可复。理中汤甘缓补土，土能伏火，使火久存而持续。胃寒者得附子，尤如釜底加薪。脾胃得火，运化无阻。"如无脾肾阳虚者，可去附子。临床上病情复杂，张老师在此方基础上加减，治愈慢性胃炎证属虚寒者众多，足见经方之魅力无穷。临床上如能融会贯通，即能一通百通，运用广泛。

指导老师批阅意见：

周天梅医师酷爱中医，现又在浙江中医药大学攻读博士，因此有重复研究《伤寒论》、《金匮要略》的机会，许多条文能背诵。其做家务时，化整为零，用 MP3 "诵经"（读经文），当方证相应时疗效颇佳。近周天梅医师用甘草泻心汤治疗一痴呆老妇，疗效极佳，被患者家属传为佳话。

张卫华

2011 年 7 月 18 日

起止时间：2011 年 9 月 6 日至 2011 年 10 月 6 日

继承人：周天梅

指导老师：张卫华主任医师

时光流逝，转眼间，我跟张卫华老师抄方已经快一年了。这短短的时间里，我在中医理论上的进步抵得上以前好几年。每次遇到典型病案，张老师总喜欢跟我们讨论分析。每用到一个方子，张老师总能说出其出处，并能倒背如流。这源于张老师年轻时扎实的基本功和日积月累。记得她跟我说，那时为了把一首方子背熟，骑车等红绿灯的时候也在背诵。

张老师向我推荐了几本书，称之为圣书。《郑钦安医术阐释》、《四圣心源》、《圆运动的古中医学》、《伤寒杂病论》。把这几本书读透了，临床上学会灵活运用，就足够了。治病要达到有方有法，每味药的加减要有方可循，有法可依。这些都是她的经验之谈。

读了《圆运动的古中医学》，我深感圆运动的重要性。自然之法，中医气机升降出入学说与《易经》的卦象相互为用，《易经》震、离、兑、坎等四卦象则具体演示了春夏秋冬四气的气机升降出入运动变化，春生、夏长、秋收、冬藏。秋天燥金肃杀之气当令，阳气收敛而沉降，如兑卦之象。至冬天，阳气藏于五脏，内实外虚，如坎卦之象，因此冬天易感受寒邪致病，或阳虚之体寒病易加重。如到了冬季，感冒发热的患者就特别多，慢性肺部疾患及心衰患者病情就要加重。此时阳气藏于五脏，五脏实，治疗需慎犯实实之戒。春天人体阳气乘肝木升发，疏泄之势由里出表，如震卦一阳奋起于地下，病情减轻。至夏天阳气实于表，虚于里，如离卦中虚外实之象。此时若误用寒凉，则更伤五脏阳气，易犯虚虚之戒。若此时以五脏阳气虚而采用温补之法，虚即得实，正气不亏，效果即好。

人法自然。根据《内经》天人合一的学说，人体的阳气与自然界的阳气相一致，即生于春，旺于夏，收于秋，而藏于冬。同时在一年的气候变化中，冬至与夏至是阴阳转化的两个转折点。人体的阳气是跟着大自然走的。这就能解释为什么立秋以后患胃病的患者明显多起来。同样的寒凉食物，夏天吃了就没事，阳气足啊，到了立秋就不一样了。阳气较前衰减了，再吃同样的食物就易伤脾阳，容易生病。一张方子为什么不能一用到底？气候时令变化，人体的内环境也变化，方子当然要变。怎么变？跟着时令变，稍稍加减一两味药即可。人体一日之中也有春夏秋冬。早上、中午阳气旺，下午、晚上阳气衰，所以我们要通过休息补充阳气。这也能解释为什么很多危重患者死于凌晨，这是阴气最盛的时候。临床医师不能光知道阴阳、五行、八纲，还要懂得时令节气，它能指导治疗的方向，预测疾病的发展。

指导老师批阅意见：

讲到时令节气，我想治病亦可以说用时间时令来看病。记得刘力红教授的《思考中医》中论述："开方实际是开时间。"气寒的药属冬，气凉的药属秋，气热的药属夏，气温的药属春。如患者是寒湿所致的病，我们用温热药治之，即是在他身上造成一个春夏的状态，寒湿即会散除。临床上大部分疾病皆由寒湿所致，这正是我喜欢用温热药治病的原因。

张卫华

2011 年 10 月 15 日

起止时间：2011 年 10 月 6 日至 2011 年 11 月 6 日

继承人：周天梅

指导老师：张卫华主任医师

《圆运动的古中医学》这本书，是张卫华老师向我特别推崇的，也是李可老中医重点推荐的。读了《圆运动的古中医学》，我深感圆运动的重要性，大自然是一个圆的运动，人体也是个圆的运动。

《圆运动的古中医学》和黄元御的《四圣心源》很多意义上是相通的。人之初生，先结祖气，两仪不分，四象未兆，混沌莫名，是曰先天。《四圣心源》曰："阴阳未判，一气混茫。气含阴阳，则有清浊，清则浮升，浊则沉降。"《圆运动的古中医学》则云："祖气运动，左旋而化己土，右旋而化戊土，脾胃生焉。"《四圣心源》曰："水、火、金、木，是名四象。四象即阴阳之升降，阴阳即中气之浮沉。"《圆运动的古中医学》则云："己土东升而化乙木，南升而化丁火，戊土西降则化辛金，北降则化癸水。于是四象全而五行备。"阳升而化火，而离火之中已含阴精。水根在离，故相火下降而化癸水。阴降而化水，而坎水之中已胎阳气；火根在坎，故癸水上升而化丁火。中气旋转于中央，四气升降于四维。中气如轴，四维如轮。轴运轮行，轮运轴灵。轴则旋转于内，轮则升降于外。

从五脏而论，肾为水火之宅，内寄元阴元阳，肾火温动，肾水上承，水沸精转而化为真气，充养周身。另一方面，肾火温煦肝阳，肾水涵养肝木，水火相济，功助肝木之升发。临床上可以看到肾阳虚的患者情绪不佳，有的伴抑郁状态，失眠，即肾水不能涵养肝木，肝气郁结，通过温补肾阳，也能达到疏肝解郁之目的，患者也会开心起来，所以患者称我的中药为开心汤。肝主左升，肝木升发顺畅，由木生火，是为君火。君火借肺金、胆木等下降之力从右而降，加之中焦脾胃为轴，脾升胃降，枢转中焦气机，最终沉于肾水中，心肾相交，完成整个圆运动。这个五脏的圆运动太重要了，临床医生应铭记在心。如最近一患者反复咳嗽两个月，肺部 CT 无殊，运用宣肺止咳中药效不佳。追问病史，患者有反流性食管炎，经常泛酸，脾胃为中焦枢纽，胃气不降则肺气不降，治当降胃气，肺气自降，患者咳嗽好转。所以说五脏六腑皆令人咳，找到责任脏腑，皆能止咳。

阴阳有盛衰、消长、转化的运动变化，五行有生克、乘侮的运动变化，气有升降出入的运动变化。三焦主气化，脏腑气机各有规律，位于上者以下降为主，位于下者以上升为宜，中焦为气机升降的枢纽。脾宜升则健，胃宜降则和，脾胃配合，精微上升，浊音下降。肺主肃降与肝主升发的"左升右降"，心火下降与肾水上承的"心肾相交"等，气机升降有度，无一不是为了达到气机的动态平衡而进行的自身调整。任何一脏的升降失常，即产生疾病。我们医者就是要不断调整五脏的运行，使之升降有序，达到圆运动的平衡。感谢张老师引我入门。纵观世间医书甚多，眼花缭乱，得真理者少矣。如能悟出此圆运动之真谛，则为良医也。

指导老师批阅意见：

名中医李可曾说："古中医派必将逐一攻克世界十大医学难题中之心、肺、肾三衰及肿瘤等奇难重危急症。"他认为彭子益是"中医复兴之父"，是继医圣张仲景之后第二位医中圣人。

从月记看天梅对古中医学已有所体悟，望继续钻研，持之以恒，必有硕果。在学习古中医学的同时，仍然要掌握国内名家的学术观点及其难能可贵的治病专方和经验，这会助你临床提高疗效，迅速解决患者痛苦。

张卫华

2011 年 12 月 28 日

起止时间：2011 年 11 月 6 日至 2011 年 12 月 6 日

继承人：周天梅

指导老师：张卫华主任医师

这个月对我来说是重要的一个月。我于 11 月 11 日去北京参加了第四届"扶阳论坛"会议，见到了我崇拜已久的卢崇汉老师。我始终记得 3 年前张卫华老师向我推荐《扶阳讲记》的时候。那时怀着好奇的心情，一口气读完了这本书，被里面的内容震惊了。这些内容是我以前所读教科书中未见过的，可是又如此令人信服。我依样画葫芦（当时对其内涵理解还不深），用到临床上，果然收到了意想不到的效果。于是每期扶阳论坛的书我都细细研读，均能得到不同体会。

卢老师在这次会议中主要讲了治病的原则——扶阳抑阴，用阳化阴。要始终抓住太阳和少阴，因为太阳是抵御外邪的第一道屏障，一旦太阳失守，就会出现很多变症。最严重的是邪入少阴，到了少阴，疾病已经非常严重了，所以治疗很关键，回阳救逆为当务之急。他讲到桂枝法、四逆法是最大的法，收功的法。如果把桂枝法用活了，可解决临床 60% ~ 70% 的疾病。张仲景的 113 张方子中，用到桂枝的有 70 方。用桂枝法，可以演变出上千张方来。另外，四逆法是在四逆汤的基础上演变而来的。可以是附子、干姜、炙甘草组合，也可以是附子、白术、炙甘草、生姜组合，还可以是附子、苍术、淫羊藿、益智仁、炙甘草、生姜组合。去掉附、姜、桂，疗效即大打折扣。因此卢老师用药的基础是姜、桂、附，思想是扶阳思想，阳主阴从的思想。"人生立命在于以火立极。""极"即合一，归一。治病的目的在于达到合一、归一。所治学问，都是在极上用功。阴阳如何合一，是在极上达到合一。因此桂枝法、四逆法乃为阴阳兼顾的法，治极之法，既能回阳，又能生阴的法。

　　卢老师谈到，虽然倡导扶阳，但没离开阴。扶阳抑阴，用阳化阴，强调了阳的主导地位，不可否认阴，阴是真实存在的。人体阴阳处于平和状态，阳起主导作用，才使人不生病。那么如何使人的阴阳处于平和状态呢？那就要用到立极之法——桂枝法和四逆法。我以前对此理解不深，直到临床上碰到患者，当时效果挺好，症状改善明显，持续了 4 个月，又回到原来状态，可见，是收功没收好。如何收功，何时收功，也是一门学问。所以，改善症状易，收功难矣！所谓收功，即人体阴阳调整到一个平衡的状态，并且可持续，而不是短暂的改善。怎样才能可持续？归根之道为静，四逆法是收功、归根的法，归静。水土合德，世界大成。坎属水，是由乾分一气落于坤来的，包含坤土。坤为体，乾为用。坎是阴阳和合之象，四逆法即坎，是为推极之法。我们治疗患者到最后都要归到四逆上来收功。如果一个患者长期治疗效果不佳，他就收不了功。

　　用扶阳法能起到纳下作用，且疗效平稳，反复少。中焦在治疗中起着关键的作用。中焦胃气衰败，土生津受影响，则化源枯竭。扶阳使不降得降，不畅得畅，中阳越来越旺，始终固护中土。中土旺，病治愈率才会高。四逆法纳下的同时，还藏精，为藏精提供好条件，使土能伏火。先振奋脾阳，再补肾填精。故四逆法可以达到人体长期的健康。我们治病就是要达到这样的目的，所以桂枝法、四逆法是最终收功之法。非常感谢卢老师的讲解，我觉得自己在思想上有了更深层次的提高。

指导老师批阅意见：

读天梅的这篇月记，我颇有感触及提高。师与生是教学相长的。

从郑钦安到卢铸之、卢永定，再到卢崇汉，他们的思想核心是"人生立命在于以火立极，治病立法在于以火消阴"。"病在阳者，扶阳抑阴；病在阴者，用阳化阴。"是以阴阳为纲，阳主阴从。

张卫华

2011 年 12 月 15 日

起止时间：2011 年 12 月 6 日至 2012 年 1 月 6 日

继承人：周天梅

指导老师：张卫华主任医师

时间飞逝，转眼间，跟师抄方学习已经一年了。在这一年中，我从张老师这里学到了很多很多，她的宝贵的经验，足已让我受益终生。在当今西医盛行的社会，连中医院都以西医唱主角，某些中医院校毕业的人也对中医的效果心存质疑，而张老师一直鼓励我，在中医的道路上我并不孤单。这次参加了全国扶阳论坛会议后发现志同道合者无数，更加坚定了我学习中医、研究经典的决心。

我记得卢崇汉老师曾经提到过桂枝法是最大的法，收功的法。张仲景的113 张方子中，用到桂枝的有 70 方，用桂枝法，可以演变出上千张方来。如果把桂枝法用活了，可解决临床 60% ~ 70%的疾病。开始我还不太相信，及至回到临床重新辨证体会，才发现卢老师所言极是。用桂枝法，我在临床上确实解决了不少问题。如高热一月的患者，用桂枝加附子汤加减，一剂后热退，就是个很好的例子。我在辨证中始终抓住有一份恶寒就有一份表证不放，虽然病程久，但仍在太阳，太少合病，桂枝加附子汤主之，一剂而解。《伤寒论》曰：

"太阳病，发热，汗出，恶风，脉缓者，名为中风。""太阳中风，阳浮而阴弱。阳浮者，热自发；阴弱者，汗自出。啬啬恶寒，淅淅恶风，翕翕发热，鼻鸣干呕者，桂枝汤主之。""太阳病，头痛发热，汗出恶风者，桂枝汤主之。"桂枝汤不愧为《伤寒论》的第一方。柯琴曰："此为仲景群方之魁，乃滋阴和阳、调和营卫、解肌发汗之总方也。凡头痛发热，恶风恶寒，其脉浮而弱，汗自出者，不拘何经，不论中风、伤寒、杂病，咸得用此发汗。若妄汗、妄下而表不解者，仍当用此解肌。如所云头痛发热、恶寒恶风、鼻鸣干呕等病，但见一证便是，不必悉具。唯以脉弱、自汗为主耳。"

临床上很多患者都是桂枝汤体质，表现为易出汗，动则汗出，又恶风，风一吹就感冒，所以这类患者衣服很难穿，穿多了易出汗，穿少了又冷。故这些患者体质很差，易感冒，且不易好。很多小孩也是这种体质。我经常听到很多妈妈说她的宝宝背上汗多，要垫块毛巾吸汗，或者要换衣服，否则就要感冒。体质好的小孩就不会出这么多汗，出了汗不换衣服也不会感冒。这种小孩就是桂枝汤体质。只要抓住体质，辨证准确，用桂枝法疗效极佳。我的一个师妹患过敏性鼻炎，经常鼻塞，流清涕，冬季加重，易出汗，怕风，体虚易感。曾在学校老师那儿诊治，多是些辛夷、苍耳子等治鼻炎药，无效。我从给她调体质入手，以桂枝汤合过敏煎加减，3剂起效，她说现在鼻塞好多了，目前还在治疗中。

值得一提的是生姜的功效。目前中药房只有干姜。干姜具有温里健脾作用，但干姜是无论如何都不能替代生姜的。生姜有温中、解表、止呕的作用，临床用途广泛。卢老师就在四逆法中提倡用生姜，且量大起效。我临床上曾治疗一眩晕患者，用小半夏汤合泽泻汤加减，嘱其加生姜一两同煎。患者有二十余年干咳史，一直治不好，服药后开始吐痰，白色痰一口接一口，自觉咳嗽也明显好转，这是把其多年的陈痰排出来了，这就是生姜的妙用。临床上桂枝汤体质的人很多，以前居然没发现。其实细细体会老师讲的话，均会有不同收获。临诊时需多加问诊，十问歌中的内容均要问到方为妥帖，否则辨证相偏，药差之千里，麻黄汤证和桂枝汤证相差远矣！

指导老师批阅意见：

文中讲述了柯韵伯先生论桂枝汤，并将桂枝汤类方用于临床，收到极好疗效。有医家说"桂枝汤是无汗能发，有汗能收之剂"，这样评价是很确切的，因该方的组成"阳中有阴，刚中有柔，攻中有补，发中有收"。这就是桂枝汤被称为"群方之冠"的理由所在。它既能调营卫，又能调气血。

张卫华

2012 年 1 月 21 日

起止时间：2012 年 2 月 6 日至 2012 年 3 月 6 日

继承人：周天梅

指导老师：张卫华主任医师

张老师在临床上喜欢用温热药物治疗疾病，近年来受火神派的影响较大，在实践中喜用附子，解决了不少疑难杂症，如风湿性多肌痛、风湿性心脏病、类风湿性关节炎、心衰、抑郁症等。张老师艺高胆大，每遇重症附子剂量高达 50 ~ 60g 每剂，往往收到捷效。我从中受到启发，总结归纳出《伤寒论》及火神派诸家运用附子的特点，现分析如下：

一、《伤寒论》运用附子的特点

《伤寒论》中张仲景运用附子比较广泛和成熟，涉及条文 38 条，配伍附子方剂 23 首。回阳救逆选用生附子，如四逆汤、四逆加人参汤、通脉四逆汤、通脉四逆加猪胆汁汤、白通汤、白通加猪胆汁汤等，剂量生附子 1 枚，约合现代剂量 30 ~ 40g；镇痛选用制附子，如附子汤、真武汤、甘草附子汤、桂枝附子汤及白术附子汤，用量大，剂量 1 ~ 3 枚不等，约合现代剂量 30 ~ 80g，可见制附子具有温阳止痛作用。从煎煮方法来看，张仲景用附子都是诸药同煎，即生附子用水三升，煮取一到一升二合，制附子用水八升，一般煮取三升，每服一升。这样用生附子时，煎煮时间就短，究其原因，采用回阳救逆方法的病情都较急重，而短时间煎煮可保持附子的峻猛之性，以达到急救的目的。另外，四逆汤下注有"强人可大附子一枚"，桂枝附子汤下注有"附子三枚恐多也。虚弱家及产妇宜减之"。因此，张仲景运用附子的多少，关键取决于病家的体质、疾病的轻重及正气的盛衰。

二、火神派医家运用附子的特点

郑钦安乃火神派开山鼻祖，附子常用至 100g、200g，超越常规用量，可谓前无古人。吴佩衡，云南四大名医之一，火神派的重要传人。对疑难重症，每以大剂附子力挽沉疴，最大剂量用至每剂 400g，并倡导久煎。用量 15～60g，必须用开水煮沸 2～3 小时，用量增加，须延长煮沸时间，以口尝不麻口舌为准。范中林承袭郑氏扶阳思想，临证善用大剂附子，少则 30g，多至 60g，甚至 500g 都用过。其投用大剂附子均先煎一个半小时，再加其他味药同煎半小时。祝味菊，民国时期沪上名医，火神派著名医家，提出"阳不患多，其要在秘"。善于用辛温药，处方配伍独特，自创诸如温潜法、温散法、温补法、温清法等，附子用量在 12～30g，最大 45g，为中小剂量。唐步祺，毕生研究、传承火神派学说，致力于郑钦安医学著作的阐释研究，著有《郑钦安医书阐释》，附子用量在 24～120g。山西的李可善用大剂附子治疗危症，其著名的自创方破格救心汤，在救治心衰等危急重症时，附子重用 100～200g，多采用武火急煎，随煎随服。他曾说："此时附子的毒性正是患者的救命仙丹。"这个思想与仲景的附子煎煮方法是一脉相承的。卢崇汉，人称"卢火神"，附子用量65～250g，为中大剂量。以上医家多提倡附子久煎，即先煎 1～2 小时，再与其他药同煎，这样可以减轻附子的毒性。治疗虚寒证时，先取小剂量，如无不适或起效，再逐渐加大剂量。取得显效后，再减到小剂量，所谓"阳气渐回，则姜附酌减"。当然，遇到急危重症时，则需当机立断，该重用时重用，用大剂量破阴回阳、扶正救逆。附子的用量，要根据患者的体质、疾病性质慎重斟酌，这一点同张仲景用药思路也是一样的。

本人在临床运用中注意到附子煎煮关键在于煎透，可用高压锅煎 20 分钟，再与他药同煎，便无中毒之虑。附子有没有煎透要以口尝不麻为度。了解一味药物的性能，自己身体力行也是应该的。本人曾尝过附子，达每剂 45g，自觉乏力易疲劳的情况大有改善，经前乳胀亦有好转，可见附子的功效远不止回阳救逆、温阳止痛，对于亚健康等亦有很大的作用。它的作用有待于我们在临床实践中不断探索挖掘。

指导老师批阅意见：

天梅自己煎附子 45g 后顿服，不仅无中毒症状，而且乏力疲倦改善，证实了亚健康患者治未病可用附子。附子毒性的表现可概括为"麻、乱、颤、竭"。麻指口麻、面麻、全身麻；乱指烦躁不安，心律失常；颤指舌体、肢体颤动；竭指呼吸衰竭，直至死亡。我们用附子必须警惕其毒副作用对人的伤害，只要注意配伍及煎药时间，是可以避免以上副作用的。

张卫华

2012 年 3 月 15 日

起止时间：2012 年 9 月 6 日至 2012 年 10 月 6 日

继承人：周天梅

指导老师：张卫华主任医师

读经典，做临床，勤思考，三者缺一不可，经典的魅力势不可挡。读《伤寒论》，每读一遍都有不同体会。张仲景是个大临床家，他的理论经久不衰，他的方子只要方证对应，就能取捷效。急诊科急性发热的患者特别多。我通过不断观察分析，用麻黄汤、桂枝汤、小柴胡汤、大青龙汤等加减治疗了不少发热患者。有个老年住院患者，长期反复金黄色葡萄球菌感染，每次发热要用斯沃抗感染，后来我用中药控制住体温，撤掉西药，替患者省了不少钱。中医现代化，不是搞几个小白鼠，研究下药效药理，也不是像西医一样将疾病分成几个证型，这样反而会害了中医。既达不到西医那样的效果，更提高不了中医的效果。有人说中医的缺点就是不可重复性，而这正是中医的优点。试想世界上有一模一样的疾病吗？没有。西医对一种疾病就是一种治疗模式，而中医根据一种疾病不同体质、不同表现而采用不同治疗方法，同病异治，异病同治，充分发挥它的个体化治疗的特色，这就是它的优势。现在国外也在强调疾病个体化治疗。如果把疾病固化分成各个证型，我不知道还有什么优势可言。

人是活的人，疾病是在变化的，所以张仲景在太阳病脉证并治篇用了大量篇幅介绍太阳伤寒正治应该是什么样的，误治后会出现什么样的脉证，应该怎样治疗。他展现在我们面前的是一个栩栩如生的诊疗画面。只要是人难免会出错，如果误汗、误下、误吐后应该怎么样，要怎样治疗。通过对疾病的脉证分析，可判断和预测疾病的预后转归。如太阳病欲解时，从巳至未上；阳明病欲解时，从申至戌上；少阳病欲解时，从寅至辰上；太阴病欲解时，从亥至丑上；少阴病欲解时，从子至寅上；厥阴病欲解时，从丑至卯上等等。

我们有志于学习中医的人，就要担当起振兴中医之责任，从自身做起，从读经典做起，不被外界的纷繁复杂所干扰，潜心研究，宁静致远。我希望自己能想到，也能做到。

指导老师批阅意见：

天梅勤奋好学，刻苦钻研，初见硕果。令我感动的是本月下旬，你克服困难，放弃休息，北上参加姚荷生研究室举办的"脉诊学习班"培训，为期 7 天。脉诊确实重要，遗憾的是我们因各种原因往往淡化了脉象。《素问·脉要精微论》曰："微妙在脉，不可不察。"愿你静心研究脉学，更上一层楼。

张卫华

2012 年 10 月 15 日

起止时间：2012 年 10 月 6 日至 2012 年 11 月 6 日

继承人：周天梅

指导老师：张卫华主任医师

望闻问切四诊当中，我最没有把握的是切诊。以前曾听说，同一患者，十名老中医切出来的脉可以是十种，可见切脉的不确定性和难度，所以对脉诊就有畏惧情绪。看病主要靠详细的问诊和舌诊再加上望诊，切脉只是简单的切一下，因为没经验，所以真的是不太懂。心中不了了，指下亦难明。

这个月参加了江西中医学院姚梅龄教授组织的中医临床脉诊培训班，获益匪浅。中医诊断强调四诊合参，缺一不可。脉诊是四诊之一。脉象信息可能反映患者约百分之七八十的问题。脉诊有很高的临床诊断价值，如果不精通，很多患者会被我们误诊和漏诊。脉诊不但是判断疾病性质最重要的依据之一，而且对判断疾病的预后、转归有重要作用。如姚梅龄教授从一平素脉象比较细弱的老年患者某一天脉象突然变浮大略弦略弹指诊断出该患者极有可能病危（当时患者仅感一点点头晕胸闷）。张仲景曰："夫男子平人，脉大为劳。"（《金匮要略·血痹虚劳病脉证治》）。又曰："结胸证，其脉浮大者，不可下，下之则死。"（《伤寒论》135 条）治疗不可用大陷胸丸、瓜蒌薤白白酒汤、苏合香丸。结胸证，脉反大，提示邪气独居于里，脏真反不能居藏而愈外脱，宜采用大剂量参附汤。急送患者至医院，并煎好药送服，在医院诊断为急性广泛前壁心肌梗死。由于治疗及时，患者唇色转红，脉大渐减，弹指转软，心电图的 ST 段压低和 T 波倒置很快纠正，病情很快好转。由此可见擅于脉诊的重要性。又如姚梅龄教授从六个老板的脉浮弦大弹指中预测可能会暴死，而当时这些人自我感觉很好，吃得好，睡得好，身体壮实，红光满面，特别怕热，工作精力充沛，极少生病等。这种体质的人脉象浮大弹指，说明阳气毫无秘藏可言，加上一派阳气偏盛的日常表现，可见其阳亢已经达到了阴难以承制的地步。若仍一味烦劳，则必致"阳气者，烦劳则张"，而进一步阳亢，一旦超过极限，极易阳亢无制，厥阳上行，化风突发，甚至暴死。果然，有五人不幸在两三年内相继暴亡。

中医治疗也好，养生也好，其最后的目标是"以平为期"。治病养生要因势利导，补偏救弊，通过仔细审因察脉，方能制定出治疗方案。当然要想达到高超的诊脉水平，光靠一周的理论学习是远远不够的，还需要长时间的临床实践。我希望有机会和时间能够好好学习，掌握脉诊的精华，从而提高自身的诊疗水平。这才是实实在在的中医本领。

指导老师批阅意见：

脉搏确实能预测疾病生死。我读书时看到连暐暐整理的一文《据脉决生死》，讲的是连建伟教授精通脉理，凭脉辨证。其友人之母 80 多岁高龄，久病卧床，意识不清，呼之不应，手撒口开，脉细弱，且三至一代。连教授辨证为气虚血脱证，且断言三日内必死。据古代医书记载：大病重病后期出现代脉，一至一代一日死，二至一代二日死，三至一代三日死，故敢断言。该老人果在第三日傍晚亡故。据脉证断生死，确有至理存焉。

现大家诊务繁忙，淡化脉诊，应该立即纠正。天梅，你一定要在脉诊上下苦工夫，切诊绝不能淡化。你们年轻，青出于蓝，定胜于蓝，将来你们医技应比我们这一代更高。

张卫华

2012 年 11 月 15 日

起止时间：2012 年 11 月 6 日至 2012 年 12 月 6 日

继承人：周天梅

指导老师：张卫华主任医师

我在临床上经常遇到感冒发热的患者，虽为常见病，但变化无穷，颇为奥妙。为什么有的人出一身汗就好了，而有的患者怎么都发不了汗，有的出了汗后来又烧上去了，有的输液后即好转，有的输液一周也不能缓解。此次参加了姚荷生研究室脉诊班的培训，姚梅龄老师的讲解令我茅塞顿开。他对《伤寒论》条文的理解深刻而透彻，条理清晰，这源于他几十年坚持不懈的研究。下面就对外感发热疾病的特点和治疗加以分析。

临床上我们见到的感冒患者，一种是发热的，另一种是不发热的。《伤寒论》第 7 条曰："病有发热恶寒者，发于阳也；无热恶寒者，发于阴也。"发于阳，是指从三阳经而发，发于阴，是指从三阴经发，故有的患者能发热，有的患者不能发热。因为是寒邪直中三阴经，所以患者一般不发热。有时发热是机体能奋起抗邪的表现，是好事。临床上有人看到发热就如临大敌，非要物理降温，非要输液，这是错误的。这是帮助寒邪与正气做斗争。中医讲究的是因势利导，应助正气透邪外出，而不应该逆其势而为。这就能解释为什么有的患者感染后不发热，如果通过治疗，这个患者能发热了，说明正气有能力抗邪，是病情好转的现象。

发热的患者，有这么几种情况：一是发热恶寒，无汗，脉浮紧，即太阳伤寒表实证，是表寒闭卫阳，麻黄汤主之。二是发热汗出，恶风，脉缓，即太阳中风表虚证，是营卫不调，桂枝汤主之。三是发热，不恶寒，无汗，脉浮数，是表寒内闭卫阳，郁而化热，表寒重一点，可予麻杏石甘汤，麻黄量大一点，石膏量少一点。四是发热，不恶寒，汗出，喘，脉浮数，是寒邪入里，郁而化热，逼津液外泄，故仍可用麻杏石甘汤，石膏量大一点，麻黄量少一点。《伤寒论》63条曰："汗出而喘，无大热者，可与麻黄杏仁甘草石膏汤。"五是身大热，不恶寒，汗大出，口大渴，脉洪大，即太阳转入阳明证，白虎汤主之。

发热可以有各种各样的表现，这取决于患者的体质。不同的体质有不同的转归。临床医师应该通过现象看本质，知道疾病的来龙去脉，方可心中有数，有方有法。以上是困扰了我很久的问题，现在解决了，并且在临床发热患者中应用也能基本达到1～2剂退热，今总结一下，以供同道参考。

指导老师批阅意见：

《素问·热论》篇记载："人之伤于寒也，则为病热，热虽甚不死。"我们应认真对待发热。发热是人体正邪相争之表现，治疗时应借助正气将寒邪驱除于外。现发热患者常用抗菌消炎、清热解毒法，求一时之快，热暂时退了，但正气也被伤害了，细菌、病毒"冬眠"了，当新感或饮食、情志等因素再发病时，原本亏损的正气会无力抵抗外邪，表现为不发热之各种症状。疾病缠绵难去，正气越来越虚，则会祸延千日，有的病就会层层入内，最终会如《素问·阴阳应象大论》篇所言，"治五脏者半生半死也"。因此我们要正确治疗发热。

张卫华

2012年12月15日

起止时间：2011年1月7日至2011年2月6日

继承人：张洁

指导老师：张卫华主任医师

张老师擅长使用温热药物及方剂治疗疾病，较为推崇"火神派"学说，但不拘泥一法，亦将"温补派"等其他学派、学说在临床中融会贯通，灵活运用。浙江地处江南，气候炎热，如此使用温热药物是否会火上浇油，加重病情？在抄方初期我一直心存疑惑，但临床中见张老师使用扶阳法后疗效显著，如慢性咳嗽使用清热宣肺化痰之品往往效果不佳，张老师使用金沸草汤却十之九中，其中缘由又是为何？"温补派"与"扶阳派"均注重阳气，主张使用温热类药物，为何称其为不同学派？他们到底又有何不同？这些疑惑在张老师的耐心指导下逐步解开。

中医史上有金元四大家，有经方学派、温补学派、温病学派等，千百年来，它们各树一帜，各呈异彩。鲜为人知的是，在清代末年，四川还出现了一个重要的医学流派——火神派。它的学术思想源远流长，萌芽于东汉张仲景的《伤寒杂病论》，经过宋、元、明、清朝等诸多医家的探索和创新，至清代由四川著名医家郑寿全（字钦安）最终发展形成了一套成熟的理论和实践体系。

中医各家学说的产生都有其特殊背景，如宋代《太平惠民和剂局方》偏温燥的风气，导致了金元刘河间、张子和的寒凉攻邪之势，更进一步造就了朱丹溪的滋阴学派，而这种偏"阴寒"的学术思想，又直接促成明末清初温补学派的确立与盛行。在中医药史上，自唐宋以后，尤以明清至今，用药偏爱寒凉蔚然成风。金元时期，刘河间提出"火热论"，临证善用寒凉药物，后世称之为"寒凉派"；朱丹溪提出"阴常不足，阳常有余"，提倡滋阴降火之法，临证中尤善于苦寒"泻火坚阴"。明清之季，瘟疫流行，以吴又可、叶天士、吴鞠通等为代表的温病学派应运而生，在中医药学史上别开生面，但也带来了一定的负面影响，即用药多寒凉轻灵，视附子等温热药如虎狼，相延日久，形成一种脱离辨证，滥用寒凉、阴柔的倾向。同时，当今社会中医学受到西医学的巨大影响与冲击，许多医者将西医的诊断、检验指标与中医辨证简单地对号入座，片面理解其中的意义，导致中药西用，辨证论治原则的弃失。最突出的就是寒凉化倾向，如将体温高、血压高、白细胞计数多等理解为阳热证，采用寒凉方药治疗。这极大地影响了中医药的疗效，且导致许多疾病恶化或迁延不愈，也使得对许多虚寒病证的治疗迷失了方向。因此，火神派的诞生与发展是有着它的历史背景和时代意义的。郑钦安主张临证应以阴阳为实据，论治必在阴阳二气上求之，其实质是对阴阳证治的强调。火神派强调阴阳证治是对整体辨证的一种回归。正因为遵循阴阳辨证的规律，因此火神派并不只是拘泥于温热药物的使用，在辨证确切的基础上，也大胆使用苦寒清热药。

浙江虽处江南，但我们在临床中的确少见热体或阴虚火旺之体，阳虚寒湿证的患者十有八九，其中缘由李可、卢崇汉等老中医均有很好的解释。南方在饮食上嗜食肥甘精细之品，易损脾胃；生活节奏快，竞争激烈，导致非时的作息（阳气无法正常地生发和收藏）、心情的烦劳（"阳气者，烦劳则张"），均导致阳气虚衰；空调及抗生素的大量使用，使得寒湿内闭等。因此治疗上需要扶阳，而且现代医学证实扶阳的方法能提高机体的抗病能力，抵御疾病发生，对于预防疾病和病后调养有着重要作用。

温补派与火神派虽都重视阳气，但前者强调真阴的重要性，后者强调阳气的重要性，扶阳重于养阴但不忘阴阳互根；用药上前者多偏甘温，后者多偏辛热，两者略有不同。张老师认为在临床上要辨证分析，灵活使用，因此亦常将黄芪建中汤、小建中汤等配合潜阳丹、引火汤等使用，成效显著。如一中年女性足底发烫一月余，辨为阴阳失调，肾阳虚衰，阳虚火浮，予潜阳丹合引火汤、小建中汤加减口服后，症状缓解。临床上要重视辨证论治，采各家之所长，为我所用。

指导老师批阅意见：

张仲景的《伤寒论》是我国临床医学的奠基之作，是学术流派之源，是经典，能始终指导临床。历史上有较大影响的学术流派，具有代表性的是金元四大家，他们各有侧重，各有所长，影响广泛，临床贡献很大。现李可先生深受《伤寒论》理论的影响，继各家之所长，学而不泥，他的书值得我们好好学习。

张卫华

2011 年 2 月 15 日

起止时间：2011 年 5 月 7 日至 2011 年 6 月 6 日

继承人：张洁

指导老师：张卫华主任医师

咳嗽是中医独立的病证，是多种肺系疾病的常见症状之一，是肺脏为了驱邪外达的一种病理反应。外感咳嗽常见于上呼吸道感染、急性支气管炎、肺炎等。对于外感久咳，服用西药无效者，张老师在临床中应用金沸草散加减治疗，效果显著。

《医学心悟·咳嗽》谓"咳嗽之母，属风寒者十居其九"。风寒咳嗽临床多见，四季皆有。一般白天咳嗽频作，咽痒则咳者，多为外感风寒引起，咽痒而咳为风寒咳嗽的辨证要点。《内经》揭咳嗽之总病机为痰涎或水饮"聚于胃，关于肺"。金沸草散正是根据这一病机而组方。

金沸草散出处有三：一乃朱肱《类证活人书》，二是《太平惠民和剂局方》，三是高鼓峰之《医家心法》。三方用药略有出入，张老师多用《类证活人书》之方。其功效为发散风寒，化痰止咳，多用于伤风咳嗽较重者。陈修园认为治疗伤风咳嗽，"轻则六安煎，重则金沸草散"（《医学从众录》）。当代名老中医江尔逊临床治疗咳嗽，不论表里寒热，喜用此方化裁，效验卓著。其弟子余国俊亦在《中医师承实录》中提及此方，称之为"出类拔萃的止咳方"。方中主药金沸草乃旋覆花之茎叶，近代用其花。谚曰"诸花皆升，旋覆独降"，其肃肺降胃、豁痰蠲饮之力颇宏。其味辛，辛者能散、能行，故能宣散肺气达于皮毛，一降一宣，肺之制节有权。其味咸，咸能入肾，故能纳气下行以归根，脾胃之痰涎或水饮息息下行而从浊道出，不复上逆犯肺，肺自清虚。是一药之功，三脏戴泽，三焦通利矣。再者，方中寓有芍药甘草汤，酸甘合化，滋养肺津，收敛肺气，防宣散太过，抑诸药之辛燥。全方升中有降，降中有宣，宣中有敛，温而不燥，共具降气止咳化痰、宣肺解表散寒之功效。邪祛则正安，肺气清，宣降通畅，其咳自止。张老师指出，此方虽然是治风寒咳嗽之代表方，但因其准确地针对咳嗽的基本病机，故而通过灵活化裁，充分发挥复方之协同作用，便可扩大其运用范围，通治诸般咳嗽，尤适用于久咳不已而诸药罔效者。方中旋覆花、芍药、甘草三味药的作用举足轻重，不可轻易改换，其他药物则可随症加减。服药时由于是旋覆花入煎，药汁味劣难咽，有少数患者服后呕恶，或竟呕吐，故服法宜讲究：饥时饱时勿煎尝，不饥不饱才服药。若仍呕吐者，可先咀嚼一小片生姜，徐徐咽汁，须臾服药；若系小儿，可取姜汁少许，兑入药汁之中。我在跟师抄方中即遇到多个典型病例。如蒋某，男，50岁，因

"咳嗽两周余"就诊,静脉滴注及口服大量抗生素,咳嗽不能缓解。虽使用抗生素治疗,但其只能发散,无宣疏肃降之效,不能逐邪外出,风邪恋肺,故咳嗽迁延缠绵。无论病程久短,均宜宣疏肃降为主。予以金沸草散加减,症状立即缓解。

指导老师批阅意见:

咳嗽一症,现代医学许多疾病皆可引起。《内经》早已记载"五脏六腑皆能令人咳,非独肺也",因此给治疗带来困难。此处当特别提出的是慢性支气管炎、肺气肿、肺心病继发感染后的咳嗽气促,多泡沫痰,绝不能用苦寒之中药"抗感染",必须选小青龙汤、麻黄附子细辛汤及三拗汤、苓桂术甘汤治之,金沸草散也可治之。痰饮病非温热药治之,非其治也。

张卫华

2011 年 6 月 15 日

起止时间:2012 年 3 月 1 日至 2012 年 3 月 31 日

继承人:张洁

指导老师:张卫华主任医师

随着社会的发展,心血管疾病发病率逐年增高,尤其是冠心病。根据世界卫生组织 2011 年的报告,中国的冠心病死亡人数已列世界第二位。

中医多将其归为"胸痹"范畴,其病位在心,与肺、脾(胃)、肾、肝(胆)等多脏腑相关,呈现本虚标实的病理特征。本虚为气血阴阳的亏虚,标实为气滞、血瘀、痰饮、寒凝、火热交互为患。本虚又以气虚最为突出,标实则以血瘀为主。目前临床多按瘀阻遏痹胸阳,不通则痛来论治。阳气虚,无力推动和温煦血脉,阴血亏,无以充盈润泽脉道,亦可导致痹阻不通。中医认为心主身之血脉,推动血液的运行。气血是构成人体和维持人体生命活动的基本元素,同时又是脏腑组织器官进行基本生理活动的基础。《医宗必读·医论图说》描述:"气血者,人之所赖以生者也。"说明若心气不足,则不能行血,气虚则无以鼓动血液运行,血脉失于推动,血行瘀滞,发而为痹,"不通则痛"。

同样，若心血不足、心阴亏虚，则心脉失于濡养，虚火内炽，营阴涸涩，"不荣则痛"，亦可发生心痛。《黄帝内经》描述："人之所有者，气与血也。"血为气之母，血能生气，气为血之帅，故又以气为要。如心气虚弱不足，帅血无力，则血行迟缓，甚而停滞为瘀，痹阻脉络，"不通则痛"。瘀血形成之后，又会进一步影响脏腑，导致脏腑的功能失调，气血津液输布失常，从而使冠心病心绞痛的病情加重。因此，临床治疗胸痹除活血化瘀外，理当滋阴补气。

全真一气汤为明清医学大家冯兆张《冯氏锦囊秘录》中的经典方剂，是为了弥补前人治疗"脾肾阴阳两虚，上焦火多，下焦火少"之不足而设，"凡治中风大病，阴虚发热，吐血喘咳，一切虚劳重证，更治沉重斑疹，喘促燥热欲绝者"。其方由熟地黄、白术、人参、麦门冬、五味子、附子、牛膝组成。方中重用熟地黄、白术，专补脾肾，滋肾健脾，因先后之本首以重之，滋阴补气，令气旺血行，共为君药。人参味甘入脾，益气补中而资生化之源，阳生阴长，大补元气，助君药气旺血行；附子助阳散寒止痛，助人参大补元气；麦门冬滋养心阴，五味子滋肾养阴，共为臣药，增强益气养阴之效。牛膝助附子活血祛瘀止痛，均为佐药。诸药合用，共奏益气培元、通痹止痛之效，使心气得补，血瘀得消，脉络得通，而胸痹心痛自除。

冯氏说："凡初病轻病，或一脏或一腑受伤，久病重病必脏腑牵连俱困。脏为阴，可胜纯阳之药；腑为阳，必加阴药制其潜热。务使五脏调和，互为灌溉，脏腑气血自生，脏腑有邪难匿，根本之处得力，树叶之所自荣，邪不待攻而解矣。"又说："脾肾阴阳两虚，上焦火多，下焦火少，脾阴不足，肾阴虚损。盖少阴脏中，重在真阴，阳不回则邪不去。厥阴脏中，脏司藏血，血不养则脉不起。故用此方以使火降，水土健运如常，精气一复，百邪外御，俾火生土，土生金，一气化源，全此一点真阴真阳，镇纳丹田，以为保生之计而已，即名之曰全真一气汤。"

药理研究表明，人参、麦冬、附子、五味子等具有不同程度的增强心肌收缩力、控制心律失常、改善微循环、抗休克作用，以及增强机体免疫力、调节心血管功能、促进心肌营养代谢的作用。有研究发现，使用此方可明显减少血管活性药物和洋地黄制剂引起的头痛、头晕以及心律失常等毒副反应。

指导老师批阅意见：

　　这篇读书心得论述了冠心病（胸痹）的病因病机，并详细介绍了《冯氏锦囊秘录》中的经典方剂全真一气汤，通过引用冯氏的阐述，加深了对此方的功效理解。我是从毛以林先生的《步入中医之门》中了解及掌握此方的。书中多处出现对此方的论述，还讲述了此方加减能治疗心衰，疗效颇佳，值得我们掌握。

张卫华

2012 年 4 月 6 日

　　起止时间：2012 年 4 月 1 日至 2012 年 4 月 30 日

　　继承人：张洁

　　指导老师：张卫华主任医师

　　变应性鼻炎（allergicrhinitis）以反复发作性鼻痒、喷嚏、流清涕、鼻塞为主要症状特点，一般认为它是由 IgE 介导的 I 型速发型变态反应性疾病，是临床常见病、多发病。该病可由吸入、食入、注入变应原等引起。最新研究表明，多种介质和神经递质参与其病理过程。在治疗上，目前西医主要采用免疫治疗、药物治疗、手术治疗三种方法，但均有疗效短期、复发率高等诸多缺点。中医治疗变应性鼻炎具有标本兼顾、疗效稳固、副作用小、不易复发的优点。国内大量临床报道表明，中医药治疗变应性鼻炎有很大潜力，因此发挥传统医学的优势，寻找治疗变应性鼻炎的有效方药，尤其是古方今用方面，无疑会有广阔的前景和良好的效益。

　　依照变应性鼻炎的临床表现，可归于"鼻欶"、"欶水"、"鼽嚏"等范畴。《刘元素六书·鼻鼽》曰："鼽者，鼻出清涕也。""嚏，鼻中因痒而气喷作于声也。"明确指出本病以鼻痒鼻塞、喷嚏频频、清涕不断甚至涌出而不能自禁为主要症状。根据伤寒六经传变规律，本病初期是由于肺气虚，感受风寒异气之邪所致。风寒袭人，首在太阳卫表，皮毛受寒，太阳不开，则鼻窍堵塞。此时病在太阳，治疗上应以祛邪为主。桂枝汤始见于张仲景《伤寒论》太阳病篇，"太阳中风，阳浮而阴弱，阳浮者热自发，阴弱者……鼻鸣干呕者，桂枝汤主之。"条文所示鼻鸣干呕，属鼻欶范围。桂枝汤具有温通解表，调和肺卫，固护鼻窍，抵御外邪风冷入侵鼻窍之功。桂枝汤救卫表之不足，宣发肺卫之阳而通鼻窍。柯琴赞桂枝汤"为仲景群方之冠，乃滋阴和阳，调和营卫，解肌发汗之总方也"。以桂枝汤为基础加减变化的方剂共有二十九个，其制方之妙和应用之广泛，深得世后医家推崇，被尊之为"群方之冠"。桂枝汤中桂枝为君药，《神农本草经》言桂枝"主上气咳逆，结气，喉痹吐息，利关节"。桂枝能通达阳气，更能借此温通鼻窍及上焦之寒气结聚。张隐庵《本草崇原》言："桂助君火之气，使心主之神而出入于机关，游行于骨节，故利关节也。"大凡气机逆而结聚，阻闭关窍，宜以桂枝为先聘通使。因此桂枝在治疗本病中以通达气机、温煦肺窍为主。白芍同样有通利肺气兼开鼻窍的作用。叶天士《本草经解》曰："芍药气平，秉秋收之金气，入手太阴肺经。"其通达肺气，则有辅助桂枝开宣鼻窍的作用。《神农本草经》言大枣"助十二经，平胃气，通九窍，补少气少津液，身中不足，大惊，四肢重，和百药"。因能涵养经络，故润通九窍，补鼻窍津液之不足。生姜、炙甘草味厚气浓，佐大枣润鼻窍之阴，以防阳热太过，恐通阳之中有耗散阴津之虞。更与桂枝、白芍相得益彰，补卫表之不足，防御外邪，永镇安宁。

随着病情发展，病程延长，表邪由表入里，邪正交争于半表半里，治疗上应以扶正祛邪为主。《内经》言"肺主涕"，《难治·四十四难》云"肾主液"。涕为五液之一，五液为肾所主，肾虚不藏，津液自鼻窍外泄为涕。《素问·阴阳应象大论》曰："肾气火衰，九窍不利，下虚上实，涕泣俱出矣。"所以，鼻虽为肺窍，但清涕量多自溢的根本还在于肾脏虚衰。《素问·宣明五气》篇中云"肾为欠，为嚏"，进一步说明肾虚与本病有着密切的关系。患者在肾虚的基础上，复加外感风寒，袭于鼻窍，气血运行受阻，水液代谢失调，水积为饮，阻塞气道则为鼻塞，风邪扰动则为鼻痒喷嚏，水液蓄积过多则旁流而为清涕连连，故本病辨证在正虚的基础上，又加"饮邪为患"。人体水液代谢涉及肺的宣发肃降，脾的运化水湿，肾的蒸腾气化。肺、脾、肾三脏虚损，必然可致水液储留，积于鼻窍则涕下不止。肾为主水之脏，脾主运化水湿，肺为水之源，阳虚则水饮盛，饮盛则气愈虚，气不摄津而清涕自溢。鼻为肺窍，肺气不足则鼻为之不利。患病日久必累及脾肾，脾为肺母（土生金），为后天之本，肾为肺子（金生水），为先天之本，只有"母康子健"，肺主鼻功能才正常。因此治疗上应缩其泉而止其涕，化其饮而塞其流，起到调节水液的作用。宗《金匮要略》"病痰饮者，当以温药和之"之法，以苓桂术甘汤温化痰饮、健脾利湿，同时加用羌活辛温散寒、苦温燥湿，共奏健脾益气、化湿通窍之功效，治疗此病疗效卓著。

同时，此类患者可辨证加用辛夷、苍耳子、薄荷等药物。现代药理研究认为辛夷具有收敛作用，并能改善面部的血循环，促进分泌物的吸收；苍耳子对多种真菌有抑制作用，并具有抗过敏的功效；麻黄对血管有收缩作用，用于鼻黏膜肿胀；薄荷能促进分泌而除去黏膜上黏液，具有消炎止痛作用；黄芩既有抗菌消炎作用，又有抗过敏、抗变态反应作用。

指导老师批阅意见：

桂枝汤加苍耳子散不仅用于鼻渊，还可用于过敏性鼻炎，近期疗效颇佳。过敏性鼻炎清涕、喷嚏频多。《素问·病机十九条》曰："诸病水液，澄彻清冷，皆属于寒。"水饮非温不走，此方能温经化饮，散寒透邪。

张卫华

2012 年 5 月 6 日

起止时间：2012 年 5 月 1 日至 2012 年 5 月 31 日

继承人姓名：张洁

指导老师：张卫华主任医师

随着社会的发展，生活节奏的加快，慢性腹泻的患者逐年增多，它可由器质性的疾病导致，也可为非器质性疾病引起，因此证型多变，治疗效果不确切，给患者的生活带来极大困扰。张老师对慢性腹泻治疗颇有心得，根据病因病机将其分为多个证型而辨证论治。下面我将脾虚型腹泻及其代表方做个归纳总结。

慢性腹泻是指病程在两个月以上或间歇期在 2～4 周的复发性腹泻。临床见患者排便次数增多，排便量增加，粪便稀薄，伴或不伴腹痛、腹泻、肠鸣、大便有急迫感等症状。它是多种疾病的常见症状，如慢性萎缩性胃炎、胃切除术后、慢性细菌性痢疾、肠结核、肠易激综合征、肠道菌群失调、溃疡性结肠炎、原发性小肠吸收不良、慢性肝炎、慢性胆囊炎等消化系统疾病及一些全身性疾病，如甲状腺功能亢进、功能性消化不良、系统性红斑狼疮等，都可引起慢性腹泻。

西医认为慢性腹泻是胃肠道的分泌、消化、吸收和运动等功能障碍，使分泌量增加，食物不能完全分解，吸收量减少和肠胃蠕动加速等，最终导致粪便性状稀薄和排便次数增加。中医学认为该病属于"泄泻"、"久泻"、"滞下"范畴。有关本病的病因病机和治疗原则有许多记载，如《素问·阴阳应象大论》曰"清气在下，则生飧泄"，"湿胜则濡泄"；《景岳全书·泄泻》曰"泄泻之本，无不由于脾胃"；吴鹤皋云"泻责之于脾"；《沈氏尊生书》云"泄泻脾病也，脾受湿而不能渗泄，致水入大肠而成泄泻"。素体脾胃虚弱，或久病伤脾，脾虚运化无权，不能散精，湿浊内生，影响中气斡旋，清阳不升，浊阴不降，脾胃受纳失职，肠腑运化无权，水湿精微夹杂而下，发为泄泻。他如肝气乘脾，或肾阳虚衰引起的泄泻，也是在脾虚的基础上发生的。其病位主要在脾胃，脾虚湿盛为其病机。可见脾胃虚弱是导致慢性腹泻发生的关键，水湿是其病理产物。其临床证候虽变化多端，虚实夹杂，然其根本责于脾虚，健脾之法当为治泻第一要务，佐以化湿和胃，可使脾气得健而运化得司，水湿去而泻自止。健脾不仅应体现在慢性腹泻的不同证型中，亦须贯穿于治疗之始终，因澄源方能清流，诸邪失去了其赖以生存的病理基础则难以为患。

慢性腹泻的常用方是参苓白术散，它出自《太平惠民和剂局方》，是治疗脾胃虚弱，运化失职之良方。原方"治脾胃久虚，呕吐、泄泻频作不止，津液枯竭，烦、渴、燥，但欲饮水，乳食不进，羸弱困劣，因而失治，变成惊痫，阴阳虚实并宜服。"方中的人参、莲肉益气健脾，为主药，辅以白术、茯苓、薏苡仁、山药、扁豆渗湿健脾，佐以甘草益气和中，砂仁和胃醒脾，理气宽胸，更以桔梗为使，用以载药上行，宣肺利气，借肺之布精而养全身。诸药配伍，健脾益气，和胃渗湿以止泻。

现代药理研究表明，桔梗具有增强免疫力及中枢镇痛的作用；白术能抑制肠管受乙酰胆碱和氯化钠刺激所致痉挛，可促进结肠运动，具有强壮作用，能增强机体抵抗力；党参含有皂苷、微量生物碱、维生素 B_1、维生素 B_2 等，可增强机体抵抗力，具有调节胃肠运动的作用；茯苓有镇静、抑菌、降低胃酸分泌及增强抵抗力的作用。诸药配伍，共同的作用机制可能是增强机体的免疫功能、中枢镇痛、保护肠黏膜屏障、增强肠道对水的吸收，从而缓解腹泻。同时有多项研究表明，参苓白术散具有调节胃肠功能，能拮抗氧化钠和毛果芸香碱引起的肠管收缩，增加肠黏膜对水和氯离子的吸收，改善代谢和提高免疫力的作用，并可改善血液流变学的指标。同时还具有吸收病毒和毒素的作用。有实验研究表明，参苓白术散为一种胃肠活动调整剂，有明显的止泻作用，可以提高脾虚泄泻小鼠的胸腺／脾质量指数，能抑制小鼠的碳末推进率，提高血清淀粉酶和 D- 木糖的含量，对胃肠收缩功能有一定影响。本方小剂量可兴奋肠管收缩，大剂量则主要引起抑制。此类作用可能与参苓白术散促进水湿运化有关。这些实验均从免疫功能角度来探讨参苓白术散对脾虚泄泻小鼠的作用机制，证实了健脾类中药有提高机体免疫力的作用。因而口服中药提高机体免疫力值得进一步研究，若有突破，将弥补西药对腹泻状态下的肠道多营养问题、肠道感染以及肠道毒素影响等尚未解决的缺憾，为治疗脾虚泄泻提供很好的依据。中医学擅长把疾病治疗重点放在生命活动的功能调节上，追求"阴平阳秘，精神乃治"的内环境协调，重视个体与整体的有机结合，这与慢性腹泻的治疗要求相当契合。中医药对慢性腹泻的治疗着眼于整体，重视情志因素发病，采用病证结合方式，遵循个体化治疗原则，对临床治疗更有指导意义。

指导老师批阅意见：

此文分析了参苓白术散在慢性腹泻中的功效和治疗作用，对方中的主要药物作了现代药理研究说明。该方有提高机体免疫功能、中枢镇静和保护肠黏膜屏障、增强对水等物质的吸收作用，是一张出类拔萃的止泻良方。

张卫华

2012 年 6 月 6 日

起止时间：2012 年 6 月 1 日至 2012 年 6 月 30 日

继承人：张洁

指导老师：张卫华主任医师

随着生活节奏的加快，社会压力的增大，临床上经常会碰到因时常感到乏力易倦、周身不适等来就诊的，但往往生化等多项现代医学检查未见明显异常，其实这就是我们常说的亚健康状态。除了精神方面的调节外，中医治疗是一大特色。张老师就经常使用补一大药方治疗，取得较好的疗效。现大致介绍如下：

补晓岚（1856—1950），生于四川遂宁县，善用姜、桂、附子，是著名的火神派医家，人称"火神菩萨"。他将吐纳、引导、服食与医道熔为一炉，医术令许多博学者倾倒。其早年得治目疾秘方（即《眼科奇书》中的八味大发散）与针灸术，试之，屡有奇效，于是立志学医。曾广游全国各地，入山采药，到过云南、香港、广州、天津、哈尔滨、北京、俄国等地，后随美国医学博士学西医。刘济苍先生在吴棹仙、陈逊斋门下学医时也曾观摩过补氏临床，并盛赞其擅用附子累挽重症，医名卓著。

补氏密切关注人体藏象的内在联系，认清症结，紧守病机所在，常云："培树先培根，救人先救命，人之生命活动全赖肾中阳气。气为阳，主动主力，是生命之机，不动则神机化灭。"他治病主张以脾肾为根本，重在扶阳，又以导引、吐纳并施，汗、吐、下和并用，以候全效。他用药奇特，善用毒品起沉寒痼疾，屡见奇效。

补氏根据多年临床实践，治病强调辨证施治。他认为人体"阳胜于阴"，扶阳则固守正气，立方用药以温补脾肾为主，常用姜、桂、附子等温热之药。人之患病大多由于正气不足，是以治病又必须从扶阳、固正入手，要扶阳、固正又必须抓好脾肾两脏，沟通任督二脉。因此治疗多攻邪去瘀，去陈莝，洁净腑，打通气路，通畅气机以温补肾阳，增强生命活力与抗病能力。他把这一主张概括为"救人先救命"。比如一个危重患者，需要的是扶阳固正，先使根本稳住，然后才有希望得救。命且不保，徒治何益？一般轻病，元气未伤，如能妥善治标而病自解，就不必兴师动众。重病及多数慢性病则不同，大多由于正气不足，根本受到损伤，如不从培本治疗，就不能收到实效。他强调治病四要：一是"由博返约，执简驭繁"。即在师法前人、研究古训和博采百家众论的基础上，去其繁冗，集其精华，求得一个较为完整、灵活、全面、有实效的理论依据。二是"抓根本"。根据《内经》所指，"治病必求其本"。三是"因人而异，辨证论治"。四是"百家并用，择善而从"。博采众论，医无常师。

他开创了补一药房，其一大特色就是自制一些以"补一"为品牌的丸药出售，前后共达164种。其中影响最大者当属"补一大药"，又称"补一大药方"。他常用补一大药方，认为该方是通八脉、利二便、补脾肾、调气血之良方。其方来源于前人医案中的八味大发散，即羌活、防风、天麻、藁本、白芷、蔓荆子、麻黄、细辛八味，一般作为祛风散寒、发汗解表之用。补氏加入了附片、干姜、肉桂、川芎、茯苓、法半夏、酒军、泽泻八味，赋予其新的意境，成为"温补主轴方剂"。这个"补一大药"的特点是：以附子、干姜为君，补脾肾以通任督；以防风、天麻、藁本、白芷、蔓荆子、麻黄、细辛为臣，通经络而行气血，用以除外邪；以茯苓、法半夏为佐，使之疏中焦而导痰湿，用以健脾和胃；以酒军、泽泻为使，使之通三焦而利清浊，用以引邪外行。总体来说，就是既温中补火，扶正祛邪，又开通经络，活动气血，使内邪不能藏身，外邪无法侵入。平人可饮，病家宜服，有病治病，无病预防，集治病与保健于一方。一般人饮之，可以舒经络，活气血，消外感，减疲劳，提精神，壮体力，对于劳累之人，见效尤其显著。

除此之外，他治疗胃病分三类证候：胃寒痛，用毕澄茄散、理中汤加味、白通汤、补一落口舒等。胃热痛，用黄连荜茇汤、清中汤等。胃病杂方，用木香化滞汤、木香匀气散等。

补氏留下医著不多，对其学术思想难以作更多探讨。

指导老师批阅意见：

这是篇非常好的读书笔记与心得，读得比较深入全面，是花了时间的。我们要虚心学习一切可为我们所用的东西。别人的经验学过来，日积月累，治疗水平就能大大提高，更有利于解除患者的痛苦。

张卫华

2012 年 7 月 6 日

起止时间：2012 年 7 月 1 日至 2012 年 7 月 31 日

继承人：张洁

指导老师：张卫华主任医师

腹部胀满，中医多将其归为"痞满"，是指患者自觉胃脘部不适，伴有食少纳呆、嗳气、大便稀溏或排便不爽等临床表现的常见胃肠病症。慢性浅表性胃炎、功能性消化不良等多种消化系统疾病，均存在不同程度的"痞满"表现，其病理环节中胃肠动力障碍较为常见。

西医认为，胃肠动力学障碍与多种消化系统疾病以及其他系统疾病的消化道并发症密切相关。由胃肠动力异常引起的疾病发病率有逐年增高趋势。腹部胀满、食后加重、纳食减少、疲乏无力等症状，是慢性胃炎、门脉高压性胃病和功能性消化不良等疾病的主要临床表现。究其原因，西医认为多因胃动力不足和胃黏膜慢性炎症等引起，多以促胃肠动力、助消化药治疗，但部分患者效果欠佳。

中医治疗痞满当分虚实，以肝、脾、胃三脏定位，紧扣其病因病机，用药以顾护脾胃为本。中医学归纳脾的功能为"主运化，主统血，主肌肉四肢"，为"气血生化之源"、"后天之本"。其功能几乎涵盖了现代医学的整个消化系统。脾失运化、脾气亏虚的证候可见于各种消化系统疾病甚至其他系统疾病的不同阶段，脾胃虚弱更是各种消化系统疾病的常见证候。《素问》说："木郁之发，民病胃脘当心而痛，上支两胁，膈咽不通，食饮不下。"又谓："寒厥入胃，则内生心痛，复见厥气上行，心胃生寒，胸膈不利，心痛痞满。"还指出："饮食自倍，肠胃乃伤"。《兰室秘藏·中满腹胀论》提出："脾湿有余，腹胀食不化。""多食寒凉及脾胃久虚之人，胃中寒则生胀满，或脏寒生满病。"金元时代，李东垣大倡脾胃内伤之论，其所论脾胃的致病之因，如饮食不节、劳倦过度、喜怒忧恐、误下伤中、痰气阻滞、脾胃虚弱等，皆与本病有关。概括而言，其主要病因病机为脾胃素虚，内外之邪乘而袭之，使脾之清阳不升，胃之浊阴不降，清浊不分，升降失常。

对于痞满，张老师常用开胃进食汤治疗，疗效显著。此方源自《医宗金鉴·杂病心法要诀·内伤总括》，是治疗脾胃虚弱的有效方剂，系六君子汤加丁香、木香、藿香、莲子、厚朴、砂仁、麦芽和神曲而成，主治不思饮食，少食不能消化，腹胀难消的脾胃两虚之证。方中用六君子汤益气健脾，除湿和胃止呕，使脾胃之气健旺，运化复常；丁香、木香调气健脾，疏肝解郁，行气止痛；藿香、砂仁行气温中化湿；莲子补脾益肾；神曲、麦芽消化饮食，开胃和中。全方具有益气健脾、醒脾开胃、疏通中焦气机等作用。

实验研究显示，开胃进食汤超微配方颗粒具有较好的胃肠动力调节效应：对正常小鼠表现为促进胃肠蠕动；对脾虚小鼠则具有双向调节作用，表现为促进胃排空和减慢肠蠕动。临床试验研究发现，开胃进食汤能显著缓解慢性胃炎、门脉高压性胃病和功能性消化不良等胃动力障碍性疾病患者的腹部胀满、纳食减少等症状，且对开胃进食汤治疗该三种疾病的临床疗效分析显示，开胃进食汤治疗慢性浅表性胃炎和门脉高压性胃病的疗效均优于西药疗效。

指导老师批阅意见：

开胃进食汤对慢性胃炎、消化不良、胃肠功能紊乱屡屡奏效，特别是对脾胃虚弱、运化失司的纳差少食有药到病除之功效，可惜现在我院已无神曲、楂曲等药。

张卫华
2012 年 8 月 5 日

小议汗法

章某，女，42 岁。有银屑病史 5 年，反复中西医治疗乏效，迁延不愈。观前医处方，均是以清热解毒、凉血等法治疗，服药不下二百余剂。刻诊：皮损以小腿、前臂及手部为主，皮损肥厚，色暗，瘙痒明显。患者平素汗出不畅，夏天出汗亦少，稍感畏寒，冬天四肢怕冷明显，月经不规则，经常闭经，量少。平素喜食水果。左脉细缓，右脉细弱，舌苔稍白略厚，质偏紫。处方：麻桂各半汤合升降散加味。麻黄10g，桂枝12g，杏仁10g，甘草6g，生白芍10g，僵蚕10g，蝉蜕10g，生大黄6g（后下），徐长卿15g，白鲜皮30g，地肤子12g，苍术15g，益母草30g，桃仁10g，红花9g，生姜7片，大枣10g。嘱禁忌生冷饮食，不吃水果，多晒太阳，多运动，夜间瘙痒明显时可用吹风机吹患处，药需温服。服用此方后出汗增多，胸部、四肢出汗少许，怕冷好转。服此方15剂后，瘙痒皮损明显好转。患者信心大增，后一直以此方为基础加减治疗，曾据证加用三仁汤、麻黄附子细辛汤、逍遥散等方。患者皮损持续好转，一直遵嘱忌生冷饮食，不吃水果，多吃生姜，多运动出汗。目前患者皮损基本愈合，仅余两手肘部少许皮损未愈，仍在治疗中。

我把此病例告知张老师后，张老师高兴地说："银屑病本身就属于疑难病，你能取得这样的疗效已属不易。'病宜汗'是治疗银屑病大法之一。因患者存在出汗障碍，治疗目的就是通过各种方法达到'阴阳足，汗路通'的目的。"在开始治疗前，考虑到本病的难治性，我本想推脱。但患者是老家亲戚，还比较信任我，故勉强为其一治，未料及取得如此好之疗效。该患者一直以来冬天怕冷、恶寒，平时出汗少，且喜食生冷水果，中阳已伤，忆及张老师经常对我讲的，阳气亏损是众多疾病之根，该患者明显是一个阳虚体质。据此推断患者先前可能感冒后未予以及时发汗驱邪，甚至误治，使用寒凉药物"郁遏邪气"，导致邪气长驱直入，郁结于里，而发银屑病。邪气郁而化热，前医均误认为是"血分有热"，故予以解毒凉血治疗，导致郁结更重，迁延不愈。如果邪在表时，"善治者治皮毛"，予以麻黄汤或桂枝汤等发汗而解，甚至可能不会有银屑病的发生。而在邪气入里，里热郁结时，予以透邪外出、开郁热外达之路，或许就不会迁延这么长时间。正是基于上述两点，邪之来路即邪之出路，采用汗法予以透邪外出，开门逐寇。随着微汗出，病情逐步向愈。记得在带教之初张老师就提醒过我："有一分恶寒，便有一分表证，适时汗之，临床大有用武之地。"现在算是真正体会到了。

通过本患者的治疗，我再次认识到汗法的重要。很多疾病之所以由小病演变成大病，就是在小病的时候没有做到"其在皮者汗而发之"。现如今只要感冒发热，大部分都是输液治疗，抗生素加抗病毒，所输液体是寒凉的，"郁遏邪气"，久而久之阳气衰败，可能酿生大病。临床医生都有这个体会，感冒输液后，经常有些患者咳嗽反复不愈，其中最重要的原因就是寒凉药物导致邪气入里，这时用小青龙汤就有很好的疗效，方中的麻黄、桂枝就是用来驱邪外出的。

不光张老师在临床中非常重视汗法，很多名老中医都非常重视汗法的使用。门纯德老中医在《研治牛皮癣的体会》一文中就特别强调：一定要抓住"通玄府，利毛窍，通透宣发"的治疗法则，这样才能把复杂的病理状态转化成正常的生理状态，使表里调和、营卫调和而病自愈。最近又看到张英栋治疗银屑病的专著《银屑病经方治疗心法——我对"给邪出路"的临证探索》，更加明确地提出，银屑病就是感冒误治所引起。汗法是治疗银屑病的不二法门。不光是银屑病，临床只要见到有邪未出，均可以用汗法治之，给邪以出路。他认为"广汗法中，八法备焉"，同时提出"一时许"及"遍身"、"微似有汗"为正汗三要素。《李可老中医急危重症疑难病经验专辑》中提及：曾治多例心衰水肿患者，病程多在10~30年不等，均有外感寒邪病史，察知寒邪深伏少阴，于对症方内加入麻黄、细辛，开提肺气，透发伏邪，得微汗之后水肿迅速消退。《内经》说"善治者治皮毛"，不单是为表证立法，也是治疗重、难、固症的法宝。"诸症当先解表"，这样一条极平淡的治法，却寓有神奇的妙用。李士懋老中医甚至有《汗法临证发微》专书，详论汗法。其指出：汗法是驱邪外出的重要法则，具有重大的理论意义和临床实用价值。认为汗法的辨证要点是痉脉（沉弦拘紧）、疼痛、恶寒，而且必加辅汗三法，即连服、啜粥、温覆。特别提出汗法不光应用于表证，可以广泛的应用于临床各种病症。

吾师张卫华主任医师临床擅用汗法治疗各种疑难杂症，常对我们说"有一分恶寒，便有一分表证"。"有一分表证，便有一分邪气"。"给邪出路，驱邪外出，开门逐寇，把病邪扼杀在摇篮中。一法之中，八法全已"。

盛桐亮

良药仙鹤草

仙鹤草一药，为张老师临床喜用之品。江浙民间单用此品治疗脱力劳伤有效，习用仙鹤草 30g 与红枣 10 个，加水煎汁服，来调理补虚，治脱力劳伤，故本品在民间俗称脱力草。其临床第一个功效就是强壮之功。名老中医干祖望有一个中医小激素方：仙鹤草 150g，淫羊藿 50g，仙茅 10g。常用于一些亚健康状态，即别无他病，整日头昏脑胀，疲乏无力。此方具有类激素样作用。国医大师朱良春常以仙鹤草配黄芪、大枣、补骨脂、牛角腮等药，治疗白细胞减少、血小板减少性紫癜，疗效历历可稽。我从余国俊书中得到启发，小柴胡汤或柴胡桂枝汤加减治疗免疫力低下之慢性感冒。其中党参一药亦常用仙鹤草代替，轻则 60g，重则 100～150g，一般 3～5 剂即愈。仙鹤草强壮之功可见一斑。

仙鹤草具有很好的止泻作用。朱良春教授治疗慢性结肠炎之"鲜桔汤"即是以仙鹤草为主药。仙鹤草 30g，桔梗 6g，乌梅炭 5g，广木香 5g，白槿花 9g，炒白术 9g，炒白芍 9g，白头翁 10g，槟榔 2g，甘草 5g。方中仙鹤草具活血排脓、止泻之功，故用之多验。我曾治李某，46 岁。腹泻，输液治疗多日未愈。详询病史，认为痢疾可能性大。患者来自农村，即叫其自行采大量鲜仙鹤草熬煮服用，三天即愈。因告知仙鹤草有补益作用，患者又连续服用半月。不但治好了腹泻，而且虚弱的身体也得到了康复，正是得益于仙鹤草止泻、扶正补虚的双重功效。我体会仙鹤草对痢疾效果最好，单味即可取效。用于肠炎，必须复方治疗才有较好疗效。

仙鹤草还具有很好的抗癌作用。仙鹤草的扶正抗癌作用，远远超过一般益气扶正药。常敏毅研究员创制了一个治癌效方，朱良春教授临床应用后证实效果不错，方药如下：仙鹤草 90g，白毛藤 30g，龙葵 25g，槟榔 15g，半夏 10g，甘草 5g。一般服用 1～3 个月后即有效果。有时对于那些经济条件较差、放弃治疗的癌症患者，采新鲜仙鹤草煎汤服用，配单味守宫粉，坚持半年以上，常可以收到意想不到的效果。关键是早期用大剂量治疗，方有效果。

仙鹤草可以用来治疗眩晕。据报道，仙鹤草 100g，水煎，每日 1 剂，分两次服用，治疗梅尼埃综合征有很好的疗效。

余国俊喜用仙鹤草 30～50g，桔梗 10g 治疗咳嗽，我临床试用疗效可靠。尤其是对久咳、痉咳，效果较好。

《朱良春用药经验集》谓仙鹤草尚有强心作用，叶橘泉先生的《现代实用中药》一书中亦曾提及，此为新发现，为过去文献所未载。朱老认为此一新功用值得重视，而其机制，从中医学观点来看，应与仙鹤草的活血作用有关。我们临床体会，对于心功能差的患者，辨证方中加入仙鹤草的确可以增加疗效。

总之，仙鹤草是一味不可多得的好药，因其便宜，所以很少有假货，且疗效可靠。该药有强大的补益作用，还能止血、止泻、止咳、杀虫、治痨积、疗肿瘤等。

盛桐亮

生白术杂谈

白术一药临床极为常用。大多数健脾燥湿的方子都少不了白术。临床中健脾燥湿最好的要数苍术，白术则有很好的生津通便作用。

《金匮要略》云："伤寒八九日，风湿相搏，身体疼烦，不能自转侧，不呕不渴，脉虚浮而涩者，桂枝附子汤主之。若大便硬，小便自利者，去桂加白术汤主之。"方中白术的用量是最大的。汗多伤津导致脾虚便秘，故加白术生津润肠通便。所以说张仲景是第一个提出白术生津通便的。

北京已故四小名医魏龙骧亦提出，白术的主要作用是健脾生津，并将其用于脾虚便秘之证，得到了很多有识之士的欣赏和验证，开创了白术新用之先河。魏老用白术，少则 30g，多则 100g 以上。魏龙骧说："便干结者阴不足以濡之，然从事滋润，而脾不运化，脾亦不能为胃行其津液，终属治标。重用白术运化脾阳，实为治本之图。故余治便秘，概以生白术为主，少则 30～60g，重则 100～150g。便干结者加生地黄以润之，时或少佐升麻，乃升清降浊之意。若便难下而不干结，或稀软者，其苔多呈黑灰而质滑，脉亦多细弱，则属阴结脾约，又当增加肉桂、附子、厚朴、干姜等温化之味，不必通便而便自爽。"对于仲景大便硬反用白术之妙，此言可谓一语中的。

张老师临床一再强调，运用白术通便之关键是剂量一定要大，而且必须生用，最好打碎，有利有效成分煎出。白术一药，临床具有双向调节作用，少用、炒用则具有健脾止泻作用，未见有炒白术通便的报道。生用、大量有生津润肠通便的作用。一药具有两种相反的调节作用，中药之神奇可见一斑。

生白术生津通便作用的报道很多，但是治腰痛之效人却少知。张老师对我们说生白术是治疗腰痛的圣药。

元代医家李东垣说"白术利腰脐间血"；《本草逢原》谓"白术散腰脐间血及冲脉为病"；《本草从新》曰"白术利腰脐血结，去周身湿痹"；《汤液本草》云"白术利腰脐间血，通水道，上而皮毛，中而心胃，下而腰脐，在气主气，在血主血"；《医学实在易》曰"白术能利腰脐之死血，凡腰痛诸药罔效者，用白术两许，少佐他药，一服如神"；陈士铎说"治腰痛不能俯仰，用白术四两，酒二碗，水二碗，煎汤饮之，即止疼痛，不必更加他药也"。这样看来，古时用生白术来治疗腰痛已经相当普遍。《金匮要略·五脏风寒积聚病脉证并治》云："肾着之病，其人身体重，腰中冷，如坐水中，形如水状，反不渴，小便自利，饮食如故，病属下焦。身劳汗出，衣里冷湿，久久得之。腰以下冷痛，腹重如带五千钱。甘姜苓术汤主之。"肾着汤之白术，即有利腰之功，张仲景开白术治疗腰痛之先河。

李某，男，56岁。素有腰椎间盘突出症，本次腰痛再发，不能久站，腰部酸胀明显，伴左脚趾发麻。舌苔白腻，脉沉偏滑。以《石室秘录》之腰痛汤加味：生白术120g，薏苡仁90g，茯苓90g，芡实60g。3剂后患者腰痛酸胀大为缓解，后以原方减少剂量，加入活血补肾之品调理而愈，至今未发。西医骨科治疗较重之腰痛，喜用甘露醇加地塞米松静脉点滴。其实就是利用脱水剂消除局部水肿。中医以大剂量的利水渗湿药治疗，亦起到立竿见影的作用。从这方面来说，中西医似有可通之处，西医的很多理论也可以为中医所用。对有些身体局部酸胀明显的患者，选取生白术、茯苓、苡仁、泽泻、泽兰、刘寄奴等二三味药加入辨证方中，每药剂量大于30g，就有很好的利水消肿作用，在短时间内可以很快地消除症状。注意剂量一定要大，每药不少于 30g，少则无效。我们临床试验多例，都有效验。

最后要强调的是：白术取得卓效的关键是生用、重用。

盛桐亮

虚人感冒特效方——柴胡桂枝汤

《中医师承实录》是余国俊老师的临床经验总结。其启蒙老师为简裕光先生，师承导师为江尔逊先生。江尔逊先生师承蜀中名医、经方大家陈鼎三先生。这本书以师徒问答的形式展开，治疗疑难病讲求辨病与辨证相结合，辨证论治与专方专药相结合，反复验证和筛选高效药。现就我们在临床中反复验证、屡试屡效的虚人感冒特效方——柴胡桂枝汤做一小结。

40 多年前，成都中医学院首届毕业生实习时，江尔逊先生就把小柴胡汤统治感冒这一独到的经验毫无保留地传授给了他们。江老谓："虚人感冒的病因病机与张仲景《伤寒论》中揭示的少阳病的病因病机'血弱气尽，腠理开，邪气因入，与正气相搏'一致。此皆不任发汗，故可以用小柴胡汤一方统治之。方中人参（党参）、甘草、大枣补益中焦脾土，化生气血，以为胜邪之本；合柴胡、黄芩、半夏、生姜，从少阳之枢以达太阳之气，逐在外之邪，此扶正驱邪之妙也。"江老还说："体虚之人，卫外不固，外邪侵袭，可以直达腠理。腠理者，少阳之分也。所以虚人感冒，纵有太阳表证，亦为病之标；纵无少阳正证或变证，却总是腠理空疏，邪与正搏，故可借用小柴胡汤，从少阳之枢以达太阳之气，则太阳之标证亦可除。——再说，小柴胡汤出于太阳病篇，诸经病证皆可用之，本来就不是少阳病的专方专药。"余国俊老师更喜欢用柴胡桂枝汤。柴胡桂枝汤是小柴胡汤和桂枝汤的合方。小柴胡汤的功用江老已经详细说明。关于桂枝汤，古人誉曰："外证得之解肌和营卫，内证得之化气调阴阳。"可见柴胡桂枝汤完全契合虚人感冒的病因病机。余国俊老师在用柴胡桂枝汤时，因虑方中之党参壅补，改用仙鹤草 30～50g，效验即彰。仙鹤草又名脱力草，擅长治疗劳伤羸弱之证。当代名医干祖望老先生说仙鹤草是中药中的"激素"。

此药的确能扶助正气，增强机体免疫力。张老师认为仙鹤草不仅有止血、止痢、截疟、祛邪、补虚、调经作用，临床还可治疗顽固性咳嗽。

本方治疗风寒型、气虚型感冒均有较好的疗效，特别是对西医输液治疗后仍未痊愈的感冒疗效较好。临床表现为：鼻塞声重，喷嚏，流清涕，恶寒，不发热或发热不甚，无汗，周身酸痛，咳嗽痰白质稀，舌苔薄白，脉浮紧，或素体气虚，复感外邪，邪不易解，而兼上述诸症。对肩背酸胀患者，常加葛根15～30g，效果更佳。若发热较重，有风热表现，可加入羌活、蒲公英、板蓝根、鸭跖草等药（颜德馨退热经验方）。

马某，女，34岁。主诉：畏寒、头痛、咽痛1天。患者于昨日受凉后感恶寒，自觉不发热，体温37.8℃，伴头昏头痛，咽痛，乏力，纳差，二便正常，腹无所苦。查体：咽部充血，舌苔薄白，脉浮紧。西医予以抗生素、病毒唑等输液治疗后，病情未见明显缓解，要求中药治疗。处方：柴胡30g，黄芩15g，半夏15g，仙鹤草50g，生姜15g，大枣10g，桂枝15g，白芍15g，葛根15g，炙甘草6g，防风10g，羌活12g，板蓝根15g。水煎温服，每日3次。患者服药2剂，体温已退，症状改善，唯有咽痛，嘱多饮水，停药而愈。

在本方治疗感冒时，必须重点说明的是柴胡的剂量问题。和解退热时柴胡剂量要重，余国俊多用至25g以上。在补中益气汤、升陷汤中柴胡一般以6～10g为宜，疏理肝胆时可用12g。

盛桐亮

麻黄管见

中医人没有不知道麻黄的。教科书上总结麻黄的作用为：发汗解表，宣肺平喘，利水消肿。主治风寒表实证。我们师徒在应用麻黄的时候也感觉到麻黄的确是个好药，用得好往往在治疗上起到决定性的作用。下面就我们应用麻黄的一些点滴经验予以介绍。

一、麻黄为发散风寒的要药

这一点众所周知。代表方剂麻黄汤。肺主皮毛，麻黄入肺，作用靶点就是皮毛。张老师告诉我们，单用麻黄发汗作用不大，需要配伍桂枝，解表发汗的作用才强。而且还需要配合辅汗三法，即连服、啜粥、温覆。辅汗三法，实从桂枝汤将息法而来，服用发汗剂取汗的关键也在这里。只要有寒邪郁里，麻黄就有用武之地。麻黄是领邪外出，给邪以出路最重要的一个药。用这个思路可以解决很多疑难杂症，值得我们重视。

二、麻黄利尿的同时又有缩尿的作用

麻黄利尿的作用我们都非常熟悉。临床主要用于头面四肢、上半身水肿明显者。只要是外受风邪，内有水湿，麻黄能使水邪从汗与小便分解而达到消肿的目的。

麻黄的缩尿功能最初是从麻杏石甘汤治疗小儿遗尿症中体会来的。治疗小儿遗尿症，只要在相应的治法中加入麻黄，疗效均可明显提高。张老师认为麻黄治疗遗尿有两点最为关键。一是麻黄有类似兴奋神经作用，能让患儿在有尿意的时候立即醒来。《名医别录》记载麻黄有"止好睡"的功效，现在也有很多用麻黄治疗嗜睡症的报道。临床中我们也经常碰到很多人服用麻黄后出现晚上睡眠质量降低的情况。二是遗尿的病理是膀胱不能固摄，而肺在调节膀胱的固摄中占有重要的地位。麻黄入肺与膀胱，宣肺气、调膀胱而能治疗遗尿。

记得余国俊教授在《中医师承实录》前言中论及用重剂麻黄附子细辛汤加味（生麻黄30g，附子50g，北细辛20g，熟地60g）治疗膝关节疼痛有特效。在阅读该书不久后，我就碰到一男性患者，67岁。膝关节疼痛多年，多方中西医治疗无效。予以上方原方，因附子剂量较大，嘱先煎1小时。患者服用3剂后膝关节疼痛消失，但是出现一个明显的副作用，即小便不通。患者有前列腺增生病史多年，最后在泌尿外科行导尿术。有了这次经历，我在应用此方治疗膝关节疼痛时胆子小了很多，各药剂量也相应减少，特别是碰到一些男性前列腺增生症患者，麻黄剂量最好不要超过15g，否则很容易引起尿潴留。最近在华夏中医论坛读到古道瘦马（王幸福）老师的一篇文章才恍然大悟。王老师这样写到：最近治疗了一例颈椎增生的患者，吃药后引起了意外的反映。该患者是颈椎增生压迫神经引起的疼痛，我用了经方葛根汤加减：葛根100g，麻黄30g，桂枝30g，赤白芍各30g，鸡血藤30g，海桐皮15g，片姜黄15g，羌活

15g，生姜6片，大枣6个，生甘草30g，血竭6g。7剂。患者复诊时，一见面就说好，但是话语紧接一转，说吃药后小便困难，几近难出。我看了半天，觉得葛根汤没有什么问题。反复思之，突然领悟，问题出在麻黄上，量太大了。麻黄有开表止痛作用，也有缩尿作用。自己在治疗小儿遗尿时用麻黄效果很好，一定是麻黄的作用。二诊去掉麻黄，结果小便恢复自然。

三、麻黄有很好的止痛作用

麻黄温而能通，风寒湿邪痹阻所致的顽固性腰、肢、关节疼痛，或胸阳痹阻所致的心绞痛，在辨证用药基础上加入麻黄，可明显提高止痛效果。上面提及重用麻黄附子细辛汤治疗膝关节疼痛也是麻黄止痛的很好证明。麻黄与熟地同用即是取阳和汤之意。《外科证治全生集》之阳和汤（药用熟地、白芥子、鹿角胶、肉桂、姜炭、麻黄、生甘草），功擅温阳补肾，散寒通滞，主治一切阴疽、贴骨疽、流注、鹤膝风等阴寒之证。清代外科名医马培之赞曰："此方治阴证，无出其右。"余国俊老师早年治疗阴疽、痛痹、寒喘、阳虚腰腿痛等阴寒之证，便喜用本方。因嫌使用原方剂量见效较慢，便逐渐加重方中麻黄量至30g（原方仅用1.5g），疗效乃显著。后来阅历渐多，遂借鉴近代名医祝味菊用本方时喜加附子之经验，而加熟附片，更加北细辛，即合麻黄附子细辛汤，以增强温阳散寒之力，奏效果然快捷。近年来留心验证、筛选实用效方，只取方中麻黄与熟地二味（实为本方之主药），发现凡治疗阳虚寒凝、络脉痹阻之重证，麻黄须用至50g左右，熟地用100g以上，方显出破阴祛寒、通络活血之高效，且益信该书"麻黄得熟地则通络而不发表"之说不诬。余老师临床体验，麻黄煮沸40分钟以上，即使用至100g，亦不会发汗。值得重视的是，大剂量麻黄经久煮之后，其发汗解表之功几乎荡然无存，而通络活血之力却分毫无损。今人使用麻黄，多取其发汗解表之功，而忽视其通络活血之力。其实麻黄通络活血之卓效，《神农本草经》上就有记载，谓其"破癥坚积聚"。

四、麻黄有很好的止痒作用

门纯德教授在《研治牛皮癣的体会》一文中提及：凡瘙痒严重，不用麻黄是不会见效的，其他皮肤病也是如此。关于用汗法治疗皮肤病已经有专文介绍，麻黄止痒正是基于这种开表散郁，使邪有出路的机制。痒就是有郁滞，麻黄正是解郁散滞、透邪外出的要药。

五、麻黄有很好的退黄作用

《伤寒论》262条："伤寒瘀热在里，身必黄，麻黄连翘赤小豆汤主之。"麻黄虽非利胆退黄之品，但上可开腠发汗以透邪，下可肃肺利尿以排邪，中可通调血脉祛瘀滞，故用麻黄治黄疸甚为合适，无论有无表证均可酌情用之。热重者可以配合茵陈蒿汤，湿重者可与五苓散合用。

最后要提及的是，治疗外感病时，麻黄最好先煎去沫。该沫令人心烦（就是容易心跳加快），所以去之。正是因为有这个副作用，麻黄又是治疗心动过缓、病窦综合征不可缺少的药物。

盛桐亮

三见带状疱疹特效方

带状疱疹，中医称为缠腰火丹，民间俗称"蛇丹疮"等，西医认为属于病毒感染，至今尚无特效疗法。我至少见到三位名医推荐同一张治疗带状疱疹的特效方——瓜蒌甘草红花汤。后予以临床验证，的确是一张屡用屡效的特效方。

第一次见到这张特效方是在邹孟城老中医所著《三十年临床探研录》一书中。书中论及本方乃孙一奎《医旨绪余》一书中治胁痛（此案乃典型的带状疱疹）的验方，并说自得此方后，治带状疱疹几无不验者。无论患者症状有多严重，都在三天左右即愈，并节录《医旨绪余》一书原案以证明之。原文曰：余弟于六月赴邑，途行受热且过劳，性多躁暴，忽左胁痛，皮肤上一片红如碗大，发水泡疹三五点，脉七至而弦，夜重于昼。医作肝经郁火，治之以黄连、青皮、香附、川芎、柴胡之类。进一服，其夜痛极且增热，次早看之，其皮肤上红大如盘，水泡疮又加至三十余粒。医教以白矾研末，井水调敷，仍于前方加青黛、龙胆草进之。其夜痛苦不已，叫号之声彻于四邻，胁中痛如钩摘之状。次早观之，其红已及半身矣，水泡疮又增至百数。予心甚不怿，乃载归以询先师黄古潭先生。先生观脉案药方，哂曰：切脉认证则审矣，制药定方则末也。夫用药如用兵，知己知彼，百战百胜。今病势有烧眉之急，磊卵之危，岂可执寻常泻肝之剂正治耶？是谓驱羊搏虎矣。且苦寒之药，愈资其燥，以故痛转增剧。水泡发于外者，肝郁既久，不得发越乃传其所不胜，故皮腠为之溃也，至于自焚即死矣，可惧之甚。为定一方，以大瓜蒌一枚，重一二两者，连皮捣烂，加粉草二钱，红花五分，戌时进药，少顷就得睡，至子丑时方醒，问之，已不痛矣。乃索食。予禁止之，思邪火未尽退也。急煎药渣与之。又睡至天明时，微利一度，复睡至辰时，起视，皮肤之红皆已冰释，而水泡疮也尽敛矣，后也不服他药。夫病重三日，饮食不进，呻吟不辍口，一剂而愈，真可谓之神矣。夫瓜蒌味甘寒，经云泻其肝者缓其中，且其为物柔而滑润，于郁不逆，甘缓润下，又如油之洗物，未尝不洁。考之本草，瓜蒌能治插胁之痛，盖为其缓中润燥以至于流通，故痛自然止也。

邹孟城老中医说：余得此方，喜不自禁，盖"医家之病，病道少"。为医者能多一治病法门，则病家少一份痛苦。此方无确定之方名，余据方中药物之组成，暂名"瓜蒌草红汤"。未几，疱疹流行，余于数日内接治五六人，无论证之轻重，皆以上方加板蓝根15g予服，唯全瓜蒌不用如许之多，改为重者30g，轻者15g，中者21～24g，其收效之速，"真可谓之神矣"。轻者二三日，重者四五日，率皆痊可。

后凡遇此证者，概以此方投之，无一例不效者。余所治病例中，病灶面积最大者几达胸部之半，理疗一月未愈，服上方一周即退净。而其得效之迟速，与瓜蒌用量极有关系，故凡体质壮实者，瓜蒌用量宜适当加重，药后若轻泻一二次，则见效尤速。若体质不壮，瓜蒌不便重用者，多服数日，效亦可期。

当时虽知此方，临床一直未予以试用。直到看到余国俊的《中医师承实录》再次提及此方，才引起足够的重视。张老师对余国俊老师非常推崇，多次对我们说："余国俊的书中多是'干货'，书中诸方均是经得起临床反复验证的宝方。"余国俊用瓜蒌散，不论肝经实火还是肝胆湿热，均投以此方，奏效快捷且不留后遗症者不胜枚举。余老师是从清代名医程国彭所著《医学心悟》一书中得来此方，原文是："瓜蒌散，治肝气躁急而胁痛，或发水泡。大瓜蒌（连皮捣碎）一枚，粉甘草二钱，红花七分，水煎服。"其与孙一奎《医旨绪余》

中的验方为同一方。

此后我们师徒在临床中多次验证，屡用屡效。后在郭永来的《杏林集叶》中再次看到此方。郭老师也是在邹孟城老中医所著《三十年临床探研录》一书中得到此方，后予以反复验证，证实的确是一张治疗带状疱疹的特效方。特别需要一提的是，郭永来在书中提及的治疗带状疱疹的外用特效方，就是《医宗金鉴》中的二味拔毒散：白矾、雄黄各等份，研为细末，凉开水调涂，一日数次。《医宗金鉴》称：此散治风湿诸疮、红肿痛痒、疥痱等疾甚效，用鹅翎蘸扫患处，痛痒自止，红肿即消。郭老师试用几例，效果确实很好，一般 3～7天结疤，10 天左右痊愈。书中还提及一张带状疱疹后遗证方：丁香 9g，郁金 9g，柴胡 9g，枳壳 9g，川芎 9g，赤芍 9g，板蓝根 30g，甘草 9g。疼痛严重者可加五灵脂、蒲黄、冰片少许，共为末，装胶囊，一次 3～5g，水送服（按：这是邓铁涛老先生的五灵止痛散方意）。方中郁金与丁香属于"十九畏"，我已试治过五六例患者，并无明显副作用。上述外用方与后遗症方我们均验证过，的确有不错的疗效，特别是二味拔毒散疗效更加可靠，很多带状疱疹早期患者单用外用方即可治愈。王幸福老中医在《杏林薪传》中也对二味拔毒散与带状疱疹后遗痛方予以推荐。看来只要是真正的效方，是经得起临床验证的。

盛桐亮

十年买书读书路

记得浙江中医学院毕业实习时，有幸跟随张老师。当时就被张老师的临证水平所折服，更为张老师的人品所感动，下定决心一定要成为张老师的入室弟子。机缘巧合，杭州市卫生局开展了为期三年的中医师承教育，我终于如愿以偿。记得 2000 年刚实习时，张老师就告诉我，当今社会为寒凉所伤最甚，阳气亏损是众多疾病发生之根本，那时张老师就擅长用温热药治疗疑难病症，持"寒邪非温不散，水饮非温不走，痰湿非温不化，疼痛非温不止，瘀滞非温不通，气滞非温不畅，食积非温不消，虚寒非温不补"的学术主张。同时又强调不可太过偏执，任何好的方法都应该兼收并蓄。那个时候问张老师最多的问题是：学中医应该看些什么书。张老师笑着问我："你认为什么样的中医书才是好书？"我回答："不讲假话，一用就灵，没有水分，都是干货，就是好书。"张老师那时就从家中拿来有些发黄的最早版本的《岳美中论医集》，对我说："这本书你好好看看。岳老是中医界的泰斗，是自学成才的典范，里面就有你所讲的干货。"从此在张老师的指导下，我逐渐地喜爱上了买书读书，把它当成自己最大的爱好，坚持至今。十余年来我已经买了很多书，藏了很多书。到底什么样的书才是好书，什么样的书对我们学习中医的帮助最大呢？下面就谈点自己的体会。

学好中医，不同的人有不同的门径，没有统一的模式。如果从小就比较喜欢传统文化，有比较扎实的传统文化功底，建议从经典入手，渐至后世诸家以及近现代的中医名家。先难而后易。这也是古代中医学医的基本模式。一旦我们吃透了经典，就好比庖丁解牛，游刃有余。但是自从新文化运动至今，对传统文化的传承已经出现了断层，有扎实的传统文化功底的人，少之又少。当然，特别有悟性、灵性的人除外。

还有一种模式就是从后世诸家医书入手，渐及经典。抚思历代名家，无不悟透经典的某一观点，加以发挥，广泛应用，而成为某一学派宗师或不朽之大家。我们可以带着疑问去学经典，对经典的理解也会更深。而且近现代名中医的书，一般都是以经验总结为主，里面经常有一些临床屡试屡验的经验方。一旦在临床上取得不错的疗效，就会极大地增强我们学习中医的信心及成就感。这个模式适合大部分现代中医学子。但是随着临证水平的提高，会遇到大量的疑难杂症。这个时候又必须重返经典，只有经典中才蕴藏着解决这些疑难杂症的钥匙。

众所周知，《黄帝内经》（包括《素问》和《灵枢》）、《神农本草经》、《难经》和《伤寒杂病论》等，是公认的经典中的经典。下面介绍的书均是对经典的补充与完善。首先着重推荐黄元御的《四圣心源》。这是一本需要反复研读的书。黄元御是后世真正理解了《黄帝内经》的极少数医家之一，他的一气周流理论是最圆融的，不偏不倚。任何不同的中医学派都可以在他的理论中找到自己的位置。在这个理论的指导之下，我们既不会极力推崇火神派，否定温病派,也不会极力推崇温病派,否定火神派。火神派强调左路升发,温病派强调右路肃降,其实就是着眼点不同而已。我们可以把《四圣心源》看成是一气周流经典版,那么李可老中医极力推荐的《圆运动的古中医学》就是通俗版。接下来我们可以读郑钦安的医学三书:《医理真传》、《医法圆通》和《伤寒恒论》,建立一阳盈缩的观点,从阴阳的角度入手,奠定扶阳的基石。现今社会为寒凉所伤极甚,扶阳理论大有作为。《圆运动的古中医学》有很多版本,可以收藏一下《彭子益医书合集》,由李可老中医主校的《圆运动的古中医学》和《圆运动的古中医学续集》。郑钦安的书目前市场上有很多版本,个人推荐唐步祺的《郑钦安医书阐释》。

接下去不得不首先提及的就是民国张锡纯的《医学衷中参西录》,这是一本中西医文化碰撞后产生的划时代医学著作,一本理论与临床紧密结合的书。国医大师朱良春、名中医余国俊等都极力推荐。可以这么说,近现代的名医中没有一个不读《医学衷中参西录》的,基本没有不推崇张锡纯的。张老师也非常推崇张锡纯,其早年在嘉兴行医时,案头放着的书就是《医学衷中参西录》。

当代的中医书籍很多,入门的时候可以看周凤梧的《名老中医之路》,里面记载了许多老中医的拿手绝活,有很多名老中医读书的体会及推荐的医书。我买的很多书都是这些名老中医推荐的。千万不可小看了这本书的分量。现在又出了三本续集,个人觉得不如前面的这本。刘力红的《思考中医》不用多说,大家都熟悉。应该说从《思考中医》开始,吹响了中医回归经典的号角。火神派的迅速走红,刘力红起到了极大的作用。从刘力红那里我们知道了李可,买到了《李可老中医急危重症疑难病经验专辑》这本对我们产生了很大影响的书。现在由于火神派很热,李可老中医用附子的剂量又无人能及,所以一般都把李可老中医归于火神派,但是印象中李可自己从来也没有说过他是火神派。我们认为李可老中医应该属于古中医学派,也是秉承了黄元御以及彭子益一气周流、气一元论的思想。

提到火神派就必须提到卢崇汉的《扶阳讲记》。除了火神派鼻祖郑钦安的医学三书,《扶阳讲记》也可以算是火神派的代表著作。"万病皆损于一元阳气"的观点在书中表现得淋漓尽致。但是也有很多名家提出不同的观点,认为以使用附子剂量大小"论英雄"违背了郑钦安学术思想的原意，最具代表性的要数毛以林的《步入中医之门 4——火神派热潮之冷思考》一书。

在当代已故的名老中医中，张老师非常推崇蒲辅周与岳美中这两位中医泰斗。《蒲辅周医案》与《岳美中论医集》，张老一直把它们作为藏品中的珍品保存至今。蒲老的医案辨证论治丝丝入扣，处方用药极其精简，常常起到四两拨千斤的作用。看蒲老的医案简直是一种享受，忍不住让人拍案叫绝。岳老是当代中医界自学成才的典范，是当代公认的德艺双馨的中医泰斗。除了上面提及的两位名老中医，还有诸如施今墨、郭士魁、赵锡武、张赞臣、朱仁康、朱小南、赵心波、赵绍琴、叶熙春等，他们的著作都值得收藏。

还有一位名老中医需要重点提及，那就是章次公先生。他提出的"发皇古义，融会新知"我们一直引以为座右铭。可惜章次公先生留下的著作不多，其得意弟子、国医大师朱良春先生编著的《章次公医术经验集》，是一本值得我们反复研读的书，特别是其中的医案部分尤其精彩。

朱良春先生大量地应用动物药，特别是他的《朱良春用药经验集》、《虫类药的应用》尤为精品。国医大师颜德馨也是张老师非常尊崇的。张老师早年曾聆听过颜老的课，讲得非常精彩。颜老的羌英汤也是张老师临床治疗外感发热的一张常用方，屡用屡验。颜老倡导的"久病必有瘀"、"怪病必有瘀"是临床治疗疑难杂症的一把利剑。我买的颜老的第一本书是《颜德馨治疗疑难病秘笈》。还有国医大师王绵之、邓铁涛、任继学、张镜人、陆广莘、周仲瑛、徐景藩、裘沛然、路志正等的书，都是非常好的。王绵之老的《方剂学讲稿》是方剂书中的佳品。徐景藩的《徐景藩脾胃病治验辑要》是一本不可多得的脾胃病专著。说到脾胃病，杭州市第四人民医院的国家级名老中医俞尚德老先生也是张老师非常尊敬的一位老师，其《俞氏中医消化病学》张老师常备于案前反复研读，真是一本好书。

朱良春的弟子何绍奇先生在 1999 年出版的《读书析疑与临证得失》，我非常喜爱。一篇篇医话就像一个个故事，是医话中难得一见的佳作。先生在序言中说："我今年 55 岁，老之已至矣，在未来的岁月里，我将再努力，还照着我的读书看病的老路子继续走下去。并且有信心再过 20 年，再出一本这样的书——如果读者诸君以为这样的书还值得一读的话。"可惜先生英年早逝，成为了永远的遗憾。北京科学技术出版社 20 世纪 80 年代出版的"五部医话"：《燕山医话》《北方医话》《南方医话》《黄河医话》《长江医话》，也是医话书籍中的佳品，当时按照地域划分，查阅有所不便。2012 年 6 月由出版社重新编辑，按照内科病症、外科病症、妇科病症、儿科病症以及针灸推拿 5 个分册进行分类，方便各科医师有针对性地进行查阅，实用性更强。医话的最大优点就是形式自由，具有很强的可读性、趣味性，其中也不乏真知灼见。

彭坚教授的《我是铁杆中医》是我们师徒喜读的一本书。该书其实就是彭坚教授读书、临证的心路历程。里面的很多用方心得、治疗心得是本书的精华。

还有一位非常有名的湖南籍名医——熊继柏教授，出版过《一名真正的名中医》《疑难病辨治回忆录》《熊继柏讲内经》《熊继柏医论集》等书。熊老临证从不开无汤头之处方，其验案简明扼要，详辨舌脉，思路清晰，理法方药，丝丝入扣。

余国俊教授的《中医师承实录》《我的中医之路》，对每种疾病采用师徒问答的形式予以展开，没有空话，都是临床中总结的"干货"。余国俊的恩师就是伤寒大家江尔逊先生，《经方大师传教录》是江老的临床经验总结。江老的老师就是陈鼎三先生，著有《医学探源》。师徒三人一脉相承，让我们深刻感受到中医师承教育的重要性。

黄元御的五代传人，老中医麻瑞亭业医 60 余年的经验总结《麻瑞亭经验集》，将《四圣心源》之"下气汤"发挥应用到了极致。李玉宾的《破解中医治病密码》一书，可以看成是《四圣心源》的通俗解说版。李玉宾之所以成为黄元御思想的忠实实践者，得益于他的业师任启松老中医指点迷津。任老医易皆通，校注的书有《周易悬象·道德悬解》《慎柔五书》《医家密奥》等。他认为慎柔学派成书早于《四圣心源》，是《四圣心源》的先导，实为火神派之肇基。火神派鼻祖郑钦安是受慎柔学派和《四圣心源》的启发。

病家历来对中医最津津乐道的一个话题就是把脉，把脉成了病家评判一个中医水平高低的标尺。我在看了余浩老师的《医间道》后，于 2012 年 9 月到湖北十堰任之堂进行了脉法学习。通过学习我深刻体会到脉是可以把出来的，并且确实可以指导临床。书中最大的亮点除了脉法，就是人体脏腑阴阳气血循环图，是学习中医的指南针。其实就是把《四圣心源》的一气周流的一个圈，转化成两个圈。这样就更有利于理解与应用，而且可以跟脉象紧密结合。余老师的弟子曾培杰、陈创涛编著的《任之堂跟诊日记》是理顺中医思路的好书，特别适合于目前条件所限，不能进行师承教育的广大中医学子。说到师承教育不得不提到陕西渭南的名医孙曼之，他自学中医，博览群书，义务进行民间中医师承教育，出版了《朱丹溪医案评析》、《叶天士医案评析》、《谢映庐医案评析》等书籍。江西中医学院姚梅龄教授的《临证脉学十六讲》也是一本不可多得的脉学专著。许跃远的《大医脉神》，金伟的《我的脉学探索》，王光宇的《精准脉诊带教录》，都是脉象与西医的病名相结合，可以统称为现代微观脉学，特别是对肿瘤等恶性病的早期诊断具有很大的现实意义。但是要用脉象直接指导临床用方用药就欠缺一点，这跟传统脉学有很大的区别。如果把传统脉学与现代脉学能够相结合那就最好不过了。

近年来由于网络的不断普及，给了处于基层的民间中医很好的交流与展示的平台。特别值得一提的是《民间中医拾珍丛书》，《华夏中医论坛丛书》，包括郭永来的《杏林集叶》，林盛进的《经方直解》，汪庆安的《用药杂谈》，王幸福的《杏林薪传》和《医灯续传》，樊正阳的《医门凿眼》，宿勤学的《杏林微蕴》等。这些书的最大特点就是，没有长篇大论的理论讲解，直指临床，实用性很强。

《胡希恕伤寒论讲座》、《胡希恕金匮要略讲座》、《赵绍琴温病讲座》、《任应秋医学讲稿》是根据原始录音整理的，最贴近作者的原意。赵老的"火郁发之"理论，临床有很大的用武之地。李士懋教授有专书《火郁发之》进行论述。任老是中医界五运六气理论研究的泰斗，如对此有兴趣还可以参看李阳波的《开启中医之门——运气学导论》。李阳波生前未出版的书籍现在均由其弟子整理出版，有《李阳波中医望诊讲记》、《李阳波五运六气讲记》、《李阳波时相养生手册》等。在经方派中，南京黄煌教授的体质辨证也是独树一帜，黄煌教授的《经方的魅力》、《张仲景五十味药证》、《药证与经方》等书一直是我的珍藏。《黄煌经方沙龙》系列书籍已经出了五期。2011年在仲景故里河南南阳召开的"经方医学论坛",规模宏大,其中精选论文以《经方论剑录》予以出版推广。目前经方班在全国有遍地开花之势。其中最具影响力的要数"广州经方班"。自1996年开始相继出版了《经方临床应用》第一辑、第二辑,《听名师讲经方应用》,《名师经方讲录》第一辑、第二辑、第三辑。

古人云:"熟读王叔和,不如临证多。"张老师时常教导我们,书中的经验要到临床中去验证,多次验证正确才会变成你自己的东西。临床的疑惑常常书本中就可以找到答案。不临床而读书,只学到些想当然的医理。只有从临床上回来,再读医书,则医理与临证豁然贯通。当然中医的书永远是看不完的,我们应该在学习的同时找到自己的兴趣点,有选择地看。在博览群书的基础上精选出适合自己特长的几本书,反复研读。

最后我想以国医大师邓铁涛曾经提出的一个口号为结语:"四大经典是根,各家学说是本,临床实践乃中医之生命线,仁心仁术乃中医之魂!"

盛桐亮

典型验案

首诊时间:2010年12月10日。

房某,男,43岁。

主诉:多汗五六年。

病史:患者近五六年开始出汗多,伴手足心潮热,头部及身体易出汗,白天明显,怕冷,体虚易感,伴腰酸,脱发,乏力,口干不欲饮。大便易溏,小便无殊,夜寐安。

体检:体温36.8℃,神清,精神委靡。舌淡胖有齿痕,苔薄白,脉沉细。

中医诊断:自汗。

西医诊断:多汗症。

处方:附子15g(先煎),甘草10g,砂仁12g,龟板15g(先煎),熟地30g,巴戟天15g,天冬15g,麦冬15g,茯苓15g,五味子6g,杭白芍30g,

细辛 6g，肉桂 5g，炮姜 12g。7 剂。

医嘱：注意休息，避风寒，忌冷食。

2011 年 12 月 17 日二诊：服上药后乏力好转，出汗明显减少，夜间基本不出汗，腰酸好转，精力较前改善，舌脉同前。以原方加煅牡蛎 30g，瘪桃干 12g。7 剂。

2011 年 12 月 24 日三诊：诸症均减，体力改善，白天出汗明显减少，舌淡苔薄，脉细。仍以原方出入，7 剂。

体会：患者素体阳虚，阴盛逼阳外越，虚阳上浮，故见潮热，出汗，易感，正符合潜阳丹所治的阴寒内盛、虚阳上浮之证，故以潜阳丹合引火汤加减而收良效。潜阳丹临床应用广泛，凡阴盛阳虚之口腔溃疡、牙龈肿痛、失眠、头昏头痛、潮热盗汗等均可加减取效。

周天梅

老师评语：

患者除多汗外，伴腰酸、脱发等症，为肾阳肾水亏损之体。肾为水火之脏，水火相济，则阴平阳秘。阳虚则阴寒内盛，逼阳于外，真火浮游；肾水亏损，火失其恋，离位外越，故出现上述诸症。用潜阳丹使虚火回归于肾，用引火汤以滋肾水，水足则火藏于下，水火相济，则全身气化正常，病能痊愈。

张卫华
2011 年 1 月 15 日

首诊时间：2010 年 12 月 25 日。

于某，男，29 岁。

主诉：左侧腹痛 1 年余。

病史：患者 1 年多以前夏季某天出差，在火车上饮食后出现腹泻、发热，当时体温 39℃，自服氟哌酸胶囊，腹泻、发热即止。1 月后左侧腹部感隐痛，伴有异物感，傍晚即腹泻，按之针刺样疼痛，一直至今。疲劳时加重，一日大便两次，溏薄，服西药效不佳。纳可，小便无殊，寐安。平素怕冷。

体检：神清，精神软，形体瘦，心肺（−），腹软，左侧腹部轻压痛，舌暗紫苔薄，脉弦紧。

中医诊断：腹痛。

西医诊断：腹痛待查。

处方：小茴香 10g，干姜 10g，元胡 12g，五灵脂 12g，没药 10g，川芎 10g，当归 10g，生蒲黄 12g，肉桂 6g，杭白芍 30g，丹参 12g，乳香 5g，白芷 10g，细辛 10g。7 剂。

医嘱：注意保暖，避风寒，忌冷食。

2011 年 1 月 3 日二诊：诉服上药 2 剂后左侧腹痛明显缓解。7 剂药服完腹痛已止，舌脉同前，原方再进 7 剂。

体会：患者为阳虚之体，加之饮食不洁，腹泻发热，脾阳受损。自服药后腹泻虽停止，但寒邪未解，寒凝血瘀，不通则痛，故出现少腹针刺样疼痛。治当活血祛瘀，温通止痛，以少腹逐瘀汤加减。人体以温为和，以通为用，凡见寒凝血瘀，症见少腹拘急疼痛者，均可用王清任的少腹逐瘀汤加减治疗。本方亦可治经期腹痛。

周天梅

老师评语：

少腹逐瘀汤出自《医林改错》，王清任在书中曰："此方去疾、种子、安胎，尽善尽美，真良善方也。"后人将此方广泛应用于腹痛、肠粘连、结肠炎等病。颜德馨先生在书中曰："少腹为厥阴之界，厥阴为寒热之脏，故少腹痛病因以寒阻致滞不行，或灼热生郁不散为多见。寒能凝血，热能熬血，最终均可导致血脉凝涩，血瘀气滞，不通则痛，为此，通之一法不能忽视。"

张卫华
2011 年 1 月 20 日

首诊时间：2011 年 1 月 19 日。

陈某，女，61 岁。

主诉：倦怠乏力2月余。

病史：患者病起于3月前。因劳累汗出较多，后出现畏寒肢冷。足热后又继续锻炼，因肢冷去桑拿蒸汗，连续10天，渐出现乏力，足不能迈步，梳头、刷牙都需休息，少气懒言，视物模糊，伴纳差，消瘦。

体检：神清，精神疲软，心肺（－），舌淡苔薄，脉沉细。

中医诊断：虚劳。

西医诊断：乏力待查。

处方：黄芪30g，知母15g，柴胡10g，升麻10g，杭白芍10g，甘草6g，煅牡蛎30g（先煎），煅龙骨30g（先煎），桔梗10g，党参15g，茯苓12g，炒白术12g，甘草12g，当归12g，杭白芍12g，熟地12g，川芎10g，附子15g，干姜12g，威灵仙15g。7剂。

医嘱：注意休息，避风寒，忌冷食。

2011年1月26日二诊：服上药后乏力好转，行走已经不吃力，能胜任轻体力劳动。舌淡苔薄，脉略细。以原方出入。

2011年2月2日三诊：诸症均减，体力明显改善，能胜任日常活动，跳舞亦不觉乏力，舌淡苔薄，脉细。仍以原方出入。

体会：患者劳累过度，伤及正气，正气亏虚，清阳不升，中气下陷。治当健脾益气，升阳举陷，以升陷汤升其内陷之清阳。中气上升，正气充足，故诸症好转，疗效可比补中益气汤。

周天梅

老师评语：

升陷汤出自张锡纯的《医学衷中参西录》。书中还有回阳升陷汤、理郁升陷汤、醒脾升陷汤，皆治疗大气下陷，见呼吸短气、心悸怔忡、大汗淋漓、神昏健忘、声颤身动、胸中满闷、努力呼气似喘、二便失禁等症状。你用于此患者十分合拍。

张卫华

2011年3月5日

首诊时间：2011年2月3日。

林某，男，41岁。

主诉：盗汗、多汗五六年。

病史：患者于五六年前开始夜间盗汗，汗出湿衣及床单，白天手足心易出汗，动则汗出，纳可，小便无殊，大便溏，寐安，平素易生气，易感冒，怕风。

体检：体温36.7℃，神清，精神可，形体瘦，舌淡苔薄白，脉细无力。

中医诊断：盗汗。

西医诊断：多汗症。

处方：黄芪30g，防风10g，炒白术12g，桂枝12g，杭白芍10g，甘草6g，煅牡蛎30g，煅龙骨30g，瘪桃干10g，糯稻根10g，五味子10g，桑叶15g，刘寄奴12g，山萸肉20g，生姜10g，大枣10g，葛根12g。7剂。

医嘱：注意保暖，避风寒，忌冷食。

2011年2月10日二诊：服上药后夜间盗汗减去七八分，衣被已经不湿。近日胃纳欠佳，舌淡苔白腻，脉细。原方减刘寄奴、山萸肉，加陈皮6g，茯苓20g。

2011年2月17日三诊：诸症均减，白天基本不出汗，活动时正常出汗，纳佳，大便成形，舌淡苔薄白，脉细。原方出入。

体会：患者素体气虚易感，营卫不和，故夜间盗汗，白天自汗。治当补气血，调营卫，敛阴止汗，以玉屏风散、桂枝汤、痛泻要方、牡蛎散加减。临床上常可见到盗汗、自汗的患者，如体虚易感，无一派热象者，可从气虚、阴虚、阴阳两虚着手，调和营卫，多能收良效。

周天梅

老师评语：

汗为津液，津血同源。气能生津，又能固表，因此要重用黄芪。方中加了桑叶、山萸肉、刘寄奴，皆是止汗要药。《医学入门》记载桑叶清凉，能抑阳益阴，专表固卫，山萸肉滋阴敛汗，在病重大汗淋漓时能固脱止汗。《辨证奇闻》"返汗化水汤"中用刘寄奴，有化瘀止汗利水之意，我在治疗盗汗时经常使用。

张卫华

2011 年 3 月 6 日

首诊时间：2011 年 2 月 9 日。

李某，女，56 岁。

主诉：双手臂疼痛 1 年。

病史：1 年前开始出现左手臂疼，活动时有僵硬感，继而右手臂、双足跟痛。双足沉重，不能抬起，伴背痛。曾以雪山金罗汉外用，效不佳。平素怕冷，纳可，二便调，寐佳。患者为过敏体质。既往有外伤跌倒史。

体检：神清，精神可，心肺（－），四肢活动可，双上肢活动时疼痛。舌淡胖苔薄腻，脉沉。

实验室和辅助检查：类风湿因子、抗"O"、C 反应蛋白均正常。

中医诊断：痹证。

西医诊断：关节痛原因待查。

处方：附子 15g，干姜 12g，甘草 10g，鹿角片 12g，桂枝 10g，羌活 10g，片姜黄 12g，苏木 12g，威灵仙 15g，伸筋草 15g，山茱萸 20g，知母 15g，当归 12g，丹参 12g，乳香 10g，没药 10g。7 剂。

医嘱：注意保暖，忌冷食。

2011 年 2 月 16 日二诊：自诉服上方第 3 剂后双足沉重感消失，能抬起，能跨大步，舌脉同前，原方出入。

2011 年 2 月 23 日三诊：自诉服上药后不但跨步无障碍，且能跑步，舌脉同前，原方出入。

体会：患者素体阳虚，早年感受寒邪，寒凝气滞，不通则痛，渐由左手臂痛至右臂及双足，治当温经活血通络，以曲直汤加减。张锡纯《医学衷中参西录》中的曲直汤由山萸肉、知母、乳香、没药、当归、丹参组成，书中说："至肝虚可令人腿疼，方书罕言。"患者六十花甲，肝肾精血已亏，用之合拍。

周天梅

老师评语：

疾病因早年受寒所致，病久必虚、必瘀。寒邪非温不散，疼痛非温不止，瘀血非温不化，虚寒非温不补。方中用温热之姜、附、桂枝、鹿角片等，亦用了曲直汤。曲直汤由活血化瘀的活络效灵丹（当归、丹参、乳香、没药）加治不荣则痛的山萸肉、知母而成。

张卫华

2011 年 3 月 8 日

首诊时间：2011 年 3 月 5 日。

林云萍，女，28 岁。

主诉：反复腹胀 3 年。

病史：患者于 3 年前夏天食冷饮后开始出现腹胀不适，伴纳差、嗳气、泛酸，形体消瘦，无腹痛、腹泻，大便偏溏，小便无殊，寐可。胃镜提示慢性浅表性胃炎。曾多次就诊，先后服排气饮、木香流气饮、柴胡疏肝散、少腹逐瘀汤，无效。

体检：神清，精神软，面色黄，形体瘦，腹软，无压痛。舌质红，苔薄白，脉弦细。

中医诊断：痞满。

西医诊断：慢性胃炎。

处方：乌梅 12g，细辛 10g，黄连 6g，黄柏 10g，当归 12g，附子 12g，花椒 6g，桂枝 12g，党参 15g，炮姜 15g，砂仁 10g（后下），豆蔻 10g（后下），玫瑰花 10g，川朴花 10g，苍术 12g，茯苓 15g，炒白芍 12g。7 剂。

医嘱：注意保暖，避风寒，忌冷食。

2011 年 3 月 12 日二诊：服上药后腹胀明显缓解，胃纳改善，嗳气减少，大便成形。舌红苔薄白，脉弦细。原方去玫瑰花、川朴花，加玳玳花 10g。

2011年3月19日三诊：诸症均减，无嗳气泛酸，无腹痛，纳佳，大便成形，面色改善，舌质淡，苔薄白，脉细。原方出入，1月后痊愈。

体会：患者素体脾虚腹胀，长期迁延不愈，肝气郁结化火，肝木犯胃，故腹胀难愈。治当健脾和胃，疏肝降火，敛阴止汗，以乌梅丸加减。乌梅丸是厥阴病主方，由寒温两组药组成，其中温热药7味，寒凉药3味，符合寒热相兼、温大于寒的立方原则。临床常用于慢性菌痢、慢性胃肠炎、结肠炎等证属寒热错杂、气血虚弱者。在使用常法效不佳的时候，用此方往往有意想不到的效果。只要辨证属木火盛（上热）、脾肾寒（下寒）者，大胆使用此方，疗效非常显著。

周天梅

老师评语：

《温病条辨》记载："经谓太阴所至，发为胀，又谓厥阴气至为胀，该木克土也。"《素问·阴阳应象大论》记载："浊气在上，则生䐜胀。"厥阴肝气旺，兼少阳胆火侵犯阳明中土，中土脾胃虚弱，升清降浊失调，浊气上逆而生胀，故选乌梅丸治之能奏效。

张卫华
2011 年 4 月 15 日

首诊时间：2011 年 3 月 29 日。

陈某，男，72 岁。

主诉：手足心热 3 年余。

病史：患者于 3 年前无明显诱因下开始手足心发红、发热，伴畏寒肢冷，乏力，夜寐时需屈膝，伴两膝、手指关节疼痛，冬天洗手时皮肤痒而痛，无汗。既往有水肿史，尿常规正常。胃纳一般，小便无殊，寐差。

体检：体温 37.1℃，神清，精神软，面色欠华，形体偏胖，双肾区叩痛（－）。舌质淡胖齿痕，苔薄，脉沉细。

中医诊断：内伤发热。

西医诊断：手中心热待查。

处方：附子 12g，甘草 10g，砂仁 12g（后下），龟板 15g（先煎），黄柏10g，仙灵脾 12g，补骨脂 12g，党参 15g，茯苓 12g，炒白术 12g，藿香 10g，制半夏 10g，陈皮 6g，木香 6g，葛根 12g，炮姜 12g，麻黄 10g，细辛 10g，当归 12g，独活 10g。7剂。

医嘱：注意保暖，避风寒，忌冷食。

2011 年 4 月 5 日二诊：服上药后手足心发热明显好转，乏力及四肢关节酸痛改善，皮肤痒痛感好转，胃纳改善，睡眠好转。舌淡胖苔薄，脉细。效不更方，原方去麻黄，加黄芪 30g 补气。7 剂。

2011 年 4 月 12 日三诊：诸症均减，精神好转，手足心发热消失，关节冷痛明显好转，已能活动自如，面色、睡眠明显改善。舌质淡，苔薄，脉细。效不更方，以上方调理 3 周而愈。

体会：患者年迈，脾肾阳虚，虚阳上浮，故见手足心热；虚阳上扰清空，则心烦不寐；肾阳亏虚，则畏寒肢冷；不通则痛，故关节疼痛。治当温补阳气，引火归原。以潜阳封髓丹、麻黄附子细辛汤、附子理中汤、香砂六君子汤加减。潜阳丹系清末伤寒大家郑钦安所创制，在他的著作《医理真传》、《医法圆通》中反复提及十余次，所治病症十余种。潜阳丹乃钦安先生参悟阴阳之所得，该方研制精巧，组方严谨，用药独特。其证为少阴阳虚，真阳为群阴所逼，上浮不能归根。若龙腾飞跃，离开坎宫，就会犯上作乱，祸患无穷。本案即是如此，阳虚者，水寒不藏龙，无根之火上扰。肾阳不足，肾水寒于下，逼龙火浮游于上而成火不归原证。潜阳丹所治之证即是。封髓丹亦治疗一切虚火上炎的病证，两方相合，即能使一切龙雷之火下降，引火归原。临证之时，有此证即可用此方。

周天梅

老师评语：

此例是脾肾阳虚，阴寒内盛，逼阳于外的真寒假热证。以往我们总认为病重者才会出现真寒假热证，通过临床实践才感到真寒假热比比皆是，看病亦需去伪存真，也要"打假"。

张卫华

2011 年 5 月 26 日

首诊时间：2011 年 4 月 11 日。

喻某，男，8 岁。

主诉：咳嗽气急 3 周。

病史：患者于 3 周前受凉后开始咳嗽，有痰，量多色白，伴气急，夜间明显，无咽痛。伴夜间汗多，纳差，大便偏溏，小便无殊，寐欠佳。既往有过敏性哮喘史。

体检：神清，精神软，面色黄，形体瘦，两肺呼吸音低，可闻及散在哮鸣音。舌质淡，苔薄，脉细。

实验室和辅助检查：血常规：白细胞 65×10^9/L，中性粒细胞 56.7%，嗜酸性粒细胞 6.2%。

中医诊断：咳喘。

西医诊断：过敏性哮喘。

处方：乌梅 10g，五味子 10g，防风 10g，柴胡 10g，甘草 10g，麻黄 6g，杏仁 12g，桔梗 15g，旋覆花 12g，杭白芍 10g，荆芥 15g，前胡 12g，佛耳草 12g，当归 10g，紫菀 10g，百部 10g。7 剂。

医嘱：注意保暖，避风寒，忌冷食。

2011 年 4 月 18 日二诊：服上药后咳嗽气急明显缓解，痰能自咳，胃纳改善，大便成形，出汗减少。舌淡苔薄，脉细。效不更方，原方去麻黄，加黄芪 15g。7 剂。

2011 年 4 月 25 日三诊：诸症均减，咳嗽基本愈，无气急，夜间能安睡，纳佳，大便成形，面色改善，舌质淡，苔薄，脉细。治当培土生金，予香砂六君子丸加减调理。

体会：咳嗽是临床常见的疾病，古代医家素有"名医不治咳"之说，可见小小咳嗽有时亦可难治。咳嗽一证，外感居多，外感咳嗽，风寒居多，而治疗风寒咳嗽，如能恰当地用疏散风寒、宣肃肺气的药物，多能迅速获效。患者素体肺气亏虚，先天不足，故体弱易感。感受风寒之邪，肺失清肃，故上气喘咳；痰湿蕴肺，故痰多色白；脾胃虚寒，故纳差便溏。治当补虚宣肺，止咳化痰，以过敏煎、止嗽散、金沸草散加减。金沸草散为治疗风寒咳嗽的首选方，功用发散风寒，降气化痰。主治伤风咳嗽，症见恶寒发热、咳嗽少痰、鼻塞流涕等，疗效非常显著。止嗽散为风寒咳嗽迁延不愈的有效方。两方均有宣发肺气的作用，加之过敏煎补虚收敛，共奏补虚宣肺、止咳化痰之功。

周天梅

老师评语：

此方为过敏煎合金沸草散、止嗽散，如要换方，亦会同样有效，如小青龙汤加减。因病孩有过敏性哮喘史，属夙饮内停，外邪引动，必须温里散寒，透邪止咳。

张卫华

2011 年 5 月 18 日

首诊时间：2011 年 4 月 23 日。

郭某，男，39 岁。

主诉：记忆力减退一年余。

病史：患者近一年余记忆力进行性减退，失眠，情绪不佳，无狂躁不安，无意识不清，无肢体活动不利，食欲尚可，二便调，寐差。

体检：神经系统检查阴性，舌淡苔白，脉沉细。

中医诊断：健忘。

西医诊断：记忆力减退待查。

处方：健脑散加减。益智仁 30g，菟丝子 12g，枸杞子 12g，炒补骨脂 12g，炒白术 12g，仙灵脾 12g，黄芪 30g，当归 12g，川芎 10g，鹿角片 10g，天麻 9g，全蝎 6g，炒地龙 12g，茯苓 12g，石菖蒲 12g，郁金 12g，红枣 12g，山药 15g，炒蜂房 12g，乌药 12g，太子参 12g，姜半夏 12g，紫河车粉 3g。7 剂。

医嘱：畅情志，劳逸结合，忌辛辣。

二诊：从服药第一帖即睡眠好转，记忆力有所提高，舌淡苔白，脉沉细。继用前方。

三诊：服用第二次药物的第四贴开始症状基本缓解，舌脉同前，继用前方加减调整2月余。

体会：患者劳累过度，损伤肝肾，精血不足，髓海不充，加之情志失畅，肝郁痰阻，故有健忘失眠乏力。治疗当以补肝益肾为主。健脑散是朱良春教授所创之方，多用于老年痴呆患者，今用于青年患者同样奏效。原方有马钱子，因其有毒性，目前临床基本禁用，且朱良春教授亦指出使用马钱子要中病即止，因此本案中未使用。

周天梅

老师评语：

治疗记忆力衰退必须补肾健脑，添精益髓，化瘀通络。此方我仿朱良春先生的健脑散，疗效出乎意外得好。竞争激烈、压力重重的今天，像这样的患者比比皆是，记忆力明显衰退者，皆可用此方法。

张卫华

2011 年 5 月 18 日

首诊时间：2011 年 5 月 15 日。

韩某，女，38 岁。

主诉：发热 4 天。

病史：患者于 4 天前吹空调受凉后出现恶寒、发热，体温波动于 37.8℃～39.2℃。静滴青霉素 3 日无效，伴全身酸痛，左颈部隐痛，无汗，纳差，口干苦，咽痛，喉间有痰，二便无殊，寐欠佳。

体检：体温 38.7℃，咽红充血，两肺（－）。舌质红，苔黄腻，脉浮。

血常规：白细胞 70×10^9/L，中性粒细胞 76.6%。胸片：未见明显异常。

中医诊断：感冒。

西医诊断：上呼吸道感染。

处方：羌活 12g，大青叶 30g，蒲公英 15g，荆芥 6g，柴胡 10g，黄芩 10g，淡竹叶 12g，大豆卷 15g，防风 6g，制半夏 12g，甘草 10g，大枣 10g，党参 10g，生姜 10g。3 剂。

医嘱：注意保暖，避风寒，忌冷食。

2011 年 5 月 18 日复诊：诉服上药 1 剂后即汗出热退，全身酸痛缓解，继服 2 剂后咽痛愈。胃纳仍欠佳，二便调，舌质红，苔白腻，脉濡。考虑患者暑湿仍留，拟藿香正气散加香砂六君子丸加减，7 剂而愈。

体会：临床上常可见感冒数日发热不退，多用抗生素，轻则口服，重则静脉滴注。殊不知感冒多为病毒所致，抗生素是无效的。患者感受暑湿邪气，郁而化热，病入少阳，湿困脾胃，则纳少口苦；暑湿之邪未解，故恶寒、发热、乏力。治疗当清化暑湿，和解少阳，兼宣肺健脾，以羌英汤合小柴胡汤加减。羌英汤本身对风寒、风热发热效佳，加之小柴胡汤和解少阳，使暑湿之邪从少阳而解，实为妙法。小柴胡汤对虚人感冒亦效佳。

周天梅

老师评语：

羌英汤是同济大学附属第十人民医院颜德馨教授的退热经验方，羌活一定要用 12g。现合小柴胡汤，治疗太阳少阳合病，用方得当，故退热立竿见影。

张卫华
2011 年 5 月 25 日

首诊时间：2011 年 7 月 22 日。

叶某，女，80 岁。

主诉：发热、气急 2 天。

病史：体温 38.2℃～39.5℃，伴恶寒，鼻塞，无汗，咳嗽有痰，胸闷气急，夜间不能平卧，纳差，尿少肢肿，大便偏溏，身痒难耐，寐差，口干不欲饮。此患者平素极怕冷，冬天手不能碰冷水。既往有风湿性心脏病房颤、心衰、糖尿病、牛皮癣史。

体检：体温38.5℃，血压150/90mmHg，神清，气急貌，两肺可闻及广泛湿啰音，心率150次/分，率绝对不规则，腹软，双下肢浮肿明显，舌质红润苔少，脉沉。

血常规：白细胞$150×10^9/L$，中性粒细胞85%。胸片：两肺广泛感染性病变。

中医诊断：外感发热，喘证。

西医诊断：肺部感染，心功能不全。

处方：麻黄15g，制附子50g（先煎），细辛10g，制半夏20g，杭白芍15g，干姜30g，甘草6g，桂枝15g，五味子10g，射干10g，茯苓45g，山茱萸30g，人参9g，肉桂10g，菟丝子20g，荆芥6g，桔梗15g，白前10g。3剂。

医嘱：注意保暖，避风寒，忌冷食。

2011年7月25日二诊：服上药后汗出热退。现出汗多，咳嗽气急较前明显好转，仍有畏寒，胸闷，咳嗽有痰，量多，痰色白，纳仍差，小便量多，大便偏溏，口干不欲饮，心率106次/分，舌红润苔少，脉沉。太阳表证已解，仍营卫不合，少阴证仍在，拟调和营卫，温阳利水。以桂枝汤合破格救心汤、金沸草散加减。

处方：制附子40g（先煎），制半夏15g，杭白芍15g，干姜30g，甘草15g，桂枝15g，五味子10g，射干10g，茯苓45g，山茱萸30g，人参9g，肉桂10g，桔梗15g，杏仁10g，炒白术12g，旋覆花10g（包煎），苏叶10g，前胡10g，白芥子20g。3剂。

2011年7月29日三诊：服上药后咳嗽气急、胸闷明显好转，痰量减少，无发热，精神明显好转，出汗仍多，纳差，乏力，腰酸，口干，怕冷好转，二便同前，寐好转。舌质红润苔少，脉沉。仍拟前方加麦冬15g，大枣10g，厚朴10g。5剂。

2011年8月4日四诊：精神明显好转，偶有咳嗽，痰少，无气急，偶有胸闷，出汗后全身皮肤瘙痒消失，皮肤变光滑，多年顽疾牛皮癣亦治愈。胃纳好转，二便调，寐可。舌质红苔少，脉沉。仍拟前方去杏仁、旋覆花、麦冬、厚朴，加瓜蒌皮 12g，薤白 15g。5 剂。9 月 1 日随访，患者诸症已愈。

体会：此患者太阳少阴同病，加之肾阳虚，肾不纳气，肺气不降，病情危重，随时有喘脱之势，故当发汗解表，温阳平喘固脱。发汗解表宜麻黄附子细辛汤，温阳平喘固脱宜李可老中医的破格救心汤。本人将此方用于各种心衰、呼衰、休克，均收到良效。经方不传之密在于剂量，此方附子、干姜、山萸肉剂量需大，方可取效。此患者另外一个收获是，发汗后困扰多年的牛皮癣亦痊愈，可见其病机是发汗不畅造成的。汗法可使表邪得退，邪有出路。

周天梅

老师评语：

患者是风心病房颤、心衰，肺部感染，选方合拍，胆大心细，疗效极好。方中除破格救心汤外，含有小青龙汤，用于痰饮、喘证，疗效极佳。曾某，男，64 岁。慢性支气管炎，肺气肿，肺心病，呼衰，每年要住院两次以上，杭州市第一医院呼吸科医师亦感棘手，建议中药调理。我用小青龙汤加补肾纳气等药治之，疗效极佳，从 2009 年 3 月至今未再住院治疗。

张卫华

2011 年 8 月 15 日

首诊时间：2011 年 12 月 9 日。

游某，男，65 岁。

主诉：发热 1 月。

病史：患者于 11 月 10 日受凉后出现恶寒、发热，于 2011 年 11 月 26 日住院，呈稽留热，体温波动于 39℃～40℃，伴咽痛、全身关节僵硬不适，酸痛，身上出现皮疹，发痒。每于傍晚 6～7 点开始发热，发热前伴恶寒、出汗多，每次均需服退热药，第二天又反复。体重下降，精神差，伴口干，饮水多，纳欠佳，二便调，寐可。

体检：体温 39.4℃，神清，精神软，面色欠华，咽红充血，两肺（－），心率 95 次 / 分，腹软，无殊，双下肢不肿。身上可见红色皮疹，舌淡红苔白腻，脉浮缓略沉。

实验室和辅助检查：白细胞 118×10^9/L，中性粒细胞87.2%，血沉35mm/L，C反应蛋白165.63mg/L。B超及CT示全身多处浅表淋巴结肿大。淋巴结活检提示朗格罕细胞性组织细胞增生症、皮病性淋巴结炎可能。其余检查均阴性。

中医诊断：风寒感冒。

西医诊断：发热待查。

处方：桂枝24g，炒白芍20g，生姜30g，炙甘草9g，大枣10g，姜半夏18g，石菖蒲12g，藿香10g，炒竹茹12g，制附子21g，炙麻黄6g。颗粒剂3剂。

医嘱：嘱患者晚上两小时内服完，并食稀粥，盖被子。

2011年12月11日二诊：患者诉服药当晚出很多汗，全身衣服湿透，热退身凉，此后体温正常，恶寒、咽痛、全身关节僵硬不适及酸痛消失，后2剂服后无汗，但全身瘙痒难忍，伴皮疹，面色红。开第二张方，但因种种原因未发药。体温一直正常。

2011年12月16日三诊：当日活检淋巴结后受凉，当晚又发热，体温38.8℃，第二天早晨降至37.5℃，伴恶寒、鼻塞，关节酸痛，仍身痒难忍，舌淡红苔白腻，脉浮缓。考虑患者又受风寒，治法同前。处方：桂枝24g，炒白芍20g，生姜30g，炙甘草9g，大枣10g，姜半夏18g，石菖蒲12g，制附子21g，炙麻黄12g，杏仁10g。3剂。

服药后出一身汗，以后再无发热。

2011年12月19日四诊：体温正常，精神好，余症皆平，身痒仍有，面色红，舌淡红苔薄，脉浮缓。考虑患者仍汗出不畅，《伤寒论》曰："面色反有热色者，未欲解也。以其不能得小汗出，身必痒。宜麻黄桂枝各半汤加减。"处方：桂枝18g，炒白芍20g，生姜21g，炙甘草9g，大枣10g，姜半夏18g，炙麻黄12g，杏仁10g。3剂。

2011年12月22日五诊：服药后身痒好转，渐变为头痒，舌淡红苔薄，脉浮缓。邪有从头面透发而出之势，续前发汗。处方：桂枝18g，炒白芍10g，生姜20g，炙甘草12g，大枣10g，麻黄12g，杏仁10g。5剂。

体会：此患者反复发热一月，时间较长，热势较高，病情错综复杂，曾怀疑朗格罕细胞性组织细胞增生症、皮病性淋巴结炎、淋巴瘤、成人 still 氏病等。但纵观其病史，患者有恶寒、汗出，有一份恶寒就有一份表证，故仍需从表解。《伤寒论》曰："太阳病，发汗遂漏不止。其人恶风，小便难，难以屈伸者，桂枝加附子汤主之。"患者发热、恶寒、汗出，虽时间长，仍在太阳。长期发热，伴肢体僵硬不适，累及少阴，桂枝加附子汤主之。身痒，发汗不畅，故身痒，加少量麻黄透邪。另外抓住肢体僵硬不适、难以屈伸的特点，考虑波及少阴，以桂枝加附子汤加减。汗出而解后出现身痒，以麻黄桂枝各半汤解外，最终告愈。可见观察病情应审时度势，不要被疾病的表象吓倒。经方治病，只要方证对应，真的能起到桴鼓之效。

周天梅

老师评语：

这是天梅学经典、做临床的典型验案。患者发热一月，西药用尽，用桂枝加附子汤发热即退。此方张仲景原用于发汗太过所致表虚，汗出不止而恶风者。汗血同源，多汗后阴血亏损，加之老年精血不足，故患者肢体僵硬不适，难以屈伸。桂枝汤养营阴，散表寒，又止汗，附子温经回阳而固汗，并透发少阴之邪，此方与麻黄附子细辛汤、四逆汤加味、小柴胡汤、羌英汤等用于退热，病机不同，但都是中医鬼斧神工之方。

张卫华
2012 年 1 月 16 日

首诊时间：2012 年 1 月 11 日。

沈某，女，56 岁。

主诉：咳嗽 1 周。

病史：患者于 10 天前受凉后开始出现鼻塞，流清涕，恶风，汗出多，无发热。近 1 周出现咳嗽频作，夜间剧，喉间有痰，不易咳出，伴胸闷不适，平素怕冷，动辄汗出，易感冒，四肢冷，易乏力，口干甚，饮水亦不能解渴，纳一般，二便调，寐可。既往有类风湿性关节炎史，平素服激素。

体检：神清，颜面轻度浮肿，两肺呼吸音粗，未闻及啰音。舌淡胖苔白腻，寸脉浮，尺脉沉。

中医诊断：太阳中风表虚证。

西医诊断：上呼吸道感染。

处方：桂枝18g，杭白芍15g，炙甘草10g，干姜20g，大枣10g，制附子20g（先煎），陈皮9g，紫菀10g，石菖蒲12g，姜半夏12g，白芥子20g，杏仁10g。5剂。

医嘱：嘱患者避风寒，加强保暖。

2012年1月16日二诊：服上药第2剂即感口干明显好转，原饮水亦不能解渴，服药后感口中有津液内生，咳嗽亦明显减轻，痰色白，量多，恶风减轻，汗仍多，舌淡胖苔薄腻，寸脉浮，尺脉沉。上方附子加至30g，姜半夏加至15g。5剂。

后遇患者，诉咳嗽已愈。

体会：此患者为桂枝汤证无疑。汗出恶风，体虚易感，加之有类风湿性关节炎病史，长期服用激素，久病肾阳亏虚，阳虚津液不能上乘，故口干，饮水亦不能自救；脾虚生痰湿，肺气不宣，故咳嗽。属太阳、少阴、太阴合病，故以桂枝附子汤加宣肺化痰之品解肌透表，使肺气得宣，痰液得化，邪有出路。纵观当今医生，见感冒咳嗽用银翘、桑菊者不少，用芦根、野荞麦根、大青叶等寒凉者不少，用桂枝汤、麻黄汤、止嗽散者很少，殊不知寒凉之物易使肺气内闭，不得宣畅，咳嗽延绵不止。我认为冬季感冒多风寒，治之宜以辛温宣肺为主方，切不可以江南多温病为由多用寒凉。另外，口干一症，年迈及久病之人当从阳虚津液不能上承论，犹以锅烧水，水冷则锅盖无水蒸气也。温肾阳可使水沸，蒸气上承，津液自来。少数阴亏患者不在此例。然很多人见口干，不加分析即用养阴润肺之品，则阴更盛，阳更亏，口干更甚矣。找到疾病的病因病机则能找到治疗方法，否则杂乱无章矣。

周天梅

老师评语：

此例咳嗽用桂枝加附子汤等治之效佳。从桂枝汤方药组成及其原理、功效等分析，其不限于治疗伤寒表虚证，亦是治疗杂病的常用方。

张卫华

2012 年 2 月 8 日

首诊时间：2012 年 2 月 7 日。

华某，男，49 岁。

主诉：反复咳嗽 10 余年。

病史：患者于 10 余年前受凉后开始咳嗽阵作，咽痒无痰，夜间及冬天剧，伴恶风，无发热，晨起感咽痛，鼻塞，头痛，平素怕冷，出汗少，腰酸乏力，口干不欲饮。反复迁延不欲，进食辛辣加剧。曾多次到大医院就诊，诊为慢性咽炎，中西医结合治疗均无效果。纳可，二便调，寐欠佳。

体检：神清，精神可，两肺呼吸音清，舌淡胖有齿痕，苔薄白，脉沉细。

中医诊断：风寒咳嗽。

西医诊断：慢性咽炎。

处方：制附子 21g，石菖蒲 12g，炙甘草 6g，黄柏 6g，肉桂 3g，干姜 15g，桔梗 12g，姜半夏 12g，五味子 6g，细辛 6 包。颗粒剂，10 剂。

医嘱：嘱患者避风寒，加强保暖。

2012 年 2 月 18 日二诊：患者诉服上药后咳嗽明显好转，夜间能安静入睡，咽痒不适好转，晨起仍有鼻塞，怕风，纳可，二便调，寐可。舌淡胖有齿痕，苔薄白，脉沉细。处方：制附子 20g（先煎），龟板 15g（先煎），砂仁 12g，炙甘草 10g，黄柏 12g，麻黄 9g，细辛 12g，龙骨 30g（先煎），生牡蛎 30g（先煎），桔梗 12g，五味子 10g，肉桂 10g。5 剂。

此后患者间断服用上方加减，咳嗽咳痰症状基本控制，进食辛辣也不会诱发。咽痒消失。

体会：慢性咽炎本身即为慢性病、难治病，甚至有五官科专家称慢性咽炎无法治愈。俗话说：名医不治咳。因五脏六腑皆令人咳，咳嗽虽为常见，但亦难治。一般医师看到咽炎，咽痛，多会辨为上焦火盛或阴虚火旺，咽喉不利，会用清热降火利咽之品，或养阴生津之品。殊不知患者反复迁延，久病多虚证，绝非清热养阴之品能奏效，这就是患者辗转各大医院不效的原因。只有抓住疾病的发病机理方能治疗。患者咳嗽迁延不愈，病起于受寒，夜间及冬天剧为有寒，遇寒加剧，且平素怕冷、恶风、鼻塞、出汗少，均为阳虚有寒之象，绝非像平常所说，咽痛咳嗽即为火。一般的清热解毒药可取一时之效，但久即失效。此火为虚火，为下焦阴盛，逼阳上越，虚阳上浮，故可见一派头面部"火"的表象，治当温肺止咳，潜阳引火归原，以潜阳丹合桔梗甘草汤、小青龙汤加减。

周天梅

老师评语：

　　此病案辨证正确，用药到位，故疗效极佳。此患者属阴寒内盛，逼阳于上，表现出内寒"上热"，实质是真寒假热，用了小青龙汤主要药味以温里散寒化饮，又用潜阳丹引火归原。

　　我在临床上经常运用引火归原法，《景岳全书》记载："引火即是引肾上浮之虚火，归原即是使其下归于肾。"我体会临床上除阴寒内盛迫阳于外，还有阴虚于下，阳不敛阴，虚阳上扰，及肾阳亏损，命门火衰，虚阳浮越于上者，皆需用引火归原法。

张卫华

2012 年 3 月 5 日

首诊时间：2012 年 3 月 6 日。

马某，女，67 岁。

主诉：反复胸闷气急 30 余年，再发 1 周。

病史：患者于 30 余年前受凉后出现胸闷、心悸，诊为风湿性心脏病，之后出现房颤。胸闷反复发作，伴气急，肢肿，尿少腹胀，长期服用地高辛、速尿、安体舒通等药物。近几年逐渐加剧，近 1 周患者受凉后胸闷气急又发，伴咳嗽，痰不易咳出，腹胀，纳差，尿少，肢肿，夜间不能平卧，乏力腰酸，大便偏干，口干，寐差。

体检：血压 120/70mmHg，体温 36.6℃，神清，精神软，形体瘦，呼吸 22 次 / 分，两肺呼吸音粗，两下肺可闻及湿啰音，心率 128 次 / 分，房颤律，腹水征阳性，双下肢凹陷性浮肿，舌淡胖苔薄腻，脉结代，沉细。

心电图：快速率房颤。血 B 型钠尿钛 289pg/ml。

中医诊断：胸痹，喘证。

西医诊断：风湿性心脏病，房颤，心功能不全。

处方：附子 30g（先煎），龟板 15g（先煎），砂仁 12g，炙甘草 12g，黄柏 10g，肉桂 10g，干姜 20g，龙骨 30g（先煎），生牡蛎 30g（先煎），山茱萸 30g，生白术 20g，熟地 20g，荆芥 6g，桔梗 12g，茯苓 18g，黄连 6g，杏仁 10g。5 剂。

医嘱：嘱患者避风寒，加强保暖。

2012 年 3 月 13 日二诊：服药后气急胸闷明显缓解，尿量增多，腹胀减轻，肢肿较前消退，咳嗽亦减少。感乏力，腰腿酸，舌脉同前。上方加泽泻 15g，厚朴 10g，仙灵脾 20g，利水温肾。6 剂。

2012 年 3 月 19 日三诊：患者精神明显好转，气平，夜间能平卧，胃纳改善，乏力腰酸好转，恶寒怕冷亦减轻，咳嗽消失，二便调，寐可，感牙龈浮肿，舌脉同前。以前方去干姜。附子 30g（先煎），龟板 15g（先煎），砂仁 12g，炙甘草 12g，黄柏 10g，肉桂 10g，龙骨 30g（先煎），生牡蛎 30g（先煎），山茱萸 30g，生白术 25g，熟地 30g，桔梗 12g，茯苓 18g，黄连 10g，仙灵脾 20g。6 剂。

服药后诸症皆缓，胸闷气急消失，夜间能平卧，咳嗽消失。患者仅服小剂量利尿剂即能保持尿量而无肢肿，此后患者每次心衰发作均能用上方加减收到良效。

体会：此患者久病累及心肾，心肾阳虚，兼见外感，为太阳、少阴两感之证，故急则治标，解表当先，同时阳虚水泛，里证亦急，故解表治理同治。患者年轻时感受风寒失治，迁延日久，心肾阳虚。心阳虚衰则胸闷气急；阳虚水泛则肢肿尿少，腹胀；新感受寒邪，肺失清肃，故咳嗽；脾虚湿困则纳差；舌淡胖苔薄腻，脉结代、沉细均为心肾阳虚之征。治疗当温阳利水平喘，解表止咳，以破格救心汤合止咳祛风药加减。李可老中医的破格救心汤由四逆汤合张锡纯的来复汤加减而成。四逆汤回阳救逆，来复汤敛阴固脱，使救心强心作用更佳，且不易反复，加温阳利水之品使水液得通，表邪得解。表里双解后加温肾之品巩固疗效，使诸症顽疾得解。破格救心汤在治疗心衰方面确实经得起反复，疗效确切，值得推广。

周天梅

老师评语：

本案病机分析和治则正确，用药大胆，剂量到位，故疗效很好。患者感受寒邪而病，日积月累，病久及肾，肾阳衰微，又不能蒸腾气化，寒水上射于心肺而致气喘、心悸房颤、尿少腹胀。选用破格救心汤、潜阳丹加祛风止咳药，全方有真武汤之意，山萸肉酸敛，在此方中尚可代替芍药作用，因此全方还存温阳利水之功。

张卫华

2012 年 4 月 15 日

首诊时间：2012 年 4 月 12 日。

丁某，男，46 岁。

主诉：发热 2 天。

病史：患者于 2 天前进食时不慎窒息，后经抢救脱险，之后开始出现畏寒，寒战，发热，体温 39℃ ~ 40℃，伴气急，出汗，咳嗽阵作，喉间有痰，不易咳出，无腹痛、腹泻，无尿频、尿急、尿痛，饮水不多，纳少，小便少，大便未解，精神委靡，昏昏欲睡。门诊经静滴"头孢米诺、可乐必妥"，体温无明显下降。既往有"额叶痴呆"史 6 年，现生活不能自理。

体检：血压 98/55mmHg，体温 39.2℃，神清，精神软，痴呆貌，两肺呼吸音粗，右下肺可闻及少许湿啰音，四肢冷湿，舌红苔薄白，脉浮弱。

血常规：白细胞 16.7×10^9/L，中性粒细胞 94%。肺部 CT 示：右下肺炎。

中医诊断：太阳中风表虚证。

西医诊断：吸入性肺炎。

处方：桂枝 20g，杭白芍 15g，炙甘草 10g，大枣 10g，柴胡 30g，制半夏 12g，生姜 24g。3 剂。

医嘱：避风寒，加强保暖，饮稀粥。

2012 年 4 月 15 日二诊：患者服一剂后出现全身大汗，继而热退，体温降至 36.2℃，气急平，伴血压偏低，口干，尿少。经增加补液及饮食调理，血压已回复正常。除少许咳嗽外，余症皆安。

体会：患者平素体虚易感，汗出、恶风、脉浮均属太阳中风表虚范畴，咳嗽气急为肺气上逆，不得宣降。此为太阳少阳合病，故治当发汗解表、和解少阳，以桂枝汤合小柴胡汤减。又余国俊《中医师承实录》云："虚人感冒以小柴胡汤加减。"少阳是表证的枢纽，故可见寒热往来。柴胡为和解少阳之要药，在外感发热中，重用柴胡往往能起到解肌发汗的作用。此案一剂而愈，可谓效佳。不足之处是发汗太过，出现津液亏损的表现。后经调理，津液自和而愈。

周天梅

老师评语：

此例用桂枝汤合小柴胡汤加减，重用桂枝、柴胡，一剂热退，效如桴鼓。太少合病，桂枝汤治表虚发热，小柴胡汤是退热要剂，刘渡舟先生称之为中药之阿司匹林，合用其效如神。

张卫华

2012 年 5 月 1 日

首诊时间：2011 年 2 月 19 日。

蒋某，男，50 岁。

主诉：咳嗽 2 周。

病史：2 周前受凉后出现咳嗽，无发热，初期有痰。在当地医院输液治疗后咳嗽减少，但不能缓解，无痰，无发热畏寒等不适。

体检：双肺呼吸音粗，未及明显啰音，舌瘦苔白厚，脉细滑。

实验室和辅助检查：当地医院血常规复查正常；胸片示支气管炎。

中医诊断：咳嗽。

西医诊断：急性支气管炎。

处方：金沸草散加减。旋覆花 10g，生白芍 12g，荆芥 12g，苏叶 10g，前胡 12g，法半夏 12g，杏仁 12g，桔梗 10g，佛耳草 12g，生甘草 6g，三叶青 15g，白芥子 10g，款冬花 12g。

医嘱：避风寒，忌腥气食品。

二诊：服药后咳嗽即止，未再用药。

体会：患者素体虚弱，加之起居不慎，感受风寒，虽使用抗生素治疗，但其只能发散，无宣疏肃降之效，不能逐邪外出，风邪恋肺，故咳嗽迁延缠绵。无论病程久短，均宜宣疏肃降为主。《医学心悟》谓"咳嗽之母，属风寒者十居其九"，认为外感咳嗽风寒者居多。当代名老中医江尔逊临床治疗咳嗽，不论表里寒热，喜用金沸草散化裁，疗效显著。他认为此方特异性在于旋覆花、白芍、甘草 3 味。旋覆花虽有豁痰饮之功效，但其味辛，能散能行，故能宣散肺气达于皮毛；其味咸，入肾而能纳气下行归根，使胃中之痰延下行而从浊道出，不复上犯肺，便可恢复肺的清虚功能。一降一宣，便可恢复肺主制节之权。故旋覆花一味即可使肺、胃、肾三脏戴泽，上、中、下三焦通利。白芍配甘草为芍药甘草汤，酸甘化阴，能滋养肺津，舒缓肺气。余国俊在《中医师承实录》中称其为出类拔萃的止咳方。

张　洁

老师评语：

此病案体会写得深刻，并易记忆。金沸草散用于风寒之邪不得外散，久久不愈的咳嗽，效果相当不错。从治未病角度看，其能截邪外出，不使内传而致慢性支气管炎、肺气肿、肺心病，是已病防变的良法及佳方。

张卫华

2011 年 2 月 28 日

首诊时间：2011 年 5 月 9 日。

陆某，女，29 岁。

主诉：孕 34 周，咳嗽 1 周。

病史：患者 1 周前受凉后出现咳嗽，咽痒少痰，口苦心烦，无发热气急、胸闷心悸、恶心呕吐、潮热盗汗等不适。自服感冒冲剂，症状不能缓解，遂到张主任处门诊。血常规大致正常，舌红苔黄腻，脉弦滑。

中医诊断：子嗽。

西医诊断：支气管炎?

处方：荆芥 6g，防风 6g，前胡 10g，白前 10g，化橘红 10g，杏仁 12g，桔梗 10g，紫菀 12g，佛耳草 12g，浙贝 12g，蝉衣 9g，黄芩 10g，生甘草 6g，苏梗 10g，牛蒡子 12g，黛蛤散 12g，当归 12g。

医嘱：忌生冷饮食。

二诊：咳嗽明显好转，原方加川断 12g，牛蒡子改为桑寄生 12g。

三诊：症状基本缓解，继服前方 7 剂。

体会：妊娠咳嗽，中医学亦称"子嗽"，指妊娠期间以咳嗽为主要症状的一系列上呼吸道感染症。它可引起胎儿先天发育异常、胚胎发育停止、流产、早产等，直接威胁胎儿安全。孕期因咳嗽剧烈诱发宫缩，致先兆流产甚至难免流产者并不鲜见。由于西药多有副作用，患者不敢轻易服用，而中医药在治疗妊娠感冒、咳嗽方面有其独特的优越性，易被广大孕妇所接受。

妊娠期间，阴血聚于冲任以养胎，致孕妇处在阴血偏虚、阳气偏亢的生理状态。此次起居不慎感受风寒，入里化热，肺失宣降则咳嗽少痰。阴血不足，肝阴失养，加之情绪紧张，肝气郁结化火，灼津为痰，火逆犯肺则咳嗽更剧。肝火上炎则口苦心烦。舌红苔腻、脉弦滑为肝郁肺虚之征象。治疗以平肝泻火，疏风宣肺，止咳化痰为主。予止嗽散合黛蛤散。止嗽散是清代医家程钟龄《医学心悟》中一首治疗咳嗽的名方，能止咳化痰，疏风宣肺，随症加减，可治多种咳嗽。方中紫菀、百部味苦而性温润，皆入肺经，有下气化痰、理肺止咳之功。此二味温润不燥，尤能止咳化痰，新久咳嗽皆宜，是为君药。桔梗开宣肺气而化痰，白前降气化痰而止咳，辅助君药调理肺气、化痰止咳，为臣药。橘红理气化痰，荆芥疏风解表，为佐药。甘草和桔梗利咽止咳，调和诸药，为佐使药。诸药合用，使邪散肺畅，气顺痰消，诸症自愈。《医学心悟》谓此方"温润和平，不寒不热，既无攻击过当之虞，大有启门逐贼之势，是以客邪易散，肺气安宁"。方中各药药性平和，无伤胎之弊。现代药理研究表明：桔梗能镇咳、祛痰、抗炎；白前抗炎、祛痰止咳；荆芥对金黄色葡萄球菌、白喉杆菌有较强的抑菌作用；紫菀能抗病原微生物、祛痰；百部对多种致病菌（如肺炎球菌、乙型溶血型链球菌、脑膜炎球菌、金黄色葡萄球菌、白色葡萄球菌与白喉杆菌、肺炎杆菌、人型结核杆菌等）都有不同程度的抑菌作用；陈皮的挥发油有刺激性祛痰和扩张支气管的作用；白术能抑制子宫收缩而安胎，并能增强机体免疫能力。故本方应用于妊娠合并上呼吸道感染，能屡收奇效。该患者除感受风寒外，尚有肝血亏虚、肝阳上亢、火盛刑金存在，故与黛蛤散治疗。黛蛤散药少方简，随症加减余地大，可治疗各种咳嗽。

张　洁

老师评语：

病案分析得很好，并阅读了有关中药药理的书籍，像这样的临床效方要能熟背。

张卫华

2011 年 5 月 28 日

首诊时间：2012 年 1 月 12 日。

何某，男，29 岁。

主诉：乏力 2 周。

病史：患者 2 周前劳累后出现乏力易倦，伴腰酸尿黄，无发热盗汗、意识不清、恶心呕吐、胸闷心悸等不适，大便正常，睡眠尚可。症状持续不能缓解，遂到他院门诊，查血尿常规及生化等，均正常。舌淡苔白腻，脉沉细。今来我院就诊。

中医诊断：虚劳。

西医诊断：乏力待查（亚健康？）。

处方：防风10g，羌活10g，天麻10g，藁本10g，白芷10g，细辛10g，麻黄10g，肉桂10g，附子10g，制半夏10g，干姜10g，川芎10g，茯苓10g，泽泻10g，制军5g，蔓荆子10g，葛根30g，桔梗10g。

医嘱：忌生冷饮食。

二诊：继服7剂，症状均缓解。

体会：患者先天禀赋不足，肾气亏虚，劳累日久，损伤脾胃，脾虚不运，水湿内停，气血生化乏源，无以充养肾气，脾肾亏虚，湿热下注，肌肉失养，腰为肾之府，故见乏力、腰酸、尿黄。舌淡苔白腻、脉沉细为脾肾亏虚之征象。治当健脾燥湿、益气补肾为主，予补一大药汤加减。"补一大药"，又称"补一大药汤"，来源于前人医案中的"八味大发散"，即羌活、防风、天麻、藁本、白芷、蔓荆子、麻黄、细辛八味，一般作为祛风散寒、发汗解表之用。补氏加入了附子、干姜、肉桂、川芎、茯苓、法半夏、酒军、泽泻八味，赋予其新的功用，成为"温补主轴方剂"。"补一大药"的特点是：以附子、干姜为君，补脾肾以通任督；防风、天麻、藁本、白芷、蔓荆子、麻黄、细辛为臣，通经络而行气血，用以除外邪；茯苓、法半夏为佐，疏中焦而导痰湿，用以健脾和胃；酒军、泽泻为使，通三焦而利清浊，用以引邪外行。总体来说，就是既温中补火，扶正祛邪，又开通经络，活动气血，使内邪不能藏身，外邪无法侵入。平人可饮，病家宜服，有病治病，无病预防，集治病与保健于一方。一般人饮之，可以舒经络，活气血，消外感，减疲劳，提精神，壮体力，对于劳累之人，见效尤其显著。

张　洁

老师评语：

补一大药方是四川补晓岚先生的经验方，我读《火神派学习与临床实践》一书时得到启发，在傅文录的亚健康病案中详细论述了此方，认为"有病祛病，无病强身，调气行血，温通经脉"。临床上我用于思睡、乏力而无器质性疾病者，效果较好。

张卫华

2012年1月28日

首诊时间：2012 年 2 月 3 日。

吴某，女，35 岁。

主诉：反复鼻塞、流浊涕 10 余年，再发 1 周。

病史：患者既往反复流浊涕、鼻塞 10 余年，多在感冒及季节变化时诱发，持续 2~3 天，可自行缓解。1 周前患者受凉后再次出现鼻塞，流浊涕，时有头痛，咽部有痰梗阻，便溏，无发热等不适。舌苔白腻，脉细。到五官科门诊，考虑慢性鼻炎急性发作，予鼻炎片等口服，症状不能缓解。

中医诊断：鼻渊。

西医诊断：慢性鼻炎急性发作。

处方：桂枝 12g，炒白芍 12g，生草 10g，红枣 12g，生姜 6g，苍耳子 10g，白芷 10g，辛夷 10g，大蓟 12g，蝉衣 9g，浙贝 12g，蜂房 12g，薄荷 6g，桔梗 12g，化橘红 10g，连翘 12g，石菖蒲 12g。

医嘱：忌生冷饮食。

二诊：去蝉衣、化橘红，加苏叶 10g，路路通 12g，制半夏 12g。

三诊：服用 2 周后症状明显好转，少许鼻塞，喉间仍有痰，黄稠涕减少，偶有咳嗽，加用苓桂术甘汤。桂枝 12g，炒白芍 12g，生甘草 6g，生白术 12g，生姜 6g，苍耳子 10g，白芷 10g，细辛 10g，蝉衣 9g，麻黄 6g，浙贝 12g，蜂房 12g，附子 10g，桔梗 12g，路路通 12g，七叶一枝花 15g，石菖蒲 12g，制半夏 12g，茯苓 12g。

四诊：症状基本消失，偶有咯痰，少许便溏，去七叶一枝花。

体会：慢性单纯性鼻炎是鼻黏膜和黏膜下层的慢性炎症，为耳鼻喉科的常见病。此病迁延难愈，单纯西药治疗效果欠佳。中医属"鼻窒"范畴。《内经》言"肺主涕"，《难治·四十四难》云"肾主液"。涕为五液之一。五液为肾所主，肾虚不藏，津液自鼻窍外泄为涕。《素问·阴阳应象大论》曰："肾气火衰，九窍不利，下虚上实，涕泣俱出矣。"所以，鼻虽为肺窍，但清涕量多自溢的根本还在于肾脏虚衰。《素问·宣明五气》篇中云"肾为欠，为嚏"，进一步说明肾虚与本病有着密切的关系。患者素有鼻渊病，肾阳气虚日久，易感外邪。此次起居不慎，感受风寒，乘虚而入，犯及鼻窍，日久郁而化热，肺失宣肃，邪毒郁滞，津液停聚，鼻窍壅塞，遂至喷嚏、流浊涕。舌淡苔白、脉细为亏虚之征象。治疗当祛风通窍，宣发肺卫，予桂枝汤合苍耳子散加减。桂枝汤救卫表之不足，宣发肺卫之阳而通鼻窍。佐以苍耳子散，共奏健脾益气、化湿通窍之功效。

张　洁

老师评语：

桂枝汤加苍耳子散不仅用于鼻渊，还可用于过敏性鼻炎，近期效果颇佳。过敏性鼻炎表现为清涕、喷嚏频多。《素问》病机十九条曰："诸病水液，澄澈清冷，皆属于寒。"水饮非温不走，必须用此方以温经化饮，散寒透邪。

张卫华
2012 年 2 月 26 日

首诊时间：2012 年 3 月 23 日。

林某，男，20 岁。

主诉：纳差半月余。

病史：患者半月余前无明显诱因出现纳差，无恶心呕吐、畏油腻、肤黄尿黄，胃脘少许隐痛，腰酸，消瘦，无发热畏寒、反酸嗳气、尿频尿急等不适。曾在当地医院门诊，查血常规、生化等均正常。胃镜提示浅表性胃炎，病理示黏膜慢性炎。服用胃苏冲剂等药物，症状不能缓解。

中医诊断：纳呆。

西医诊断：慢性胃炎。

处方：党参 10g，炒白术 10g，茯苓 10g，甘草 3g，陈皮 6g，姜半夏 6g，木香 6g，砂仁 6g，丁香 3g，厚朴 6g，藿香 10g，炒六曲 10g，炒谷芽 10g。

医嘱：忌生冷饮食。

二诊：服药后进食增多，但时欲呕吐，原方加生姜 9g，苏叶 10g。

三诊：症状基本缓解，继服前方 7 剂。

体会：由胃肠动力异常引起的疾病有逐年增高趋势。腹部胀满、食后加重、纳食减少、疲乏无力等，是慢性胃炎、门脉高压性胃病和功能性消化不良等疾病的主要临床表现。究其原因，西医认为多因胃动力不足和胃黏膜慢性炎症等引起。中医则将其归属于脾胃虚弱、脾失运化、脾气亏虚等范畴。中医学归纳脾的功能为主运化、统血，主肌肉四肢，为气血生化之源、后天之本。其功能几乎涵盖了现代医学的整个消化系统。脾失运化、脾气亏虚的证候可见于各种消化系统疾病甚至其他系统疾病的不同阶段，脾胃虚弱更是各种消化系统疾病的常见证候。患者脾胃俱虚，脾虚不运，水谷不化，水湿内停，气机阻滞，胃虚不纳，故不思饮食、少许隐痛。舌淡苔白、脉沉为脾胃虚弱之征象。治疗当健脾开胃为主，予开胃进食汤。

开胃进食汤系《医宗金鉴》所记载的治疗脾胃虚弱的有效方剂，由六君子汤加丁香、木香、藿香、莲子、厚朴、砂仁、麦芽和神曲组成，主治不思饮食、少食不能消化、脾胃两虚之证。方中用六君子汤益气健脾，除湿和胃止呕，使脾胃之气健旺，运化复常；丁香、木香调气健脾，疏肝解郁，行气止痛；藿香、砂仁行气温中化湿；莲子补脾益肾；神曲、麦芽消化饮食，开胃和中。全方具有益气健脾、醒脾开胃、疏通中焦气机等作用。有报道显示该方对顽固性食少具有较好疗效。

张　洁

老师评语：

开胃进食汤是宝方，在《医宗金鉴》书中附有方歌：开胃进食治不食，少食难化脾胃虚，丁木藿香莲子朴，六君砂麦与神曲。对临床上慢性胃炎、消化不良、胃肠功能紊乱屡屡奏效，特别是对脾胃虚弱、运化失司的纳差，有药到病除之功。

张卫华

2012 年 4 月 8 日

首诊时间：2012 年 4 月 21 日。

董某，女，46 岁。

主诉：反复便溏半年余，加重伴乏力一月余。

病史：患者半年前饮食不慎后出现便溏，每日 2～3 次，黄色糊状，无黏液脓血，便前时有腹痛，无发热畏寒、恶心呕吐等不适。舌胖苔腻，脉沉。曾在多家医院门诊，口服肠道菌群调节药等，症状略能改善，停药后又反复。近一月余症状加重，伴乏力，休息后不能缓解，晨起口干口苦，多梦，服用既往药物无效，遂到我院门诊治疗。既往曾做胆囊切除术，有乙肝小三阳，目前常服贺普丁。

中医诊断：泄泻（脾虚久泻型）。

西医诊断：肠功能紊乱。

处方：参苓白术散加减。党参12g，茯苓12g，苍术12g，炒扁豆12g，怀山药12g，生草6g，砂仁10g，苡仁30g，桔梗10g，葛根12g，柴胡10g，龙胆草10g，生牡蛎30g，补骨脂12g，乌梅10g。

医嘱：忌生冷饮食。

二诊：服药后乏力好转，便溏仍存，前方去柴胡、龙胆草、牡蛎，加仙鹤草30g，桂枝12g，炮姜12g，赤石脂15g。

三诊：服药后乏力便溏好转，但时有隐痛，睡眠仍差，前方去炒扁豆、甘草，加入防风10g，炒白芍18g，予痛泻要方。

四诊：症状均好转，继服前方。

体会：慢性腹泻是指病程在2个月以上或间歇期在2～4周的复发性腹泻，常见于慢性细菌性痢疾、肠结核、肠易激综合征、溃疡性结肠炎、原发性小肠吸收不良、慢性肝炎、慢性胆囊炎等消化系统疾病及一些全身性疾病，如甲状腺功能亢进等。中医学认为该病属于"泄泻"范畴。《景岳全书·泄泻》曰："泄泻之本，无不由于脾胃。"脾胃素体虚弱，或久病伤脾，脾虚运化无权，不能散精，湿浊内生，因而致泻。病位主要在脾胃。脾虚湿盛为其病机，以脾虚为主。治宜以健运脾气为先，佐以化湿和胃。脾气得健，运化得司，水湿去而泻自止。参苓白术散是补气方剂，首载于《太平惠民和剂局方》，具有益气健脾、渗湿止泻作用。方中人参、怀山药、莲肉益气健脾为主药，辅以白术、茯苓、薏苡仁、扁豆渗湿健脾，佐以甘草益气和中，砂仁和胃醒脾，理气宽胸，更以桔梗为使，载药上行，宣肺利气，借肺之布精而养全身。诸药配伍，健脾益气、和胃渗湿以止泻。

张　洁

老师评语：

参苓白术散的病案分析得很好，此方用于脾气虚之泄泻。临床上夹杂症多，如有脾阳虚，加附子、干姜，即有附子理中汤意在内；如久泻伤及肾阳，可加四神丸；如夹外感风寒，可选用藿香正气散加减。

张卫华

2012 年 5 月 6 日

首诊时间：2012 年 4 月 23 日

陈某，女，50 岁。

主诉：胸闷心悸 4 月余。

病史：患者 4 月余前无明显诱因下出现胸闷心悸，劳累后加重，喜叹息，畏寒，头痛，失眠，头晕胸痛，无恶心呕吐等不适。舌淡苔少，脉沉细。曾在多家医院门诊，期间心电图示 ST-T 改变，冠脉 CT 未见明显异常。服用益心舒胶囊、万爽力等药，效果不佳，故来我院就诊。

中医诊断：胸痹。

西医诊断：胸闷待查。

处方：附子 12g，党参 15g，生晒参 9g，熟地 12g，麦冬 12g，炒白术 12g，怀牛膝 12g，南五味子 10g，黄芪 30g，茯苓 15g，桂枝 12g，山萸肉 15g，丹参 12g，檀香 6g，砂仁 10g，瓜蒌皮 12g，薤白 10g，制半夏 12g。

医嘱：忌生冷饮食。

二诊：服药后胸闷心悸好转，活动后胸部仍有憋闷感，失眠仍存，舌胖苔薄白。前方去山萸肉，加合欢皮 15g，龙骨 15g。

三诊：继服 7 剂，症状均缓解。

体会：患者素体禀赋不足，肾阴亏损，劳累日久，耗气伤阴，心肾不交，心火上炎，故见心悸失眠、头痛；脾阳受损，阳气虚无力推动和温煦血脉，阴血无以充盈润泽脉道，故见胸闷畏寒。舌淡苔少、脉沉细为脾肾阴阳两虚之征象。治疗当补肾健脾为主，予全真一气汤加减。全真一气汤是明清医学大家冯兆张《冯氏锦囊秘录》中的经典方，是为了弥补前人在治疗"脾肾阴阳两虚，上焦火多，下焦火少"之不足而设，用于"中风大病，阴虚发热，吐血喘咳，一切虚劳重证，更治沉重斑疹，喘促燥热欲绝者"。冯氏创立全真一气汤，实际是对赵养葵、薛立斋、张景岳诸大家"阴阳互根，水火同源，脾肾为先后天之本"理论的创造性应用。据此，可以设想全真一气汤可能通过健脾补肾来达到顾护全身元气的目的。

胸痹多为痰瘀阻痹胸阳，不通则痛，常用瓜蒌、薤白、丹参、檀香之类，但阳气虚无力推动和温煦血脉，阴血无以充盈润泽脉道，亦可导致痹阻不通，故用全真一气汤。本方重用熟地黄、白术，滋肾健脾，滋阴补气，令气旺血行，共为君药。人参味甘入脾，益气补中而资生化之源，助气旺血行，附子助阳散寒止痛，助人参大补元气，麦门冬滋养心阴，五味子滋肾养阴，共为臣药，增强益气养阴之效。牛膝助附子活血祛瘀止痛，均为佐药。诸药合用，共奏益气培元、通痹止痛之效，使心气得补，血瘀得消，脉络得通，而胸痹心痛自除。

张 洁

老师评语：

全真一气汤在《步入中医之门》一书中讲述得很清楚，临床效果好，确实是临床难得的良方之一。

张卫华

2012 年 5 月 6 日

首诊时间：2012 年 6 月 23 日。

李某，女，43 岁。

主诉：胃脘痛半月。

病史：患者半月前饮食不慎后出现胃脘隐痛，少许恶心，晨起口苦，腹部畏寒，夜寐不安，颈背不适，无呕吐腹泻、发热反酸等不适。胃镜检查提示浅表性胃炎，病理示黏膜慢性炎。服用"金奥康"等无效。舌淡苔白，脉细。胃镜提示浅表性胃炎，病理示黏膜慢性炎。

中医诊断：胃脘痛。

西医诊断：慢性胃炎。

处方：黄芪 30g，桂枝 12g，炒白芍 20g，炮姜 12g，生草 10g，红枣 12g，附子 15g，党参 15g，炒白术 12g，高良姜 6g，香附 12g，茯苓 12g，合欢皮 15g，夜交藤 30g，葛根 30g，仙灵脾 12g，荔枝核 10g，麻黄 6g。

医嘱：忌生冷饮食。

二诊：胃痛略好转，但仍疼痛，睡眠好转，上方去合欢皮、夜交藤、仙灵脾、荔枝核、麻黄、生白术，加乌梅 12g，僵蚕 12g，莪术 12g，苡仁 30g。

三诊：症状基本缓解，继服前方 7 剂。

体会：慢性胃炎是内科临床上的多发病，也是消化系统最常见的一种疾病类型。中医学无此病名，但在历代文献中有类似病症的描述，如"胃脘痛"、"腹胀"、"嘈杂"、"痞满"、"呕吐"等，治疗方法亦有多种。其发病原因多样，有湿热、食滞、胃火、肝郁等，也有部分患者因虚因寒所致。其总的发病机制是胃气不和，气机郁滞，不通则痛。临床上以虚实夹杂、寒热交错居多。治疗应寒热并投，补泻兼施。患者素体脾胃虚弱，此次饮食生冷，脾阳受损，运化失职，寒邪凝滞，不通则痛，故见胃痛且畏寒；胃气不和则恶心不适；舌淡苔白、脉细为脾虚之征象。予黄芪建中汤合附子理中汤加减。黄芪建中汤出自《金匮要略·血痹虚劳病脉证并治》，由小建中汤加黄芪组成，功能温中补虚，原主治"虚劳里急，诸不足"，后世以治疗虚寒胃痛、脾虚泄泻等证著称。其组方特点为辛开苦降，寒热并用，攻补兼施，正中本病病机。该患为脾胃虚寒、命门火衰引发的胃脘痛，故合用附子理中汤。

张　洁

老师评语：

黄芪建中汤合附子理中汤，我称之为"先后天方"。现在因各种原因脾胃虚寒者甚多，寒湿非温不化，虚寒非温不补。黄芪建中汤治虚劳诸不足，附子理中汤既补先天，又温后天，二者合用，是治疗虚寒性胃痛的高效良方。

张卫华

2012 年 7 月 8 日

后学体悟

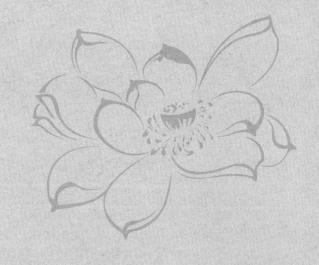

中药治疗结缔组织病举隅

结缔组织病有广义和狭义之分。广义是指以结缔组织为主要成分的组织与器官的疾病，包括骨、关节、肌肉、肌腱、韧带、筋膜、皮肤、脂肪、血管、及免疫系统等组织与器官的疾病，可分为 8 个大类，63 种，153 个亚种。临床上多数是慢性、反复发作、不易治愈的疾病。中医多将其归为痹证、痛证，治疗上有其独特的方法，且能获得奇效。两年来跟随杭州市名中医张卫华老师学习，受益匪浅，现将此类典型验案整理如下，与大家共享。

一、类风湿性关节炎案

郜某，女，65 岁。20 余年前从左手小指中间关节开始肿胀，随之侵犯所有手指关节，诊断为类风湿关节炎。服用强的松片半年多，症状减轻后停药。之后间断服过芬必得、正清风痛宁等药，双手手指关节逐渐变形，腕关节僵直。近 2～3 年肘、肩关节活动障碍，不能梳头，筷子不能送到嘴里，局部封闭、贴膏止痛均无效。2006 年 9 月始指、腕、肘、肩关节疼痛加重，手指肿胀。肘关节略红肿，只能屈到 60～70 度，也不能完全伸展。肩关节不能上抬。类风湿因子阴性，血常规、血沉、抗"O"、C 反应蛋白、自身抗体等检查均无明显异常。舌淡苔白，脉沉细。证属肝肾亏虚，邪阻经络。治宜补益肝肾，温经活血，通络止痛。处方：熟地 12g，仙灵脾 12g，鹿含草 15g，补骨脂 12g，肉苁蓉 12g，鸡血藤 15g，当归 10g，露蜂房 12g，地鳖虫 6g，穿山甲 10g，僵蚕 10g，附子 15g，干姜 15g，炙甘草 12g，防风 15g，黑大豆 20g。服药一周，关节肿胀疼痛症状减轻，便溏，去当归，加丹参 12g。再服药半月，肘关节红肿减退，疼痛明显好转，加威灵仙 15g，增强通经络之功。一月后患者手、肘关节肿胀全部消退，肘关节可屈至 30 度，肩关节可明显抬起，能梳头、用筷子吃饭。

【思路辨析】老年久病，肝肾亏虚，阳气不足，腠理不密，卫外不固，以致风、寒、湿邪乘虚而入，凝滞经络、关节，阻碍气血运行而发病。仙灵脾、鹿含草、补骨脂、肉苁蓉、熟地补肝肾；鸡血藤、当归养血活血，通络止痛，久病入络者，治风先治血，血行风自灭；顽痹日久，加露蜂房、穿山甲、土鳖虫，增强活血散瘀、祛风消肿通络之功；僵蚕透发风寒，活络通经；四逆汤温经散寒。

类风湿性关节炎急性发作期关节红肿一般多认为属风湿热痹，给以清热利湿之药，但此患者舌苔、脉象表现为虚寒，以温补之剂获显著疗效，从而减轻患者致残率，提高生存质量。

二、慢性风湿性关节炎案

王某，女，39岁。2005年6月14日来诊。风湿性关节炎病史15年余，反复出现膝关节酸痛，时有肘、腕、踝关节游走性、不对称性疼痛，遇天气变化、负重及登楼症状加重，加强保暖或用频谱仪局部热疗后减轻。当抗"O"增高时，静滴青霉素G可改善症状。血沉、C反应蛋白及其他实验室检查均正常，关节X线片无异常改变。4年来常因疲劳感冒，有低热，之后大腿内侧出现约1cm×1cm大小红色皮下结节数个，消腿后过1~2个月又会出现，常有坐骨疼痛，四季座位上需要垫棉垫。夏季用空调后，关节疼痛加重，要求中药调治。舌胖嫩、苔白涎，脉沉细。处方：黄芪30g，制半夏12g，陈皮6g，甘草6g，茯苓12g，独活10g，附子12g，细辛6g，当归12g，白芍15g，川芎10g，何首乌15g，牛膝12g，豨莶草15g，虎杖15g。7剂后关节疼痛减轻，皮下结节无变化。原方去何首乌，加制川乌12g，忍冬藤15g，补骨脂12g，熟地黄12g。14剂后皮下结节逐渐消退。近两年未再出现皮下结节，用空调时可不再用护膝和穿长裤，关节疼痛未再发作。除此之外，该患者从小到大的痛经、经前乳房胀痛、晨起便溏均好转，以往不能饮食冷的东西，现可适当食用。

【思路辨析】《景岳全书》曰："风湿之症，大抵因虚者多，因寒者多。唯血气不充，故风寒得以入之；唯阴邪留滞，故经脉为之不利。此痛痹之大端也。"患者因素体亏虚，易感受风、寒、湿邪，而致寒凝气滞血瘀、湿浊化痰、痰瘀阻络，故以调和气血、祛风散寒为治则。选《金匮要略》的独活寄生汤和乌头汤之意，考虑夏季多汗，未用麻黄；苔白涎、痰湿之体，故用二陈汤；附子大辛大热，能温经散寒；豨莶草祛风湿、强筋骨，用于风湿痹病，《本草经疏》誉其为"祛风湿兼活血的要药"；虎杖、忍冬藤活血通络止痛，用于风湿痹痛、经脉瘀阻、关节不利之症。

三、腱鞘囊肿案

腱鞘囊肿是关节附近的囊性肿块，病因尚不太清楚。慢性损伤使滑膜腔内滑液增多而形成囊性疝出，或结缔组织黏液退行性变可能是发病的重要原因。

吕某，男，38 岁。2005 年 12 月 7 日初诊。右肘关节外侧触及一块状物三年，两月来增大至小鸡蛋大小，质硬，推之不移动，边缘光滑，局部无红肿热痛，但屈伸不舒，即日 B 超示：右肘部背侧肌肉内可见大小约 3.6cm×1.9cm×1.4cm 囊性无回声团，诊断为腱鞘囊肿（图 1）。苔白腻、脉弦滑，以往有局部外伤史。分别在西医外科及骨伤科门诊，认为囊肿太大，无法压碎，必要时可手术切除。患者要求中药治疗。从痰湿瘀阻之痰核论治：生牡蛎 30g（先煎），浙贝 12g，玄参 12g，白芥子 10g，片姜黄 12g，胆南星 12g，姜半夏 12g，茯苓 30g，泽泻 30g，王不留行子 12g，莱菔子 21g，猫爪草 15g，莪术 12g，海藻 12g，夏枯草

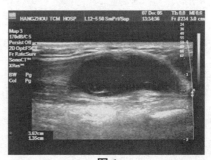

图 1

15g，郁金 12g，楮实子 30g，威灵仙 15g，生黄芪 15g，穿山甲 10g，枸橘李 12g。10 剂。12 月 13 日复诊：服药 7 剂后囊肿明显缩小，服至 10 剂时自觉块状物消失。原法出入。12 月 24 日 B 超复查提示：囊肿大小 1.5cm×0.9cm×0.5cm（图 2）。1 月 14 日再次 B 超复查，囊肿 0.8cm×0.6cm×0.4cm（图 3），症状

消失，但囊壁消除不了。该患者至今未再出现可触及之腱鞘囊肿。治疗中曾加减用过僵蚕、天葵、干姜、延胡索、刘寄奴、黄药子、猫人参等。2006年1月下旬以下药研细末，每日15g，煮沸服汤：生黄芪30g，党参30g，茯苓30g，炒白术30g，穿山甲30g，片姜黄30g，郁金30g，浙贝30g，刘寄奴30g，莱菔子30g，白芥子30g，姜半夏30g，楮实子30g，威灵仙30g。1剂。

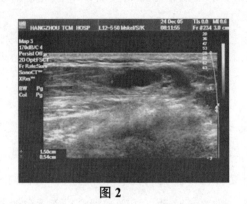
图 2

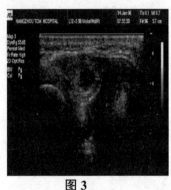
图 3

【思路辨析】《丹溪心法》曰："百病多有夹痰者，世所不知，人身中有结核，不痛不红不作脓，痰注也。"腱鞘囊肿作痰核论治，实为中的。患者超重矮胖，肥人多气虚、多痰湿。《灵枢·口问》曰"邪之所在，皆为不足"。患者原有外伤史，局部曾有骨折，最虚之处即是留邪之地，加之脾虚气滞，痰湿内生，痰气交阻，夹痰夹瘀而成大痰核。方中牡蛎、浙贝、玄参为消瘰丸，软坚散结；楮实子、威灵仙为化铁丸，一攻一补，一刚一柔，能治一切坚硬难化之肿块；莱菔子消导化痰，有推墙倒壁之功；白芥子温化寒痰，祛皮里膜外之痰，痰核非温不消；片姜黄下气最速，可用于肩部及上臂痰核；猫爪草、海藻、莪术、夏枯草活血化瘀，消除痰核；穿山甲、留行子穿透祛瘀；黄芪益气，气行则痰行瘀消。朱丹溪云"善治痰者，不治痰而治气，气顺一身之津液亦随气而顺矣。"后以益气健脾化痰作散剂，治本以巩固疗效。

　　以上案例广义上讲均属结缔组织病，临床表现虽不一，却均为素体亏虚、感受外邪，具有寒、湿、痰、瘀之症，本虚标实，虚实夹杂。治疗采用扶正祛邪并用，显示了奇特的效果。

重用附子治风湿性多肌痛验案举隅

《神农本草经》谓附子主"寒湿痿躄，拘挛，膝痛，不能行走"。附子辛热，有毒，通行十二经脉，在痹证的治疗中有着重要作用。附子在汉代应用极为普遍，张仲景治疗痹证善用附子，取其回阳救逆、温中散寒、温阳利水、通痹止痛之功，颇具特色。然至近代，相当一部分医家对附子缺乏全面认识，畏惧附子之毒，不敢轻易用之，偶尔应用也是量小效微，不能发挥其良好的作用。吾师张卫华为杭州市名中医，治疗内科疑难杂症颇有心得，尤其善用温药。她认为寒凝湿阻，非温不散，痰湿非温不化，水饮非温不消，瘀滞非温不通，虚损非温不补。临诊顽疾，审因辨证，投药精确，颇得疗效。常言"药不瞑眩，厥疾弗瘳"，只需辨证准确，配伍得当，炮制得法，每每效如桴鼓，而且安全无副作用，尤其是在中医"痹证"的治疗中颇有心得。现结合风湿性多肌痛病例介绍如下：

汤某，男，62岁，2005年5月9日初诊。患者自2004年6月份起无明显诱因出现两髋关节以下肌肉疼痛、僵硬、重着，逐渐加重至不能蹲跨、弯腰，继则不能步行，两下肢抬高离地小于5cm。3月后头颈疼痛僵硬，不能转侧，背、腰疼痛，痛甚而不能寐，自言"白天不敢坐（站不起来），晚上不敢睡（不能翻身，需滚动全身才能勉强下地）"。曾在多家医院神经内科及骨伤科就诊，查CRP、ESR、ASO、RF、BRT、HLA-B27、血生化、肌电图、头颅、髋关节、腰椎MRI，均未见明显异常，诊断为"风湿性多肌痛"。曾服多种药物及忍受"艾灸"之痛，均无效。因拒绝激素治疗转来我院。查肢体关节冷痛重着，痛有定处，遇寒痛剧，得热痛减，舌质红，苔白腻，脉弦紧，两尺弱。辨证为寒湿痹阻，肾阳虚衰。肾阳虚机体失于温煦，寒邪束于肌表、关节、经脉，卫阳不得布达，气血运行不畅，脉络受阻而引发本病。予麻黄附子细辛汤、桂枝芍药知母汤、乌头汤加减，重用附子温阳散寒，通痹止痛。处方：附子 10g，麻黄 10g，细辛 10g，桂枝 10g，炒白芍 15g，知母 15g，制川乌 12g，制草乌 12g，防风 10g，黑小豆 30g，甘草 6g，独活 10g，狗脊 12g，当归 12g，川芎 12g，茯苓 15g，仙灵脾 12g，威灵仙 12g，制半夏 12g。5 天后复诊，颈部已能转动，疼痛略微减轻。以后复诊，附子逐步加量，症状亦随之明显改善，治疗中先后加用南星、蕲蛇、补骨脂、菟丝子、黄芪、豨莶草、海风藤、片姜黄、千年健、钻地风、老鹳草等。附子用至每剂 50g 时，疼痛、重着、僵硬症状基本消失，能敏捷快速拾地面之物，患者喜出望外，信心百倍。经 5 个月治疗而病告痊愈。期间使用过扎冲十三味、通心络等中成药，痊愈后用补肝肾、养精血、化瘀滞之培元散（自拟）调理固本。患者自己统计，附子用量总计 4549g，服药过程中未见毒性反应。复查肝肾功能、电解质、心电图，均正常。

【思路辨析】附子使用于少阴病阳气虚衰，而寒湿留于骨节之证，有温经散寒止痛之效。《伤寒论》云："少阴病，身体痛，手足寒，骨节痛，脉沉者，附子汤主之。"麻黄附子细辛汤原方用于"少阴病，始得之，反发热，脉沉者"之"太少两感证"，能温阳散寒，温经除痹止痛，现广泛应用于阳虚感寒所致的多种病证。《金匮要略·中风历节病脉证并治第五》曰："诸肢体疼痛，身体尪羸，脚肿如脱，头眩短气，温温欲吐，桂枝芍药知母汤主之。""病历节不可屈伸，疼痛，乌头汤主之。"《内经》中记载"肾气衰弱，寒湿入骨"，是寒湿顽痹发病的关键。人身气血津液之所以能运行不息，畅通无阻，全赖一身阳和之气的温煦推动。一旦肾阳不足，寒邪外袭，阳虚里寒，寒湿相杂，则经脉凝滞，治疗需"补肝肾以壮筋骨"。同时久病损阳，难病必瘀，在寒湿顽痹的治疗中需紧紧围绕"痹有瘀血"的学术观点。病患属花甲之年，肝肾亏虚，精血不足，风寒湿邪客于肌肉、关节，闭阻经脉。初始投药不当，病情久延，命门火衰。治疗当补助真元，温散通阳，活血化瘀，宣通经络。重用附子温经散寒，补益肾阳，加麻、桂、细辛、乌头等温通之品极为重要。其一，瘀滞非温不通，寒湿非温不散，虚损非温不补。温通药在补益肝肾、祛风散寒及化瘀通滞中起到至关重要的作用。其二，寒湿顽痹，起病皆由于风、寒、湿邪经皮毛腠理进入肌肉骨骼，由表入里，"表"既是寒邪入路，亦是邪之出路，腠理一开，伏邪外达，是治愈该患者的关键。

风湿性多肌痛是一种病因不明的疾病，诊断应符合以下 6 点：①年龄在 50 岁以上；②颈、肩胛带、骨盆带三处易患部位中，至少两处出现肌肉疼痛和晨僵，病程持续一周以上；③血沉、C 反应蛋白增高等全身反应；④受累肌肉无红肿、热，亦无肌力减退及肌萎缩；⑤排除类似的其他疾病，如类风湿性关节炎、多发性肌炎、恶性肿瘤等；⑥小剂量肾上腺皮质激素治疗反应良好。小剂量肾上腺皮质激素治疗病情稳定后一般需最小剂量维持 1～2 年，多数患者在治疗 4～5 年后可停药观察。因激素长期使用有副作用，故患者转来寻求中药治疗。

附子为剧毒中药，《中国药典》规定常规剂量为 3～15g，超大剂量应用有风险，必须充分重视。该患者 5 个月内服附子总量 4549g，实属少见。张老师临证使用附子的特点是：①辨证准确。附子辛热燥烈，通行十二经脉，走而不守。寒湿偏重之痛痹、顽痹的辨证要点为关节冷痛沉重，疼痛剧烈，痛有定处，昼轻夜重，遇寒痛增，得温痛减，舌质淡紫，苔白腻，脉弦紧或沉紧。对于病程长，寒凝重，肝肾亏损，脾胃虚寒，心阳不振以及寒凝经脉之顽痹以阳虚表现为主者，可加大剂量使用，概"益火之原，以消阴翳"。②注重配伍及煎药方法。一般报道推荐附子与生姜、甘草先煎以降低附子毒性，吾师根据临床心得，参考李可先生治病经验，以黑小豆、炙甘草、防风与附子先煎以制约其毒性，体弱者可加用蜂蜜。在《本草纲目》中记载黑小豆"煮汁，解砒石、甘遂、天雄、附子……百药之毒"；《伤寒论》四逆汤方中炙甘草是附子的两倍，说明仲景用甘草解附子之毒；《本草求原》中记载防风"解乌头、芫花、野菌诸毒"；蜂蜜为百花之精华，能解百毒。在配伍抑毒机理的实验研究中发现，乌头、附子与甘草、生姜、黑豆、远志、黄芪等同用，总生物碱减少。此外，金银花、绿豆亦可解附子毒。对出现口舌肢麻者，以大剂量甘草防风绿豆汤或蜂蜜水内服，当即可解。根据文献记载和药理研究，附子先煎可减低毒性而药性不减，验之临床确如所言。③逐步加量，间歇服用。临床应用附子有一定的量效关系，即临床疗效随着附子的用量而增加。但个体对附子的耐受性不同，常规剂量为 3～15g，一般不超过 30g，因此初诊患者需逐步加量。对于慢性病证，需根据体质、反应，间歇服用。④重用附子，答案在经典。1981年考古发现了汉代度量衡器"权"，对于仲景学说的研究有很大的意义。平时用《伤寒》、《金匮》方效果差，剂量过轻是原因之一。经柯雪帆教授反复核实，东汉时的一两约合现代15.625g，附子大者一枚20～30g，中者15g。桂枝芍药知母汤中附子用二枚，大黄附子汤中用三枚，附子汤中用二枚，临床按原剂量治疗疗效显著，而按教科书及药典记载的分量，要起沉疴确实为难。

（朱黎红　王秋雁）

附子理中汤治疗疑难杂症验案举隅

我师张卫华主任医师系杭州市名中医，从医四十余载，勤于临床，学验俱丰，对《伤寒论》颇有研究，临床上擅用经方起沉疴，祛顽疾。张老师在治疗疑难病时，喜欢用温补的方法，以培补中气为特色。现将老师运用附子理中汤治疗疑难杂症验案六则整理如下，以飨同道。

一、流涎不止案

吕某，男，75岁，1995年3月初诊。夜间流涎3月余，晨起枕巾约1/6湿透，大便溏薄，一天3～4次，畏寒肢冷，时有胃脘隐痛，夜尿频多，原有萎缩性胃炎史，舌胖嫩苔白滑，脉沉，右关及两尺弱。证系脾肾阳虚，气虚不固。治宜温补脾胃，固摄调理。处方：附子10g，党参15g，炙草6g，炒白术12g，干姜10g，桂枝15g，姜半夏12g，茯苓12g，生南星12g，荔枝核12g，乌药10g，草果12g，益智仁30g，仙灵脾15g，怀山药15g。7剂后流涎明显减少，大便已减至每天1～2次，夜尿减少。原方去茯苓，加仙茅12g，炙黄芪30g，升麻10g。10剂。17剂后流涎已止，大便每天1次，溏薄，夜尿约每晚2次。

按：《素问·至真要大论》言"诸病水液，澄澈清冷，皆属于寒"。《灵枢·口问》曰"中气不足，溲便为之变"。涎为脾液，脾胃虚寒不能化津、濡养脏腑而凝聚成涎。此涎为病理产物，属阴，夜间阴盛，故睡中流涎。脾寒则利，脾肾阳虚，肾失气化，摄纳无权则夜尿频多。治宜温阳益气，补土制水。附子理中汤温阳去寒，益气健脾。缩泉丸治下元虚冷，小便频数者，《医学启源》记载其能"治人多唾"。唾为肾液，仙灵脾、荔枝核补肾阳，加附子、干姜以补火助土，温补肾阳以健脾助运。姜半夏和生南星健脾降逆和胃，能速降痰饮湿浊。桂枝、草果能温中。饮，其本在脾，其根在肾，《金匮要略》"夫短气，有微饮，当从小便去之，苓桂术甘汤主之，肾气丸亦主之"，说明饮的根本在脾肾。证属脾胃虚寒，胃失和降之重度泛酸、口臭、嘈杂都可选用此法加减。

二、重症呃逆案

金某，男，53 岁，2006 年 3 月 1 日初诊。严重呃逆频作不止一周余，甚则无法饮食及睡眠，胸闷泛酸。病起于车祸后（被车撞至数米远的人行道上），右手柯氏骨折，全身疼痛。曾用甘露醇静滴及针灸治疗，无显效。查面色黧黑，舌淡，脉沉，宜温补脾肾，降逆和胃。处方：附子 15g，党参 15g，白术 12g，炙甘草 30g，干姜 10g，吴萸 15g（煎 3 分钟，洗后入药），代赭石 30g，旋覆花 12g，降香 12g，枳壳 12g，刀豆子 12g，薤白 6g，杏仁 12g，桔梗 6g，郁金 12g，生半夏 15g。5 剂。服药 2 剂后呃逆好转，5 剂即止。

按：患者突然车祸，惊恐伤肾，属七情致病之典型病例。《素问·举痛论》曰"恐则气下……惊则气乱"，又年近七八，素体肝肾不足，肾阳亏虚，中焦脾胃缺肾阳蒸腾之气腐熟而致胃失和降。郑钦安《医法圆通》记载："因阳虚者，由中宫之阳不足，以致阴邪隔拒于中……其人定见无神、安静、不食不渴，法宜温中降逆为主，如理中汤加吴萸、半夏之类。"药选附子理中汤合吴茱萸汤。旋覆花、代赭石以温补脾肾，降逆和胃。吴茱萸重用，不仅暖胃，而且制酸，需先煎后洗以去其苦辛味。桔梗、枳壳、薤白、杏仁四药一升一降，一左一右，宣降气机。气机调畅，胃气则降。方中加重炙甘草，"以甘者缓也"。肾阳一复，脾运得健，脾气升运，胃气和降，呃逆自止。

三、浮肿尿频案

陈某，男，66 岁，2006 年 11 月 8 日初诊。患 2 型糖尿病十余年，糖尿病肾病，大量尿蛋白（+++），肾性高血压，冠心病。近诉下肢浮肿明显，午后更重，小便频数，夜尿近 10 次，后半夜明显，下肢酸软无力，腰酸口干，双下肢膝以下高度水肿，舌质淡胖苔薄，脉沉细无力。经静脉补充人血白蛋白、利尿治疗，浮肿能缓解，但半月后症状再现，血糖、血压控制不理想，低血糖反复出现，多次入院。证系脾肾阳虚，阳虚水泛，附子理中汤合真武汤主之。制附子 30g（先煎 1 小时），甘草 10g，炒白术 20g，干姜 10g，党参 10g，白芍 12g，山药 12g，茯苓 12g，桂枝 12g，泽泻 10g，仙灵脾 12g，乌药 10g，益智仁 10g。5 剂。降糖、降压药继续使用，剂量不变。

2006 年 11 月 13 日二诊：浮肿较前有好转，夜尿仍多，加大炒白术剂量，予 30g。7 剂。

2006 年 11 月 20 日三诊：浮肿消失，腰酸、口干、下肢无力、腹胀等症状皆除，夜尿减为 3～5 次，Bp150/80mmHg，血糖控制理想，近期未再有低血糖发作。予原方巩固。

按：糖尿病属中医学之"消渴"范畴。近代消渴治疗，多偏于滋阴清热之法。临床中发现，部分糖尿病患者特别是糖尿病后期合并肾病患者多表现阳虚证候，如虽口渴而无舌红少津，反见舌质淡胖或舌边齿痕，舌苔白滑，脉沉细无力。阳虚不能蒸腾津液，气虚不能温化摄水，用温阳法治疗，临床疗效显著。方用附子暖下，温肾阳，助气化，加桂枝为苓桂术甘汤之意，以助附子温阳化气利水。始终以扶下焦阳气和振奋脾阳为根本，收到很好效果，使气化正常，津能上承，不治渴而渴自愈，不降糖而糖自降。

四、顽固便秘案

傅某，男，39 岁，2006 年 3 月 4 日初诊。便秘反复 4 年，每次需用通便药才能通便，服用青春宝片后好转，停用青春宝一月后，便秘再发。神疲乏力，纳食不香，面色萎黄，舌胖苔白，脉细。证属脾胃虚寒，又久服泻药，中气大伤，兼夹肝郁。治宜温补脾胃，疏肝解郁。附子 10g，党参 15g，炙草 6g，生白术 50g，槐花 20g，肉苁蓉 15g，生谷芽 12g，葛根 10g，茯苓 12g，鸡内金 10g，木瓜 12g，当归 12g，白芍 12g，神曲 12g，柴胡 10g。7 剂。2006 年 3

月 11 日复诊：服上药 2 剂后大便即通畅，胃纳增加，精神好转，感夜寐不安，前方去当归、白芍、柴胡，加合欢皮 15g 以宁心安神，巩固疗效。三诊诸症消失。

按：患者症状、脉象及服青春宝后大便能通说明脾胃虚寒，运化津液无权，肠中津液亏损而致虚寒便秘，故选用附子理中汤加味。方中重用白术 50g。在《伤寒论》理中丸条下记载"渴欲得水者加白术"，174 条"若其人大便硬，小便自利者，去桂加白术汤主之"，说明白术有生津通便作用。脾胃虚寒，气不化津。附子、干姜辛温，能鼓动参、术健脾，亦谓塞因塞用之法助运通便；葛根升阳生津，升清能降浊。脾胃素日虚寒，易遭肝气之克伐，中气不足，脾胃肺肝的升清降浊、通调水道功能失常，都可引起大小便的变化。疏肝健脾为必须，加当归、白芍、柴胡即逍遥散之意。脾气亏损，气虚及阳，脾胃虚寒，既可便秘，亦可腹泻。附子理中汤既可治便秘，又可治腹泻，属异病同治。张老师在临床中用附子理中汤合仙桔汤治疗腹泻久利，多有验效。

五、畏寒肢冷案

陈某，男，76 岁，2006 年 5 月 17 日初诊。全身畏寒，四肢厥冷反复多年，又发 3 个月，背部尤著。胃脘、胸胁、腹部畏寒隐痛，素来喜饮 80℃ -90℃的热水，饮 70℃水后即腹胀，无矢气。吃一口西瓜即会感到腹痛，喜厚衣被。来诊时穿三件毛衣，一件夹外套。疲劳后多汗，腹痛加剧，有凉气。病起于数年前大汗后，出现胸痛及上述症状，大便欠畅，小便频多。血压 162/82mmHg，舌红苔薄少，脉沉细。病属表里同病，阳虚寒凝。治宜表里同治，温里散寒，附子理中汤合五积散主之。处方：附子 12g，干姜 10g，炒白术 12g，甘草 6g，党参 15g，炒白芍 18g，桂枝 10g，白芷 10g，炒枳壳 10g，川芎 12g，当归 12g，鹿角片 12g，陈皮 6g，苍术 12g，制半夏 12g，桔梗 10g，厚朴 10g，红枣 12g，黄芪 30g，细辛 6g，茯苓 12g。7 剂。5 月 22 日复诊：药后腹痛已止，畏寒肢冷明显好转，当天只穿一件薄羊毛衫和夹外套。腹胀已有矢气，血压 110/60mmHg，仍有多汗。原方去鹿角片、细辛、红枣，白术改为 30g，加鹿衔草 12g。7剂。6月5日复诊：畏寒、胸腹痛皆止，汗出减少60％，原方出入调理。

按：患者年逾古稀，阳气偏衰，病起于多年前大汗后，汗出当风，风寒从太阳直中太阴、少阴，故出现上述一派表里同病、三经合病症状。少阴肾阳是一身阳气之本，阳气虚衰则易感寒邪，更无力鼓邪外出，使肢体失去温煦、滋养。初诊时已为夏初，需穿三件毛衣、一件夹套，足见阳气虚弱、阴寒凝滞之深。病已多年，必须选用麻黄、桂枝、附子、细辛、干姜破冰解冻之品。太阴脾胃虚寒，痰液内生，寒凝则气滞，气滞则血涩，气血失于调畅，久而久之寒、湿、痰、气、血成五积，故选附子理中汤合五积散治之。用之起立竿见影之效，经温通治疗后血压亦降至正常。二诊因多汗，加大白术剂量，又加鹿衔草，仿《内经》泽泻饮之意。白术燥湿止汗，鹿衔草为治风湿病药。患者舌红少苔，似乎是气阴两虚，但在此一派阴寒阳虚症状情况下，不能用养阴之剂。苔由胃气所生，肾阳又为釜底之火，此火一旺，则阳生阴长，生化无穷。精血、津液属阴，阴生于阳而统于阳，病在阴者，用阳化阴。肾阳振奋，阴液始能蒸化散布。《内经》记载："阳回则生，阳去则死，阳生阴长，此之谓也。"

六、大汗不止案

黄某，男，78岁，2006年8月25日初诊。大汗半年余，加重两周，夜间尤甚，重则衣被尽湿。望之面色苍白，形体肥胖，全身大汗，头部汗珠淋漓，喘促短气，言则喘甚。舌淡红苔薄白，四肢肤冷，脉沉细。病起于今年春节心肌梗死后，曾住我院心内科病房。有高血压、糖尿病、高脂血症。证系心肺脾肾阳虚，治宜温阳补肾，纳气止汗，附子理中汤合参附子汤、桂枝龙骨牡蛎救逆汤、玉屏风散加减。处方：附子12g，甘草6g，炒白术12g，干姜20g，仙灵脾15g，仙茅10g，桂枝10g，黄芪30g，龙骨15g，牡蛎15g，白芍12g，五味子10g，瘪桃干15g，刘寄奴15g，防风15g，红枣12g，山萸肉30g，赭石15g，芡实30g，别直参6g（煎后兑入药液中）。3剂。2006年8月28日复诊：1剂后当夜即汗止，十分高兴。原方改附子20g，仙灵脾20g，加巴戟天15g。

7剂。喘促短气欲脱之症消失，后以培元散培元固本。

　　按：此汗《内经》谓之魄汗、灌汗，《素问·脉要精微论》曰"肺脉软而散者，当病灌汗"，"阴气有余为多汗身冷"。《素问·痹论》云"阳气少，阴气盛……故汗出而濡"。患者大汗半年，不仅阳气衰微，而且阴液内竭，欲脱危象已显露，故用附子理中汤建中阳、益脾胃而资化源。加红参，有四逆汤、参附汤温阳固脱、益气生津之意。重用萸肉、芡实、赭石、龙牡，为张锡纯参赭镇气汤，既能挽回欲脱之元气，又能补肾止汗而纳气。有桂枝，即为专治亡血、失精的桂枝龙骨牡蛎救逆汤。加玉屏风散固表止汗。刘寄奴除活血化瘀外，还具有止汗利水之功。《辨证奇闻》载有"返汗化水汤"，并云："加入刘寄奴则能止汗，又善利水，而其性又甚速。"患者原有心肌梗死，并患高血压、糖尿病、高血脂，选用刘寄奴化瘀止汗，实为合拍。

　　附子理中汤为先后天并补之剂，理中汤温补脾胃之阳，加附子温补脾肾之阳。郑钦安《医理真传》中云"非附子不能挽救欲绝之真阳，非姜术不能培中宫之土气"。人参微寒，有刚柔相济之意，甘草调和上下，最能缓中。五味药配合得当，治疗中下焦虚寒、火不生土诸证，悉可予之。

（朱黎红　王秋雁）

慢性咳嗽证治体会

咳嗽是因邪犯肺系，肺失宣肃，肺气上逆所致，以咳嗽为主要症状的一组病症。它既是一个症状，也是一种独立的疾病。慢性咳嗽通常病程大于 8 周，无慢性呼吸系统疾病史，肺部体检无异常发现，胸片正常，常规治疗无效。慢性咳嗽占呼吸科门诊量的 10%～38%。常见病因可归结为：鼻后滴漏综合征，咳嗽变异性哮喘，胃食道反流性疾病等。中医无慢性咳嗽的病名，可归属"久咳"、"风咳"、"痉咳"等范畴。近年来中医对咳嗽的证治也不断深入，咳嗽的病因已不局限于外感与内伤，目前更重视环境因素及鼻、咽喉疾病所致咳嗽。病理机制包括风邪犯肺、邪热结咽、胃气上逆、肝火犯肺、诸脏先伤后传于肺和外感内伤互为因果等。笔者根据临床经验，认为在慢性咳嗽的辨证施治中，表证一般不明显，五脏多有涉及，病机复杂。抓住风、寒、痰、瘀等病理产物及其相互影响，治疗更能取得事半功倍的效果。

一、风

《素问·太阴阳明论》曰："伤于风者，上先受之。"风为阳邪，具有向上向外、升发开泄的特性，易袭阳位，故风邪犯肺，肺失宣降，肺气上逆，致咳嗽咽痒，临床上常表现出风邪的特点，如"风善行数变"、"风胜则痒"等。干咳可以突然发作，出现阵咳、顿咳甚至呛咳，有时是一种难以抑制的刺激性、挛急性咳嗽。治疗上若按一般的宣肺化痰止咳法，疗效常不佳。在辨证论治的基础上加用祛风之品，使风邪外达，肺气得以宣发，清肃之令得行，气道得以通利，常可取得较好的疗效。所谓"治上焦如羽，非轻不举"，为此常用浮萍、紫苏叶、蝉蜕、白鲜皮、地肤子、木蝴蝶等清轻之品，以达祛风止痒，透邪外出。若邪风伏于肺络深处，非寻常风药可及，必借蜈蚣、全蝎、僵蚕、蝉衣等虫类药搜剔邪风。李彦军等提出五脏伏风是过敏性哮喘的发病关键，气管痉挛是"风盛则痉"的病理表现的学术观点。另外，慢性咳嗽从肝风论治每多获验。"诸风掉眩，皆属于肝"，肺气以肃降为顺，肝气以升发为调，肺与肝一降一升，为全身气机升降之枢纽。若辨证失当，咳嗽日久，肺失宣降，影响及肝，肝失条达，则气机逆乱，肝风内动，升发太过，影响肺气的宣发肃降，伤及肺气，气机逆乱，疾病加剧，缠绵难愈。加之患者久病不愈，每因情志郁怒而诱发肝火上炎，木火行金，甚则风火相夹，上干于肺而致咳嗽加重。治疗需平肝息风解痉，用泻白散合黛蛤散加钩藤、白蒺藜、薄荷、蝉衣等。部分慢性咳嗽肝火上炎，灼伤肺阴，则可出现咳嗽、痰出不爽、咽喉干燥、胸胁胀满等阴虚燥热之证，使用养阴清肺汤加芍药甘草汤治疗此类阴虚有内热，木火刑金之痉咳少痰多有验效。

二、寒

寒邪或因外感，或因内伤，或因年高体虚，真阳亏损。江南雨水多，免不了要淋雨涉水，感受寒湿。冬季气温低，部分人服装过少，不注意保暖，夏季多用空调，均易于中寒。江浙一带喜餐中饮冷；或咳嗽之初，寒在表之时，不知用辛温发散之品驱邪外出，滥用抗生素及苦寒药（清热解毒药），使人体的阳气损伤。此外，年高体虚，或久病失治误治致脏腑功能失调，阳气亏虚，阴寒凝滞。因肺喜温而恶寒，喜宣散而恶郁闭，治疗不当，寒邪深伏，闭郁于肺，则肺气不能布津，津聚为痰。寒与痰、湿相结，贮之于肺。寒饮蕴肺型咳嗽患者往往外寒相加与自身虚寒兼而有之。证见咳嗽频作，甚则呕吐痰涎，形寒肢冷，舌苔薄白，舌质淡胖，脉沉迟。咳嗽初起外感寒邪可选用三拗汤合止嗽散加减。久咳属风寒留连，饮聚于肺，非用辛温宣散、化痰蠲饮之剂不可，宜苓甘五味姜辛汤主之。至风寒湿邪闭阻经脉，病情久延，命门火衰，治疗当温散通阳，宣通经络，加用麻黄、桂枝、附子、细辛等温通之品极为重要。寒湿非温不散，瘀滞非温不通，虚损非温不补。温通药在补益肝肾、祛风散寒及化瘀通滞中起到至关重要的作用。麻黄附子细辛汤解表温里，散寒蠲饮，收效明显。外感寒邪及阳气亏损是众多疾病发生之根本，在治疗慢性咳嗽中必须重视寒邪导致气血不通畅这个重要环节。

三、痰

久病必有痰，怪病必因痰。痰证的产生与肺、脾、肾三脏功能失调有关。如清代叶天士所论，"夫痰乃饮食所化，有因外感六气之郁，则脾肺胃升降之机失常，致饮食输化不清而生者；有因郁则气火不舒而蒸变者；有因多食甘腻肥腥茶酒而生者；有因本质脾肾阳虚，湿浊凝滞而生者，又有肾虚水泛为痰者……更为阴虚劳证，龙相之火上炎灼肺，以致痰饮者"。由此可见，痰证的形成是由于外感六淫，内伤七情，饮食失宜，致脾、肺、肾三脏功能失调，水液在机体内运化失常，体内精气不能化生气血，遇阴寒凝聚而成。痰之为病，随气机升降，可内蕴脏腑，阻碍气机，外达经络，阻碍气血运行，遍身皆到，在病理上又与气、火、瘀相互影响，其临床表现复杂多端，变幻莫测。临床病久不愈，往往是因痰所致，因此有"百病多由痰作祟"之说。证见咳嗽痰黄，胸部憋闷，烦躁，大便干结，小便黄赤，舌红苔黄腻者，系痰热蕴肺，首选清金化痰方。现代人因过度疲劳，恣食生冷，前期使用抗生素及过度服用清热解毒药等，慢性咳嗽痰热证少见。往往耗伤脾阳，寒饮内伏，肺脾二脏相因为病，咳嗽难愈，痰白质稀，乏力短气，怕风汗多。治疗当宜降肺气，健脾助运，化痰祛邪，宜麻杏二三汤加减。

四、瘀

久病大都表现为寒热错杂、虚实并见、病程缠绵、病因复杂。疾病初起病在气，久病必入络，反复发作，导致气血流通受阻，脉络中有瘀滞。清代医家傅山说："久病不用活血化瘀，何除年深坚固之沉疾，破日久闭结之瘀滞。"慢性咳嗽同样存在瘀血导致气机不利的情况。对慢性咳嗽舌质黯，舌边尖有瘀滞者，可佐以红花、川芎、丹参等活血通络之品。

　　总之，近年咳嗽发病率逐渐上升，严重影响人民的工作生活。慢性咳嗽患者大多已经使用过抗生素、抗过敏药、镇咳药、清热解毒药等，表证不明显，风、痰、寒等病理产物持续存在，加之久病耗气伤阴，燥热内生，或兼夹瘀血，导致气血不通畅，气机不利。治疗慢性咳嗽首当解除病理产物，使邪有出路，则肺之清肃洁净恢复，肺气得宣，咳嗽自止。

运用温法治疗五官科疾病验案举隅

中医治法内容丰富，其中"温法"是八法之一，是通过温里、祛寒或回阳等作用，使寒去阳复，用治寒证的一种治法。"寒者热之"、"治寒以热"是温法的立法依据。由于面部五官裸露在外，与不良天气直接接触的机会最多，所以容易罹患多种外感疾病。而眼、耳的慢性退变与肝肾阳气亏损、筋脉失养有关。外感寒邪与阳气亏损是五官科众多疾病发生之根本，在治疗五官科疾病中必须重视寒邪导致气血不通畅这个重要环节。外感寒邪当解表散寒，内伤诸证多需温肾填精。兹将临床用"温法"治疗五官疾病的验案六则整理如下，以飨同道。

一、过敏性鼻炎

严某，男，30岁。晨起频嚏，流清涕，已有4个月。曾在医院诊断为过敏性鼻炎，经治疗效果不明显。晨起喷嚏仍多，入夜鼻塞。检查鼻黏膜淡白水肿，舌质淡白、苔薄白，脉沉细。证属正气不足，邪客清窍，营卫不和，拟桂枝人参汤加味：桂枝15g，白芍、生晒参、甘草、干姜、杏仁、红枣、苍耳子各10g，蝉蜕3g。进药7剂，喷嚏已减，鼻塞仍明显，清涕连连，继服上方，加细辛3g，乌药、益智仁、仙茅、鹅不食草各10g，怀山药15g。续服10剂，诸症缓解。

按：《灵枢·本神》篇云"肺气虚则鼻塞不利"。《证治要诀》云："诸阳皆上于头面部，阳气虚者，可形成鼻鼽。"患者鼻流清涕，反复4个月，经抗感染、清热化痰等治疗不愈，实为营卫不和，卫阳不能外固，邪客清窍而不去之征。头为诸阳之会，鼻窍通畅需要阳气温煦。阳气充足，卫气强壮，可以抗御风寒入侵，反之，正气不足，腠理疏松，风寒得以乘虚而入，聚于阳位则发鼻病。鼻病迁延不愈,致伤正气,由实转虚,机体抗病能力不免减弱,再屡用祛风发散治疗,更加损伤体内阳气,由气虚进而导致阳虚。桂枝汤调和营卫,祛邪外出。同时,病程日久,阳气亏虚,因此在治疗中不仅要用补气药,而且要在补气的基础上再加温阳药,温补阳气,则诸症得解。乌药、怀山药、益智仁乃缩泉丸之意,为干望祖先生治疗反复鼻流清涕的经验,临床应用确实有效。

二、慢性咽炎

　　顾某,女,45岁。近十年咽炎发作频繁,每年多次,俱于输注抗生素及口服清热解毒中成药后缓解。平时常感有痰潴留喉头,频频清嗓,咽干,不喜饮,畏寒,入冬则容易感冒,进食不当后易腹泻。检查咽后壁苍白欠红,舌质胖、苔白润,脉细。证属肺脾两虚,清阳失举。治以温培脾土,佐以益气升清,取补中益气汤合苓桂术甘汤加减。处方:党参12g,白术、茯苓、桂枝、白扁豆、红花、甘草、牛蒡子、玄参各10g,山药15g,升麻6g。后配合玉屏风散、参苓白术散等加减,治疗一月余诸症缓解。

　　按:咽喉干燥乃异物感的主要原因之一。《重楼玉钥·诸风秘论》云:"咽主地气,属脾土。"《素问·阴阳类论》中说:"咽喉干燥,病在土脾。"咽喉疾病的发生与脾胃的病理变化关系密切。干望祖先生认为在慢性咽炎患者中脾气虚者可占七成。脾主运化,谷气有赖脾胃化生;肺通调水道,为水之上源。脾阳不足,则不能散精,上归于肺,累及肺阳,不能布津,宣降失司,故可见病后喜唾,寒嗽痰稀。因临床喜用抗生素及清热解毒药,慢性咽炎每见脾失健运,津气无以上承而致咽干声斯。患者入冬后反复感冒,平时畏寒、咽干、不喜饮,实际上是气虚和阳虚的表现,此时应以温中为主,待脾阳得复,津液得布,则诸症可除。此亦为培土生金之义。取补中益气汤合苓桂术甘汤温化痰饮,益气升清。疾病初起病在气,久病必入络,反复发作,导致气血流通受阻,脉络中必有瘀滞。久病不愈可佐以红花等活血通络之品。后期长服玉屏风散益气固表,预防感冒,益气、温中、固表以奏全效。

三、麦粒肿

周某，男，35岁。麦粒肿反复发作1年余，经常服用"牛黄解毒丸"等中成药。近因过度劳累再发，初诊见上下眼睑多个麦粒肿，红肿隆起，眼睑触痛明显，小硬结形成。感畏寒，鼻塞不舒，口苦，目眩，咽干，舌淡红、苔白微黄，脉浮弦。病属外感风寒，邪在太阳少阳，治宜驱风散寒，透达和解。予桂枝、柴胡、淡竹叶、红枣、黄芩各10g，炒白芍、葛根、青葙子各12g，炙麻黄、荆芥、菊花、干姜、制大黄各6g。服7剂后症状全消。时隔一年后症状又发，复以原方取效。

按：麦粒肿是眼睑腺的急性化脓性炎症，俗称"偷针眼"。通常认为本病与过食辛辣厚腻之品，以致脾胃积热有关。患者病情反复发作，平时过度劳累，反复食用清热解毒之剂，导致脾胃虚弱，气血不足，营卫失调，致正不胜邪而反复发作。口苦、目眩、咽干为邪在少阳表现，畏寒鼻塞为太阳表证未罢。实属太少同病，故唯宜柴胡桂枝汤解表和里，太少同治。脉弦口苦，脾虚肝旺，故佐青葙子、菊花祛风清肝明目。鉴于本病总体与脾胃积热有关，可辨病与辨证相结合，稍加大黄泻下攻积。唯辨证得当，宿疾可消。

四、颞颌关节炎

张某，女，60岁。两周前突感牙齿不能咬紧，左侧牙关处不适，无疼痛。口腔科考虑颞颌关节炎，未作特殊处理。近两天受凉后感鼻塞，咽喉疼痛，张口困难加重。舌红、苔白，脉浮紧。证系外感风寒，肺气不宣，治以解表散寒利咽。予麻黄、甘草、桔梗、佛耳草、化橘红、白芷、石菖蒲各10g，制半夏、厚朴、地龙各12g，细辛、桂枝、干姜各6g。5剂药后咽喉痛消失，牙齿能咬紧，颞颌关节处无明显不适。

按：本证系外感风寒后寒邪痹阻关节，则关节活动不利。麻黄汤配半夏、桔梗、厚朴等即半夏散结汤之意，解表散寒，宣畅肺气，使寒从表解。配细辛、白芷、地龙通络散寒开痹，则不但咽喉痛消失，关节不利症亦得缓解。

五、分泌性中耳炎

吕某，男，11岁。耳闭重听1周余。病起于游泳后，鼻塞流清涕，咳嗽，咽喉不舒，头胀。五官科诊断为分泌性中耳炎，予阿奇霉素口服，滴鼻剂及鼻咽喷雾，连续6天无显效，改看中医门诊。舌质淡、苔白，脉浮紧。予麻黄、杏仁、甘草、浙贝、银花、苏叶、僵蚕各10g，川芎、香附、柴胡各12g，蝉衣9g，防风、桔梗各6g。下午4时服1/2剂约250ml，至晚上6时许连叫鼻子难受，用手搓鼻，继则连续喷嚏数个，顿时听觉恢复。

按：麻黄、杏仁、甘草即三拗汤，取其辛温解表、宣肺畅达、通耳开窍之功。川芎、香附、柴胡三药出于《医林改错》，名通气散，功专行气通窍，"治耳聋又闻雷声"。方中蝉衣、浙贝宣肺止咳，防风、苏叶、僵蚕祛风散寒，桔梗、甘草利咽化痰，银花清热。临床经验表明，咽喉、鼻咽部疾病，解表祛风强于清热。

六、复视

赵某，男，74岁。复视3个月，某省级医院眼科诊断为滑车神经炎。经营养神经等西药治疗无效。初诊精神委靡，纳差，腰膝酸软，夜寐欠安，舌质淡红、苔白，脉沉细。证属肝肾亏虚，复感寒邪，筋脉痹阻。治疗当补益肝肾，散寒通痹。处方：枸杞子、潼蒺藜、青葙子、茺蔚子、菟丝子、覆盆子、车前子、熟地、怀山药、茯苓、泽泻各12g，五味子、山萸肉、丹皮、密蒙花、制附片、淫羊藿、炙麻黄各10g，白菊花、细辛各6g。期间配合补肝肾、益精血、温脾化痰、调养心神的中药及膏方。前后治疗两个月，复视症状全部消失。

按：肾藏精而上注于目，肾气为寒邪闭阻，五脏六腑之精不能上注于目，则目暗目盲。九子地黄饮出自《蒲辅周医案》，乃治疗眼底疾病验方。本病是由肝肾亏损，精髓不足，目失所养而成。脑为髓海，髓为肾所生。而目为肝之窍，在上系于脑，在下通于肝。肝肾精血旺盛，则髓海充盈。肝、肾、脑三者气血互相协调，则视力正常。反之，则目中精气衰弱散乱，精散则视歧，故而复视。因此在治疗上倚重诸子药补阳益阴，固精明目，以治肝肾不足的目暗不明。用附子"益火之原，以消阴翳"，更得麻黄、细辛之助，消阴通窍，故疗效显著。

结语：寒为阴邪，最能损伤人体的阳气，而头面为诸阳之会。《张氏医通》云："暴哑声不出，咽痛异常，卒然而起……此大寒犯肾也，麻黄附子细辛汤温之，并以蜜制附子嘎之，慎不可轻用寒凉之剂。"《诸病源候论·鼻病诸候》亦云"其脏有冷，冷随气入于鼻，为鼻齆"。眼科名家陈达夫先生目疾六经辨证大法有云："凡目疾，无外症而暴盲，为寒邪直中少阴，玄府（毛孔）闭塞所致，当用麻黄附子细辛汤温肾散寒。"历代利用麻黄附子细辛汤治疗暴盲、暴聋、暴哑、三叉神经痛的成功案例颇多。而目下患者在病起初期多求助输液抗炎或自服清热解毒药，中医中药治疗外感疾病的优势逐渐退化，大部分患者在西药久治无效的情况下再求助中医治疗，实为吾辈中医及病家的损失。文中所举颞颌关节炎、麦粒肿、分泌性中耳炎本为小恙，却因失治或误治给病家带来较大痛苦。而反复输液及使用寒凉之品多损伤阳气，导致慢性虚损性疾病的滋生。笔者认为，对于头面部疾病需发挥"温法"治疗的优势，只要辨证准确，配伍得当，确能起沉疴而祛顽疾。

（朱黎红）

利用和解法治疗复发性口腔溃疡

复发性口腔溃疡的病因至今尚未完全明了，白塞综合征、系统性红斑狼疮等也以复发性口腔溃疡为主诉，西医治之，颇为棘手。一般认为口疮属心脾积热证，多服清热解毒药物治疗。而复发性口腔溃疡多以反复发作为特点，难以用常规治疗方法收效。笔者临床应用和解法治疗复发性口腔溃疡，获得较好疗效，现举隅如下。

一、封髓丹案

潘某，女，36岁，2005年12月14日初诊。口疮反复发作，疼痛不堪，溃疡表面覆盖白苔，色不红，齿龈肿痛，大便干，气短乏力，烦热颧红，口干不渴，小便短赤，舌尖红苔少，有裂纹，脉细数。证属脾虚失运，肾虚火旺。治宜健脾助运，滋阴降火。予封髓丹加减：黄柏、砂仁、生甘草、炒枳壳各10g，黄连、细辛各3g，火麻仁、大豆卷、射干各12g，徐长卿15g，金雀根30g。服药10剂后症状消失。2006年5月17日口腔溃疡又发，伴齿龈浮肿，面部痤疮，腰膝酸软，大便干结，舌质红苔薄，脉细。予原方加六味地黄汤加减：黄柏、砂仁、生甘草、炒枳壳、丹皮、山萸肉各10g，细辛3g，火麻仁、大豆卷、射干、怀山药、生地、茯苓各12g，徐长卿15g，金雀根30g。服药14剂后症状消失。

按：封髓丹一方中，黄柏主泻相火而清湿热，为治疗口疮的要药；砂仁辛温，能温脾化湿，理气开胃；甘草补脾胃，清热解毒。三药合力，共收其功。郑钦安《医理真传》认为："黄柏之苦合甘草之甘，苦甘能化阴。砂仁之辛合甘草之甘，辛甘能化阳。阴阳合化，交会中宫，则水火既济……能治一切虚火上冲。"蒲辅周老中医认为："甘草与砂仁相配伍，有补土伏火之效。"临床用于脾虚清阳下陷，谷气下流，壅于少阴，引动少阴阴火之复发性口腔溃疡多有验效。脾虚明显多配伍四君子汤，偏肾虚火旺者加六味地黄汤。封髓丹以升为降，以补为泻，调和水火，交通阴阳，本为治相火旺动之遗精失眠症而设，后世推广运用于顽固性口疮、白塞综合征、神经衰弱，其效甚良。

二、甘草泻心汤案

赵某，女，50岁，2009年4月18日初诊。患者口腔溃疡反复发作数十年，近日复发。查口腔内多发溃疡，疮面大，疼痛剧烈，影响进食，甚则饮水困难，伴咽痛，腹胀，心下痞满，平时进食不当后易腹泻，胃纳差，精神委靡。舌红少苔，脉沉细。证属脾虚不运，中焦湿热，虚火上炎，上热下寒。予甘草泻心汤加减：炙甘草、黄芩、党参、连翘、生地、川牛膝、大枣各10g，黄连、干姜各6g，细辛3g，黄芪15g，生石膏30g。7剂后口腔溃疡疼痛明显缓解，疮面部分愈合，继予上方，生石膏用15g，7剂。三诊：口腔溃疡完全愈合，大便已调，诸症均减，时有腹胀，舌淡红苔薄白，脉沉细。原方去川牛膝、细辛、连翘、生石膏，加藿香、佩兰各10g，续服7剂以巩固疗效。

按：中焦脾胃不和，升降功能失常，多导致阴阳失调，寒热错杂，上实下虚。因而从调节脾胃升降功能、调和阴阳角度论治，以甘草泻心汤加减治疗，多收良效。甘草泻心汤方中主药炙甘草缓急安中，黄芩、黄连清上热，干姜、半夏辛温以通中焦之郁结，宣畅气机，人参、大枣补中健胃，行气除痞，使得上下得通，标火得清。

三、乌梅丸案

周某，男，50岁，2010年2月10日初诊。患口腔溃疡近10年。曾服用过牛黄上清丸、多种维生素、抗生素及中药汤剂，均未根治。症状反复发作，日趋严重。吃饭即疼痛难忍。平日大便溏薄，小便清长，畏寒肢冷，进食后即感腹胀，形体消瘦，颜面潮红，心中烦热。苔薄黄，舌质淡红，脉沉迟。证属上热下寒，寒热错杂，阴寒盛于下，邪热浮于上，用乌梅丸加减施治。处方：乌梅、制附子、桂枝、当归、黄柏各10g，黄连、细辛各3g，干姜6g，党参、徐长卿、金雀根各15g。14剂后溃疡基本愈合，仍畏寒、腹胀，食欲不振，原方去黄柏、徐长卿、金雀根，加苡仁30g，炒扁豆10g。后续稍加增删，前后共进30余剂，未再复发。

按：乌梅丸为治疗厥阴病上热下寒证的代表方，调其中气，使之和平，是治疗厥阴病必须遵循的治法。乌梅酸甘收敛，配苦寒之黄连、黄柏以泻心降火，除上热。川椒、附子温肾，使火有所归。细辛、干姜、党参温中补虚，以固其本。桂枝、当归引血归经。本方寒热并用，刚柔相济，能治阴阳错杂、寒热混淆之证，有利于调整脏腑气血和整体阴阳的平衡。

结语：口疮虽生于口，但与内脏有密切关系。中医学认为，脾开窍于口，心开窍于舌，肾脉连咽、系舌本，两颊与齿龈属胃与大肠，任脉、督脉均上络口腔唇舌，表明口疮的发生与五脏关系密切。从发病情况看，复发性口腔溃疡多见于年老体弱或肿瘤放化疗、自身免疫性疾病患者。《寿世保元·口舌》曰："口疮，连年不愈者，此虚火也。"这些患者多表现为口疮反复发作，疼痛不甚，溃疡色红不著，气短乏力，便溏或排便不畅。因此，复发性口腔溃疡多为劳倦、久病等原因致脾胃不和，升降失司，中焦不畅。上焦之阳不能下降，下焦之阴不能上行，心火循经上炎，阴阳失调，寒热错杂，上实下虚或上热下寒。治疗既不宜专攻，又不宜纯补，当应用和解法清上温下，补虚泻实，调和水火，交通阴阳。封髓丹、甘草泻心汤、乌梅丸三方皆为辛开苦降方剂，用于治疗寒热错杂、半表半里之证，体现中医"和法"的特点。笔者在临床中根据患者体质，辨证施治，选用以上三方加减，临床多能收效。乌梅丸的温补之性略强，适用于虚寒较重者。同时乌梅大酸入肝，适用于肝脾不和者。而甘草泻心汤偏重于补脾胃之虚，适用于脾胃不和，升降功能失常，上实下虚证。封髓丹偏重于收纳真气，调和水火，扶阴以抑阳，适用于肾水不足、阴火上扰之证。临证可根据口腔溃疡的特点配合使用一些特效药物。徐长卿、金雀根功能祛风止痛，利水消肿，是治疗口腔溃疡的要药。现代药理研究表明，黄芪可增强机体免疫功能，补气固表，有敛疮生肌收口之效，最适宜于口腔溃疡的治疗。甘草有类激素样作用，如脾虚不著，可以用生甘草代替炙甘草，酌情加入生黄芪和生甘草，以减轻口疮疼痛，促进溃疡愈合。细辛对口腔黏膜有一定的麻醉作用，可以迅速缓解口腔溃疡引起的疼痛，如疼痛明显可酌情使用。

（朱黎红）

附子理中汤合黄芪建中汤治疗虚寒型消化性溃疡

消化性溃疡是临床常见的疾病，为胃和十二指肠溃疡的总称。中医诊断属"胃脘痛"、"便血"等范畴，常见的中医分型有寒邪客胃、饮食伤胃、肝气犯胃、肝胃郁热、瘀血停滞、胃阴不足、脾胃虚寒等。本人于2004年6月至2006年8月间运用附子理中汤合黄芪建中汤治疗虚寒型消化性溃疡，收到较满意效果，现总结如下：

一、临床资料

1. 一般资料

共观察28例，男性19例，女性9例；年龄25～40岁者6例，41～55者13例，56岁以上9例，平均年龄45岁。其中胃溃疡11例，十二指肠溃疡17例；Hp阳性者23例，伴大便隐血者2例，难治性消化性溃疡5例，多发性溃疡6例；发病时间短者一个月内，长者约20年，平均7年。

2. 诊断标准

参照1993年卫生部颁发的《中药新药治疗消化性溃疡的临床研究指导原则》，张克敏主编的《中西医结合内科学》。难治性消化溃疡的诊断目前尚无统一标准，一般认为经合理的内科治疗3个月溃疡未愈合，症状持续，或改善不明显，或反复发作，可认为是难治性消化性溃疡。本组28例患者在接受治疗前半月内经纤维胃镜证实溃疡存在。

3. 诊断要点

（1）胃镜证实溃疡存在，并排除恶性溃疡。

（2）主要症状和体征：胃脘疼痛或伴有隐血试验阳性，舌质淡，胖嫩或大，有齿痕，苔白。

（3）次要症状：形寒肢冷，喜暖喜按，得温则舒，泛酸，腹胀，嗳气，便溏，脉沉细等。

二、治疗方法

以附子理中汤、黄芪建中汤为主方，并随症加味。附子12g，干姜12g，党参15g，白术12g，炙甘草12g，黄芪15g，炒白芍12g，桂枝12g，当归12g。加味方法：寒甚者附子加至20g。气虚明显，黄芪加倍，另加党参15～30g。胃脘疼痛加延胡索、徐长卿、乳香。泛酸，加炙乌贼骨、煅瓦楞子、吴萸。恶心反胃，加制半夏、厚朴、旋覆花。腹胀嗳气，加娑罗子、枳壳、佛手、制香附。Hp阳性，加三七粉、白花蛇舌草、蒲公英。大便隐血，易干姜为炮姜，加白及、生蒲黄、五灵脂。每日1剂，每剂2煎，上、下午各服一煎，4周为一疗程。治疗期间嘱禁用酒、酸、辣及粗纤维食物。

三、临床疗效

1.疗效标准

（1）临床治愈：自觉症状消失，胃镜复查溃疡面愈合。

（2）显效：自觉症状明显减轻，胃镜复查溃疡面缩小50％以上；或胃镜未复查，但症状基本消失。

（3）有效：自觉症状有好转，溃疡面缩小小于50％。

（4）无效：自觉症状和胃镜复查均无明显改善。

2.治疗结果

治愈24例，占85.7％。显效3例，占10.7％。有效1例，占3.6％。总有效率100％。

四、讨论

消化性溃疡有多种中医的辨证分型，各种书籍及资料有所不同，但虚寒型均属其中一型。该型有病程长、复发多、患者年龄偏大、男性多于女性、难治性溃疡多等特点。

中医认为久病必虚，机体功能和免疫力下降，而根据阴平阳秘、阳主阴从的理论，多因阳气功能不足，机体缺乏温养，脾胃升降失司，胃受纳和运化水谷功能受损而致。根据其病因病机，当治以温阳之法。附子理中汤出自《太平惠民和剂局方》，为《伤寒论》之名方理中汤加附子而成，有温阳祛寒、补益脾胃的功效；桂枝汤加黄芪为黄芪建中汤，再加当归则成当归建中汤，黄芪加当归则为当归补血汤。故此基本方其实包含了附子理中汤、黄芪建中汤、当归建中汤和当归补血汤四个经典方，均有温中作用，能健脾养胃，益气养血，扶正祛寒，提高机体免疫力，促进溃疡愈合。本人认为此方中最主要的药物是附子。此品味辛甘，性大热，乃最重要的温阳药物，虽有毒性但只要辨证正确，用法得当，可立起沉疴。受《扶阳讲记》作者卢崇汉阳主阴从理论及笔者指导老师用附子经验的影响，本人在治疗本病及其他虚寒证时亦常用附子，效果满意。

西医认为幽门螺旋杆菌感染是消化性溃疡十分重要的病因之一，用抗炎治疗常可收到良好的效果。本文统计数据表明 Hp 阳性者占 82%，可以佐证 Hp 在消化性溃疡中的致病作用。中药抗 Hp 的药物有多种，而本人多用白花蛇舌草、蒲公英、三七等，与西药有异曲同工之妙，对防止溃疡复发效果确切。

（毛小华）

扶阳法治疗老年顽固性失眠症体会

失眠症是指睡眠的发生或维持障碍，影响日常生活的一类病症。其危害性已越来越引起社会的广泛关注。《黄帝内经》中称为"不得眠"、"不得卧"、"目不瞑"。老年人由于年龄因素，肾阳渐衰，更易出现失眠、早醒等症状，且病情顽固不愈。

一、病因病机及治疗

失眠的病因，按现行中医教材及历代医家的论述，可概括为：思虑劳倦，内伤心脾；阳不交阴，心肾不交；阴虚火旺，肝阳扰动；饮食失调，痰热内扰；心神失养，心胆虚怯等。从辨证分型来看，本病主要与心、脾、肾关系密切。临床上常用处方有归脾汤、黄连温胆汤、酸枣仁汤、安神定志丸、六味地黄丸、交泰丸、珍珠母丸、半夏秫米汤、栀子豉汤等，而鲜有人从平衡阴阳辨证论治。本人阅读了《郑钦安医书阐释》一书后，深感郑老先生潜阳丹一方临床适应证广泛，疗效可靠，遂以其加减治疗老年人顽固性失眠，常能收到捷效。

二、潜阳丹方义

潜阳丹系清末伤寒大家郑钦安所创制，在他的著作《医理真传》、《医法圆通》中反复提及十余次，所治病症十余种。该方组方严谨，临证之时，如方证相合，常收意外之功。潜阳丹首见于《医理真传》，组成为："西砂仁一两，姜汁炒，附子八钱，龟板二钱，甘草五钱。"原方主治"头面忽浮肿，色清白，身重欲寐，一闭目觉身飘扬无依"。其证为少阴阳虚，真阳为群阴所逼，上浮不能归根。郑氏曰："夫西砂辛温，能宣中宫一切阴邪，又能纳气归肾。附子辛热，能补坎中真阳。龟板一物坚硬，得水之精气而生，有通阴助阳之力，佐以甘草补中，有伏火互根之妙，故曰潜阳。"依据原解"潜阳丹一方，乃纳气归肾之法也"，其法在潜阳、纳气归肾、引火归原。郑氏对于真气上浮即虚阳上越之症有深刻的认识，头面五官诸疾，尤其红、肿、疼痛等症，多系虚阳上越引起之假热真寒之证，亦即阴火，临床极易误认为阳热或阴虚火旺之证，用潜阳丹常有桴鼓之效。本方亦可用于阴寒内盛，虚阳上浮之口腔溃疡、口臭、牙龈肿痛、出血、头昏头痛、喘促、咽痛、手足心热、潮热出汗等症。吴荣祖老师曾研究过此方，能在临床治疗四十余种病症。本人在临床上用此方加减治疗老年人顽固性失眠 40 余例，疗效满意。

三、验案举隅

案 1：患者，徐某，女性，72 岁，2010 年 8 月 20 日首诊。反复失眠 3 年，入睡困难，常二三小时仍难入眠，需服舒乐安定 1mg 维持睡眠。白天头昏重，伴畏寒肢冷，腰酸乏力，夜尿次数多，平素易感，畏风汗多，口不干，喜热饮，纳可，二便调，有高血压史，舌淡胖齿痕苔白，脉沉迟。患者年迈，肾阳亏虚，故见畏寒肢冷，腰酸乏力，夜尿多；虚阳上浮，阴不潜阳，故见头昏失眠；肺气虚，则体虚易感。证属肾阳虚、肺气虚，治当温肾补阳，培土生金。拟潜阳丹、玉屏风散加减。处方：制附子 20g（先煎），龟板 12g，砂仁 15g（后下），甘草 15g，龙牡各 30g（先煎），肉桂 10g，熟地 20g，黄芪 30g，防风 10g，白术 20g，泽泻 15g，茯苓 20g，桂枝 10g。7 剂。8 月 27 日二诊：诉服上药 2 剂后晚上 8 时许即有睡意，入睡困难改善，但夜间多梦，白天精神好转。舌淡胖苔薄，脉沉。仍予原方，再进 7 剂。9 月 3 日三诊：诉入睡困难进一步改善，现能熟睡 7 个小时，梦少，夜间小便减至一次，畏风好转，出汗减少，精神好转。舌淡胖苔薄，脉沉。予前方去防风、泽泻、桂枝，加干姜 15g，大枣 10g 健脾温中。1 月后失眠诸症均愈，停服舒乐安定片，以后随访，患者体健，感冒亦减少。

案 2：陈某，女性，53 岁，2010 年 11 月 12 日首诊。失眠焦虑半年，病起于近半年装修劳心后，思虑过多，烦躁易怒，入睡困难及早醒，一日睡眠仅三四个小时，形体消瘦，喉间有痰，似物梗阻，纳差，口苦，二便调，冬季怕冷，手足不温，有慢性肾炎史，舌淡胖苔白腻，脉沉细。证属脾肾阳虚肝郁，治当温补脾肾，疏肝健脾化痰，以潜阳丹合逍遥散、二陈汤加减。处方：制附子20g（先煎），龟板20g，砂仁15g（后下），甘草10g，龙牡各30g（先煎），杭白芍9g，柴胡12g，茯苓15g，干姜15g，陈皮6g，制半夏15g，神曲15g，炒谷芽20g。7剂。11月19日二诊：诉服上药后入睡困难及早醒明显改善，情绪平稳，胃纳好转，喉间痰量减少，舌淡胖苔白腻，脉沉。再以上方加减，曾用藿香、木香、蔻仁、桂枝、大枣、黄柏、厚朴、苏子、仙灵脾等药。如此调理两个月，患者失眠焦虑均改善，夜间能熟睡七八小时，心情开朗，怕冷明显好转。

案3：许某，男性，79岁。失眠十余年，早醒，每于凌晨两三点醒来，不易入睡，服2粒舒乐安定片无效，纳可，大便三日一行，质软，小便频数，头昏，平素怕冷易怒，有糖尿病、高血压史，舌淡苔白腻，脉弦细。属脾肾阳虚，阴不潜阳，运化无力，治当温补脾肾，引火归原，予潜阳丹合桂枝加龙骨牡蛎汤、六君子丸加减。处方：制附子30g（先煎），龟板20g，砂仁24g（后下），甘草10g，桂枝20g，干姜20g，大枣10g，吴茱萸12g，肉桂10g，龙牡各30g（先煎），茯苓15g，炒白术15g，炒谷芽20g，太子参15g，木香10g，陈皮6g。7剂。此后曾先后加减半夏秫米汤、藿香正气散、火麻仁、柏子仁、杏仁、补骨脂、草果、肉苁蓉、首乌藤等，调理3月余，舒乐安定片减至每晚半片，能睡至早上6点，睡眠时间七八个小时，便秘亦明显改善。

四、小结

人体正常的睡眠与"阴平阳秘"密切相关。《灵枢·口问》云："阳气尽，阴气盛，则目瞑，阴气尽而阳气盛，则寤矣。"《灵枢·大惑论》云："卫气不得入于阴，常留于阳，留于阳则阳气满，阳气满则阳跷盛，不得入于阴则阴气虚，故目不瞑矣。"《张氏医通·不得卧》曰："卫气行阳则寤，行阴则寐，此其常也。失其常则不得静而藏魂，所以目不得瞑也。"这里通过卫气循行解释失眠的病机。影响卫气入阴的原因有很多，包括寒盛、相火上浮。

肾中元阳又称"真阳"、"相火"、"龙火"、"命门火"等。水性至柔，以封藏为要。龙潜水中，才能助肾化生阳气。若肾阳虚，肾水寒于下，逼龙火浮游于上，则上扰清空而成火不归原证。老年人肾阳渐衰，虚阳（相火）易上浮，不能归根，故致失眠多梦，夜寐早醒，或伴头昏目瞑、头痛耳鸣等症。临床上常易误诊为肝阳上亢，用平肝潜阳药，实为误也。治当补益肾阳，引火归原。扶阳法的治疗目的在于"治病求本，本于阴阳"。《素问·阴阳应象大论》云："阴平阳秘，精神乃治。"温阳扶正其实就是达到"阳密乃固"，而用治标的宁心安神法虽然也能起到一定效果，但疗效不稳定，病情易出现波动。扶阳法就经得起考验，不会引起反复，治疗的主导思想是在扶阳的基础上引火归原，以求安神。针对阳虚阴盛，虚阳浮越，不能摄纳群阴的失眠，从阴阳平衡入手，扶阳补肾，总能起到意想不到的效果。

中医基础理论认为人是一个有机整体，构成人体的各个组成部分，在功能上是相互协调的，在病理上是相互影响着的。同时还认为人体与外界环境之间既对立又统一，维持着相对的动态平衡，从而保持着人体正常的生理活动。外界环境中有个大的阴阳，人体内有个小的阴阳。只有阴阳平衡统一了，人体才能安康。郑钦安在《医理真传·序》中说："余沉潜于斯二十余载，始知阴阳合一之道，仲景立方垂法之美。"一个医生如果能从阴阳上做打算，就是达到了治病的极致，是为上工也。纵观当今医界，见咽痛发热即清热降火，见头昏目眩即平肝潜阳，头痛医头，脚痛医脚者还少吗？什么叫治病求本，本即阴阳也。所以，我们年轻医者应该静下心来，潜心研究经典，把握住阴阳大法，无论是顽固性失眠还是其他疑难杂症，均能得心应手，迎刃而解。

（周天梅）

附：

魏长春答疑录

魏长春（1898 年 11 月—1987 年 4 月），浙江宁波慈城人。主任中医师。曾先后随姚精深、严芝馨学医。1918 年悬壶，1956 年受聘于杭州，1957～1982 年任浙江省中医院副院长，1980 年晋升主任医师。行医 67 年，积累了丰富的经验。早年以治外感时病为擅长，后致力于内伤杂病之调治，尤精于脾胃、肝胆疾病。临诊胆大心细，明辨体质，因人施治，并以"去本无，保固有，因势利导，引邪外出"为原则。因内伤杂病多与郁相关，故常以开郁为先，善用轻灵之品调拨气机。立法处方虽多遵古训，但灵活变通，不拘一家之言，平时除兼用经方、时方外，还自拟不少验方。有《慈溪魏氏验案类编初集》《魏长春医案》《魏长春临床经验选辑》等著作刊行于世。

1968 年，我有幸在浙江省中医院跟随名老中医魏长春先生抄方学习。魏长春先生是我临床的启蒙老师。参加工作后，我曾去信要求赐予书面讲稿。数天后即收到先生亲笔来信，并附有学生抄录的讲稿，我视之至宝。数十年后的今天，我再来阅读，尽管稿子已发黄，但能温故而知新。看到清晰的字迹，先生精心治病、诲人不倦的高尚品质及和蔼可亲的容貌立即出现在我脑海中。讲稿承载着先生对后学的扶掖之心，先生永远活在我们心中！

讲稿中有许多先生的经验方，用药轻灵，药价低廉，疗效极佳。在师承之际，将此奉献给大家，让我们共同受益。

张卫华同志：

你好！数年不见，接到你来信使我高兴。

问我要印刷品，这稿是献给我院（的），他们印些分给实习医师，我亦没有印稿，今检查，复写稿是学生印，字迹不大清楚。

今将这些方与药寄给你作一参考，或有讹字，亦无暇校对。

我从本年4月4日开始，为了照顾患者多，上午看不完，下午亦看门诊，是学习雷锋精神。

余匆匆不叙，祝你进步！

1973 年 5 月 15（日）夜

魏长春

时年七十六岁

方

一、豆卷连翘茵陈汤能治黄疸性肝炎，说明方义。

答：根据《伤寒论》麻黄连翘赤小豆汤加减。

药味：大豆卷四钱，连翘三钱，绵茵陈八钱，生姜一钱，杜赤小豆四钱，桑白皮三钱，防风一钱，生山栀三钱，白茅根一两。

主治：黄疸（传染性肝炎）恶寒发热，目睛黄色，或皮肤黄，肝区胀痛，脉象弦滑，或浮数，舌红苔白黏或黄腻，头眩溲黄，胃呆，欲呕。

方义：凡黄疸有表证，瘀热在里，夹有肝胆抑郁滞气，成此症。在临床实践，必需解表为主，清里和中排尿为辅，此方用豆卷、连翘、防风、生姜宣表，桑白皮、茵陈、白茅根、山栀开郁理肝和胃，善治热体患者肝区胀痛，临床按证加减，颇有实效。

附注：大豆黄卷甘平，通达宣利，治湿痹筋挛、膝痛周痹、水病胀满、胃中积热。《金匮要略》薯蓣丸治虚劳诸不足，风气百疾，用黄豆卷为佐。我对虚弱体黄疸肝炎，用豆卷连翘茵陈汤者，取其疏达伏湿，解表清里。体强病实者，用麻黄连翘赤小豆汤主之（生麻黄五分，杜赤小豆五钱，连翘、苦杏仁、桑白皮、红枣各三钱，生姜、甘草各一钱。本方原是生梓白皮，因药铺不备，改用桑白皮代之）。

二、清肝饮能治慢性肝炎，与五味消毒饮作用有何不同？

答：清肝饮方是从《医宗金鉴》五味消毒饮加减化出。

药味：蒲公英、紫花地丁各五钱，银花、野菊花、夏枯草、青蒿各三钱，桑枝、白茅根各一两。

主治：慢性肝炎日久，血分伏湿，郁热未清，化验肝功能不正常，舌赤深红，右侧胁痛，或有低热，烦躁不宁，容易动怒。

方义：凡急性病变成慢性者，必有邪伏于内。肝炎伏邪，有郁火，有伏湿，此方以解毒消炎、凉血化湿并进。蒲公英性凉，解毒凉血。消散滞气；地丁草辛寒，清湿热毒；野菊花有小毒，能破腹内宿血，清化湿毒；银花小寒，散热解毒，消腹胀满；夏枯草苦辛寒，消寒热结气，补肝；白茅根甘寒，补劳伤虚羸，凉血利尿；青蒿梗苦寒，治血虚内热，伏暑化疟，用来代柴胡和解少阳经；桑枝苦辛，祛风湿，通经络，用来代桂枝。全方疏达伏邪，与病出路为主。

五味消毒饮（《医宗金鉴》方）

药味：银花、野菊花、蒲公英、紫花地丁、紫背天葵子。

主治：温热发斑疹及疔毒症，有凉血解毒效能。银花等四味功用已见上述，天葵子功用破坚消核，解毒止痛，疔痈疽肿毒、疔疮瘰疬，治跌扑损伤、诸石五淋等症。

三、新定龙胆泻肝汤与《局方》龙胆泻肝汤的治疗有何区别？

答：新定龙胆泻肝汤见吴崑《医方考》。

药味：龙胆草、黄连各五分，柴胡、黄芩、西党参各一钱，炒山栀、知母、天冬、麦冬各二钱，五味子三分，生甘草五分。

主治：谋虑不决，肝热肝溢，口苦热盛，头胀晕眩，烦躁失眠，胁肋疼痛，脉象弦滑，舌质深红，或有黄苔。

方义：龙胆草、黄芩、柴胡达肝郁，黄连、山栀泻心火，二冬、五味、知母养肺胃阴液，党参、甘草培养脾胃以固本。此是调和内脏矛盾方。

《局方》龙胆泻肝汤

药味：龙胆草、黄芩、炒山栀、泽泻、木通、车前子、当归、生地黄、柴胡、生甘草。

主治：肝胆经实火湿热，胁痛、耳聋、胆溢口苦、筋痿、阴汗、阴肿、阴痛、白浊溲血。

方义：龙胆草泻肝热，柴胡清胆热，黄芩、栀子清肺与三焦之热以佐之；泽泻泻肾经之湿，木通、车前子泻小肠、膀胱之湿以佐之；用当归、地黄养血补肝；用甘草以缓中。

附注：二方不同在补益与清湿药有重轻，用时按不同体质作区别。各种皆当从不同体质论治。

四、疏滞养肝汤的方义。

答：以《伤寒论》四逆散加味。

药味：柴胡、枳实、白芍、香附子、山萸肉、瓜蒌仁各三钱，炙甘草一钱，丹参五钱。

主治：慢性肝炎或传染性肝炎病后，肝区胀痛，或面目皮肤色黄，黄疸尚未退尽，小便黄，胃纳少，或腹部饱胀，脉滑，舌色深红，苔微黄，或内心抑郁不快，气滞血瘀，亦可兼治胆囊炎症，因肝胆病有连带关系。

方义：柴胡苦平，除胸胁痛；枳实苦寒，消胀破结；白芍苦平，除邪气腹痛，血痹坚积，泻肝安脾；甘草甘平，治腹中冷痛，除邪解毒；香附微寒，开郁除烦，治胁下气胀；丹参微寒，养血去瘀，破癥除瘕；山萸肉酸平，治肝虚寒热，逐寒湿痹，温肝敛脱；瓜蒌皮仁润肝燥，止胁痛。

全方起疏滞养肝作用，是疏补并用调理良方。

五、三合散治阴亏消耗热，说明方义。

答：由四逆散、生脉散、泻白散加减组成。

药味：银柴胡、生白芍、北沙参、麦门冬、桑白皮、地骨皮、生薏苡仁各三钱，枳壳、生甘草各一钱，五味子五分。

主治：因病后失调，余热遗留，消耗血液，而致阴亏，症见头眩失眠、盗汗，或兼有咳嗽，脉象弦滑或细数，舌质鲜红或光滑。

方义：银柴胡甘微寒，清热凉血，治病后骨蒸劳热；白芍苦平，止痛消积，泻肝安脾；枳壳苦微寒，除胸膈痰滞，疏气消胀止痛；甘草甘平，温中下气，除邪解毒。以上是仲景四逆散方去柴胡，用银柴胡，去枳实，用枳壳，取其清虚热，调肝脾。北沙参、麦门冬、五味子养气阴；桑白皮甘寒，治伤中羸瘦，五劳六极，消肺中火，治唾血消肿；地骨皮清骨蒸内热，润燥滋阴。三合散三散合一，是肺、肝、肾三脏并治退虚热方。

泻白散原有粳米，今换薏苡仁，微寒，清肺和胃化湿。

六、滑氏补肝散治肝病日久虚弱症的意义。

答：是元代滑伯仁经验方。

药味：当归三钱，川芎一钱，熟地四钱，枣仁三钱，木瓜一钱，山萸肉三钱，五味子一钱，白术三钱，怀山药四钱，独活二钱。

主治：肝病日久不健，胁肋隐痛，夜不安眠，妇女月经稀少，或有低热，腹胀，心悸失眠。

方义：此方是用酸甘化阴以补血，辛甘化阳以益气，以镇静安神为主。因肝脏体阴用阳，以酸甘补肝体，辛甘补肝用，加独活风药能息肝风、调肝气也；白术补脾阳；怀山药养脾阴。《金匮要略》有云"见肝之病，知肝传脾，当先实脾"，以预防肝病传脾也。

七、三子贞元饮能纳气定喘，与开摄汤化饮定喘有何区别？

答：三子贞元饮是《韩氏医通》三子养亲汤与景岳贞元饮加地骷髅组成的。开摄汤是仲景小青龙汤加龙骨、牡蛎、熟地、附子、杞子组成的。

药味：三子贞元饮——苏子三钱，白芥子二钱，莱菔子三钱，地骷髅五钱，大熟地五钱，当归二钱，炙甘草一钱。

开摄汤——生麻黄三分，桂枝五分，生白芍一钱，炙甘草一钱，干姜五分，五味子三分，细辛二分，姜半夏二钱，化龙骨四钱，生牡蛎四钱，甘杞子三钱，淡附子一钱。

主治：三子贞元饮治肺虚肾亏，饮食酿痰，咳嗽气喘，痰色白黏，气促不得平卧，胸闷面浮，肢酸头眩，溲少，身体微肿，舌苔微白，舌根白黏，脉象细数，或浮滑。

开摄汤主治阳虚体质，素患痰饮咳逆，新受外感，头汗心悸，烦躁，脉迟，舌质淡白之喘脱症。

方义：三子贞元饮是从肾虚气不归纳、饮食酿痰咳喘着手，"三子"降气化痰，当归治咳逆上气，熟地纳气归根，地骷髅疏通三焦气化，上宣肺气，中治腹胀，下利小便，是治内脏矛盾。炙甘草调和内脏，治伤脏咳嗽。

开摄汤用小青龙汤开太阳解表；龙骨、牡蛎收摄肾气，化痰定喘；附子治咳喘，化寒饮，强心；枸杞子补肾填精，纳气强心。

附注：两方比较，三子贞元饮是治肺肾虚内伤咳嗽，以化痰治咳，纳气归根。开摄汤是治阳虚体夹外感，引动痰饮，有喘脱之变，故以小青龙汤辛温发表逐寒饮，附子合龙骨、牡蛎保摄少阴以固本防脱。这是二方主要区别。

三子贞元饮加减法：若舌红赤无苔，去白芥子，加牛蒡子三钱。若心悸，呼吸短促，肾气不纳者，去白芥子、莱菔子，加枸杞子三钱，五味子一钱。若无杞子，用刀豆子三钱。

贞元饮以内伤为主，故用熟地、当归、甘草，是柔性；开摄汤治太阳、少阴内伤外感合病，故用麻、桂解表，附子、龙骨、牡蛎防喘汗变脱。三子贞元饮佐地骷髅通三焦，放病出路，从小便出；开摄汤佐杞子强心纳气，是从保障元神救脱着想。我的治病总诀，就是"保障元神，放病出路"八个字。

八、五桑四藤防己汤与二枝二防汤皆治风痹，有何区别？

答：二方皆是临床经验方。

药味：五桑四藤防己汤含桑枝一两，桑白皮三钱，桑叶三钱，桑椹子、桑寄生四钱，钩藤、鸡血藤各三钱，忍冬藤四钱，天仙藤二钱，防己二钱。

二枝二防汤含桂枝二钱，桑枝一两，防己、防风各二钱。

主治：五桑四藤防己汤治热体风痹痛，及肝风窜痛。二枝二防汤治寒体风痹疼痛。

方义：五桑四藤防己汤中"五桑"有养血滋阴息风之效，"四藤"活血通络，平肝息风，防己治关节疼痛，能驱逐风湿，对热体痛风关节炎适宜。

二枝二防汤以桂枝温暖肌肉，祛风寒湿痹为主；桑枝祛风，和四肢拘挛；防风甘温，治骨节痹痛；防己治风湿痹痛。

附注：两方比较，五桑四藤防己汤治热体患风痹痛，兼治肝风为主，二枝二防汤治寒体患风寒湿痹，驱风寒止痛为主。虽属普通治方，亦从《金匮要略》化出，学者用时，按不同病体症状作适当加减。

九、五参汤能治虚弱体腹胀痛，其方义如何？

答：这是临床经验方。

药味：丹参一两，西党参三钱，苦参二钱，北沙参三钱，玄参四钱。

主治：体弱多病，消化不良，常有消耗虚热。苦参理肝胆，消癥瘕积聚；北沙参养肺阴，益胃，治胸痹；玄参微寒，能去腹积寒热，治腹痛坚癥。五参按五色，能调和内脏矛盾，达到保障元气、放病出路目的。

十、消鼓利水汤与软坚消胀汤的作用区别？

答：临床经验方。

药味：对坐草、路路通、白毛藤、白茅根各一两，这四味是消鼓利水汤；（前方）加木贼草、马鞭草、生麦芽、红枣各三钱，绵茵陈一两，九味，名软坚消胀汤。

主治：消鼓利水汤治肝硬化腹水，腹胀大，四肢瘦，行动气喘急，面容瘦削，脉弦或弦细，舌色深红，胃纳不好。

软坚消胀汤治肝脾胀硬，面黄肌瘦，大便溏薄，舌淡苔薄，腹有积块，坚硬起青筋。

方义：消鼓利水汤中对坐草治黄疸、水肿、鼓胀；路路通乃枫树果，能搜逐伏水，治积水肿胀；白毛藤清湿热黄疸、水肿；白茅根治湿热壅滞，小便不利积成水肿。

软坚消胀汤除上述四味药外，加软坚消胀之木贼草，杀虫柔化之马鞭草，茵陈化湿柔肝消胀，佐以红枣、生麦芽，是治肝保脾良法。

附注：消鼓利水汤以排水消胀为主。软坚消胀汤兼入血分，能杀血吸虫，去瘀消胀。木贼草与马鞭草较克削，不能久服，但肝硬化症最怕脾胃败，上不进食、下见大便溏泄则危。

十一、金钱开郁散治疗胆囊结石的道理。

答：本方是从《伤寒论》四逆散化出。

药味：广东金钱草一两，柴胡、枳实、白芍、乌贼骨、浙贝母、黄郁金各三钱，生甘草一钱。

主治：腹部作间歇性阵痛，或呕吐苦水，或大便闭，经化验检查有胆囊炎、胆结石症。

方义：此方柴胡、枳实、白芍、甘草乃四逆散全方，能疏达胆部郁气；乌贼骨、浙贝是验方乌贝散，能化滞止痛；广金钱草能消结石；郁金主治心腹间恶气。全方有化结石、调气血、止痛之效。

附注：此方在治疗时，要查明患者体质以及兼症夹症，作适当加减。兼有胃痛者，加蒲公英、甘松；兼有肝炎者，加丹参、香附；若阴虚血热体，舌红赤烦躁、头晕痛者，去上升之柴胡，加焦山栀；寒体加桂枝；寒湿体加吴茱萸、苍术；燥体加花粉，茵陈可代柴胡用。

十二、导水茯苓汤治水肿方义。

答：出典见日本丹波元简辑《观聚方要补》引明代方贤《奇效良方》。

药味：茯苓、麦冬、泽泻、白术各三钱，桑白皮、紫苏叶、槟榔、木瓜各一钱，大腹皮、陈皮、砂仁、广木香各八分，灯心草廿五根。

主治：水肿，头面手足遍身肿，手按即凹陷，手起随手而恢复，喘满倚息不能转侧，不得着床而睡，饮食不进，小便不利。

方义：此方由五苓散、五皮饮、鸡鸣散三方加减而成，是五苓散去猪苓、桂枝，五皮饮去姜皮、冬瓜皮，鸡鸣散去桔梗、吴茱萸、生姜，加麦冬、砂仁、木香、灯心，用药十三味。考全方名茯苓导水汤，是三焦并治之意，以导水下行为主。茯苓治胸胁逆气，除湿利尿；麦冬治心腹结气，饱食伤中，热毒大火，面目肢节浮肿；泽泻渗湿消肿；白术治风水结肿，心下急满；桑白皮去肺中火，水肿腹满；苏叶解肌发表，行气宽中；槟榔消肿逐水；木瓜治腹胀肿急，止呕消食，和胃去壅；大腹皮消水气浮肿，疏气降逆；陈皮治胸中逆气，下气止呕；砂仁温暖脾肾，消寒饮痞胀；木香散滞和胃；灯心草泻肺行水，治水肿。全方药味平淡无毒，对全身浮肿尿闭有效，其药效在气化通调。今人所谓肾脏炎、尿毒症，就是全身气化失调成剧病。

十三、瞿附通阳汤能通阳利水的原因是什么？

答：由《金匮要略》栝蒌瞿麦丸加味。

药味：瞿麦三钱，淡附片二钱，怀山药三钱，茯苓八钱，天花粉二钱，车前子三钱，怀牛膝三钱，椒目五分，路路通五钱。

主治：水肿症（慢性肾炎），小便稀少，大腹膨隆，按之软而不坚，脉象沉迟，或脉软弱，舌色淡红，干燥，气促，体温低，血压高。

方义：此方治阳弱气困水不行，上喘中胀下癃闭。瞿麦苦辛，行水利尿，治喘胀癃闭；附子温暖通肾气；山药补虚健脾胃；茯苓开胸消水气；花粉生津，能行水；车前子利水通水道；怀牛膝能引药下行；椒目利水消腹胀；路路通是枫树果，能治水肿胀满。全方搜逐伏水，使阳气通行，积水下行，为治疗慢性肾炎常用方。

十四、对甘麦大枣汤作用和疗效有何见解？

答：出典见《金匮要略》妇人杂病篇。

药味：甘草、小麦、大枣（药量临时酌定）。

主治：《金匮》原文："妇人脏躁，喜悲伤欲哭，象如神灵所作，数欠伸，甘麦大枣汤主之。"

日本汉医有持桂里在《方舆（輗）》中谓："凡用药当无老少男女之别，于方书虽有标妇人、称小儿者，但不必拘执也。……不拘男女老小，凡妄悲伤啼哭者，一切用之有效。"

方义：甘草甘平，温中下气，通利经脉；小麦甘微寒，除烦止渴，善养心气；红枣甘平，开胃养心，醒脾补血。《金匮》甘麦大枣汤方后注释，亦补脾气，是统治情志抑郁良方。

百合龙琥甘麦汤即是此方加味，是我临床实践方。

药味：百合八钱，青龙齿四钱，西琥珀粉一钱，炙甘草二钱，淮小麦一两，红枣三钱。

主治：性情怪僻，易哭易怒，记忆力差，夜多噩梦或严重失眠，头巅胀痛，目花眩晕，呵欠，肢软无力。

方义：甘草、小麦、红枣效能见上述，是治脏躁癫病主药。百合甘平，安心定胆，宁神安眠；龙齿涩凉，治惊痫癫狂，镇心安魂；琥珀甘平，安魂定魄。全方是治神经烦躁不宁效方。临床随不同体质及其他兼症，作适当加味。若龙齿缺，用龙骨代。

十五、处方当知加减穿合摘变之法是什么？

答：古人思方，各有精义，诸病治疗，各有主方，但外感内伤当依各门类加减穿合摘变而通之，忌用呆方，不知变化。

1. 加者：本方加别药一二味。

2. 减者：本方内减去一二味。

3. 穿者：如四君子汤穿四物汤或二陈汤，二方三方穿而为一，或有去取。

4. 合者：如四逆散、平胃散合为一方，别无增减。

5. 摘者：如用四君子汤，有痰摘二陈汤中陈皮、半夏；血虚摘四物汤中当归或熟地黄二味；血虚无痛摘川芎一味；血虚腹痛摘芍药一味。

6. 变者：如大青龙汤为麻黄、桂枝两方之变法，小青龙汤为大青龙汤之变法。

凡药皆然，能知其理，则处方有骨，此理是明代李梴发明。

按：中医治病之妙用，唯在辨证论治，对症下药，既要治病有主方，又能明了方义药性，不呆守原定不移的板方。

药

一、一药兼主十几种病，研究药效如何办法？

答：陶隐居有言：药性一物，兼主十余病者，取其偏长为本。日本丹波元简曰：一物固不宜有数性，片言居要，药之为物，气味相藉，必有一定不移之本性，于是其功乃有偏长。扩而广之，则主十余病，其理昭然矣。唯其每药之下，白字黑字，俱蕴其秘，岂古人认识相因，故叙事约雅，意在言外者乎。

如麻黄苦温，其功发阳，故能治邪气表壅，亦能治肺冷喘咳，亦能治水湿外实。

黄芪甘温，其功托阳，故能治虚劳不足，亦能治痈疽脓溃，亦能治湿邪黏滞之类。其所主虽多端，要其指归则一，盖配合之宜，辗转活用，皆本于一定之本性而已。仲景用药，理必为此，古本草之旨，亦复不外乎此矣。

按：张锡纯《衷中参西录》曰：夫学医工夫原有数层，悉论之，累幅难终，今先就第一层工夫言之，则最要在识药性也。

二、简化用药与异药同功的道理。

答：药的发明，是从古人寻觅食物，食而中毒，反而治好旧病。从草根、树皮、果实扩张到金石矿物治病，从单味药扩充到配合几味药成一汤方，古人称为经方。在我想法是经验成方的简称，后人以经典方看有些太崇拜古人，有迷信色彩，这是错误的认识。古人所得经验，收集实践心得成治病良方，其意义比较确切。

因此，像李东垣用药太复杂，太多，应该简化。清代叶天士《临证指南医案》及雷少逸的《时病论》，都是处方精简，这都是我们应当学习效法的。

李东垣治脾胃内伤痰厥头痛，半夏天麻白术汤方用药十三味。清代程钟龄《医学心悟》半夏白术天麻汤方药三味主药，加茯苓、橘红、甘草、生姜、大枣八味药，达到治痰厥头眩痛的疗效。专补中的参、芪，消食的麦芽、神曲，化湿的苍术、泽泻，温守的干姜，苦寒的黄柏，诚为简化用药的方法。

我的意见，少用贵重药，少用市场紧张药，可省则省，代用品可代则代，必需用则用。药的配伍以不同性味配合，起互助变化。《伤寒》与《金匮》方，我们要明了一味药增减作用不同，取效各异，就能够去找每味药主要作用与副作用，遇有药物缺货，就可以觅到作用相同的不同药味来代替，这谓之异药同功，对治病用药有灵性。

三、泻药分三种，是什么？

答：大概是这样分的，植物性（如大黄、番泻叶），盐类（如朴硝、元明粉），油类（如火麻仁、郁李仁等）是也。

植物性泻药的作用在刺激肠管，盐类泻药之作用在妨碍肠管之吸收，油类泻药则取其滑利，大概盐类、油类之泻下作用较植物性和缓，植物性与盐类合用，则其效倍增（如大承气汤）。

又植物性泻药能使子宫出血，以奏通经之效，故常合通经剂以治经水不利（如下瘀血汤），但孕妇须忌用下剂。

此外，还有白蜜、当归、桑椹、硫黄俱有缓下作用。白蜜润肠通腑为最佳，对老年人便闭及有胃痛最为适合；硫黄适用于阳虚便闭，是半硫丸之类；油当归对下痢不畅，与生白芍大量配合，服之有效；咸苁蓉对便秘起润肠作用，张景岳方有济川煎，以咸苁蓉为主药；桑椹子是营养性的润肠药，适用于虚体便闭症。

四、带下的病因及治疗是什么？

答：《素问》曰："任脉为病，男子内结七疝，女子带下瘕聚……"（笺正）任脉以担任身前得名。任脉病，则失担任之职，斯气结者成疝，血结者成瘕，或不能固摄，则带下作矣。此证有湿热胶结、清浊混淆而淫溢者，有相火亢甚、疏泄太过而渗漏者，又有肝肾阴虚不能固摄之证，止是带下之一端，而"任脉为病"一句，实兼此三者而包涵其中，故一见带下，即指为冲任不固、带脉无权之虚证，而辄提取补涩者，绝少见效。沈尧封谓与男子遗浊同治，诚然，治遗浊者固不可仅以收涩为能事也。

又云："脾传之肾，名曰疝瘕，小肠冤结而痛，出白，名曰白蛊……"（笺正）此脾湿下流，由肾而传之膀胱，盖即输尿管之清浊不分，故小腹为之郁结作痛，而白液自下是即男浊女带之故，湿热胶结者也。冤通宛，实即郁塞之郁，故《广雅》冤抑也。抑、塞义近，故郁结之郁，可假冤字为之。

又云："少腹冤热，溲出白液……"（笺正）此亦男子之白浊，女子之白带，少腹郁热是即相火亢盛之所致也。

又云："思想无穷，所愿不得，意淫于外，入房太甚，发为白淫……"（笺正）所思不遂，龙相之火因而外越，是即亢火疏泄太过之带下，入房太甚，则冲任不守，是为虚脱之带下。合观《素问》数节，则男子遗浊、女子带下之病因，总不外"湿火"、"相火"、"阴虚不守"三途而已。

五、治疗带下用什么药？

答：带下病症分为白带、白淫、白崩之不同，有虚实之分，寒热之别。白淫属思想关系。白浊有因败精，有因瘀热。唯白崩是精髓暴下，其病属下脱，极危险。

治带下亦要根据四诊八纲，按不同体质论治，勿可光以止涩疗治，今选治带药六十味。

1. 清相火，消郁热，理湿热药十四味：黄柏、白芍、鸡冠花、生槐米、代赭石、地榆、白蔹、慎火草、马齿苋、龙胆草、蛇床子、土茯苓、荞麦、生牡蛎。

2. 祛风邪，升陷邪，去瘀结药十四味：白芷、独活、荆芥炭、茺蔚子、升麻、老松香、五灵脂、丹参、凌霄花、败酱草、乌贼骨、牛角腮、蒲黄、海蜇。

3. 开郁气，杀虫，驱寒暖宫药十三味：香附、夏枯草、姜半夏、薤白、贯众、漏芦、石菖蒲、艾叶、韭菜子、益智仁、补骨脂、阳起石、草棉子。

4. 滋养肝肾，补精髓药五味：驴皮胶、狗脊、苁蓉、鹿茸、淡菜。

5. 收敛止涩药十四味：银杏、莲子、芡实、樗白皮、北秦皮、诃子、棕榈皮、化龙骨、何首乌、蚌粉、猪肝、禹余粮、墓头回、金樱子。

黄柏：味苦寒，治带下，清相火。

白芍药：味苦酸，微寒，治赤白带下。

鸡冠花：味苦寒，治崩中漏下、白带。

代赭石：味苦寒，治带下，赤沃漏下。

地榆：味苦微寒，治带下，止血崩。

白蔹：味苦平，治女子阴中肿痛，带下赤白。

慎火草（原名景天）：味苦酸平，治大热火疮，女人带下。

马齿苋：味酸寒，散血消肿，治女人赤白带下（捣汁，和鸡子白燉，微温饮）。

龙胆草：味苦涩，大寒，退肝经邪热，除下焦湿热，可治带。

蛇床子：味苦平，治妇人阴中肿痛，缩男子小便，治赤白带下。

土茯苓：味甘淡，健脾胃，祛风湿，解毒，可治带浊。

荞麦粉：味甘平寒，降气宽肠，磨积滞，除白浊白带。

牡蛎：味咸平，微寒，治女子带下赤白，化痰软坚，清热除湿。

白芷：味辛温，治漏下赤白，祛风却瘀止带。

独活：味辛苦温，却风止带。

荆芥炭：味辛温，却风止带，治崩中。

茺蔚子：味甘辛，微温，治风解热，顺气活血，养肝，崩中带下。

升麻：味甘苦平，微寒，治阳陷眩晕，带下崩中漏下血。

松香：味甘苦温，治崩带（研末酒吞）。

半夏：味辛平，消痰燥湿，治白浊、梦遗带下。

薤白：味辛苦温，治女人带下赤白，去水气、温中、散结气。

漏芦：味咸寒，下乳汁，消热毒，排脓止血，生肌杀虫，产后带下。

石菖蒲：味辛温，治风寒湿痹，女人血海冷败，赤白带下。

艾叶：味苦温，治崩中带下，为治带要药。

韭菜子：味辛甘温，治梦中泄精，溺血，小便频数，遗尿、白淫、白带。

益智仁：味辛温，补肝肾虚，小便频数，崩中带下。

补骨脂：味辛温，治肾虚腰痛，精气不固，带下。

阳起石：味咸微温，治子宫久冷，带下。

五灵脂：味甘温，行血止血，治经闭血崩，赤带。

丹参：味苦微寒，止血崩带下。

凌霄花（原名紫葳）：味酸微寒，治血闭寒热，崩中带下。

败酱草：味苦平，排脓破血，治赤白带下。

乌贼骨（海螵蛸）：味咸温，治血枯血瘕，经闭，崩漏，赤白带下。

牛角腮：味苦温，下闭血，瘀血疼痛，女人带下，血崩。

蒲黄：味甘平，治妇人带下，利小便，止血，凉血，活血。

海蜇：味咸温，治妇人劳损，积血带下。

香附：味辛苦甘平，散气开郁，治妇人崩漏带下。

夏枯草：味苦辛寒，散结气，解内热，缓肝火，治赤白带下。

草棉子：味辛热，治血淋，赤白带下（棉花子炒黑去壳，为末，糖水吞）。

驴皮胶：味甘平，治崩中带下，和血滋阴，除风润燥。

狗脊：味苦平，治室女白带，失溺肾虚。

肉苁蓉：味甘微温，除茎中寒热痛，女子带下阴痛。

鹿茸：味甘温，治女人漏血，赤白带下。

淡菜：味甘温，治虚劳伤惫，精血衰少，妇人带下崩中。

银杏：味甘苦涩平，缩小便，止带浊（生捣汁，冲服）。

莲子：味甘平涩，交心肾，治赤白浊，带下崩中。

芡实：味甘平涩，治腰脊膝痛，小便不禁，遗精，白浊带下。

樗白皮：味苦温，治赤白带及崩中。

北秦皮：味苦微寒，治女子崩中带下。

诃子：味苦温，为收敛药，治崩中带下。

棕榈皮：味苦涩平，治崩中带下、血淋。

化龙骨：味甘涩平，治女子崩中带下。

制首乌：味苦涩微温，能收敛精气，养血益肝，治产后带下诸疾。

蚌粉：味咸寒，解热燥湿，化痰消积，止白浊带下。

猪肝：味苦温，治冷劳脏虚，冷泻，久滑，赤白带下。

禹余粮：味甘寒，治赤白带下，崩中漏下。

墓头回：味苦涩微酸，治赤白带下、崩中。

金樱子：味酸涩平，脾泄下痢，止小便利，固涩精气。

六、哪几味药可以开胃？

答：常见一般处方，见患者胃纳不佳，用些川石斛、谷芽、麦芽，以为是开胃药。岂知胃纳不好，必有原因，去其病因，其病自瘥，胃纳增加。

1.凡是胸闷嗳气，得食腹胀，面容黯滞，是湿困中焦，必需开郁消滞，使肝气开达，脾胃运化，湿化食消，治法用四逆散（柴胡、枳壳、白芍、甘草）、平胃散（厚朴、苍术、陈皮、甘草）、越鞠丸改汤方（香附、苍术、川芎、六曲、焦山栀）等，去掉重复，增加病体需要药，去不适用药，能达开胃进食目的。

2.若形瘦，舌绛干燥，无津液，胸痹胀痛，嘈杂，或见干咳，大便干燥似羊粪，胃呆不进食，此乃胃阴不足，血分有郁热，脉象细数，或下午有蒸热，治法以养胃阴、凉血清热为主，使内热尽，津液生，其胃自苏。以三才汤（天冬、生地黄、麦冬、生玉竹、生白扁豆、生甘草、冬桑叶）及鲜梨汁、甘蔗汁、鲜石斛等，都是清热开胃妙品。按病体使用，对症加减选用。

3.若因脾失健运，命门火衰，不能进食，必见面容苍白或萎黄，得食腹胀，大便溏薄，小便清长，脉迟或脉沉，必需温暖命门，使脾得暖气，能传送运化，胃苏能食，用肉桂、附子、白术、茯苓、白芍、干姜、吴茱萸、西党参等温药和之，使脾肾阳气恢复，自然胃开能食。

4.若因肠燥，大便闭结，影响胃呆，必见舌根苔黄糙，浊气上冲，有头痛不食，脉象沉数，可用生大黄、元明粉、生甘草（调胃承气汤）下之，浊降便解，胃纳能开。

5.若因肝火炽盛的影响，便燥胃呆，可用苦寒清火，用龙胆草、生白芍、蒲公英、胡黄连、竹茹、瓜蒌皮等，使肝平火降，胃纳能开。

6.有因病久羸瘦，气液并亏，肠胃积滞，舌见厚黏满铺，或黄白舌苔，按其脉沉细无力，是脾失健运，宜用轻可去实法。孩儿参、无花果、玫瑰花、佛手花、厚朴花等味拨动胃气，使厚黏舌苔消退，胃醒能进流汁，病能渐瘥。

七、哪几味药可以安眠？

答：一般对失眠症喜用镇静安神药，如枣仁、柏子仁、远志、朱砂拌茯神、夜交藤等，亦有用朱砂安神丸、琥珀多寐丸、天王补心丹等成药。岂知失眠的原因甚多，岂可如此呆板治疗，必须辨别病因，照中医传统方法，辨证论治。

1. 因病失眠。应除去病根，寻病的主要矛盾所在而治之。本病治愈，失眠亦好转。

2. 若因衰弱内病引起失眠，调其气血，使营卫通畅，自然能安眠。

3. 亦有因思想不能解决，多谋操心，亦有因妄想不能办到的要求，亦有因悲哀上心，使内脏不宁，若不改造思想，难得疗效。

4. 有因肠胃食积不消。所谓胃不和则睡眠不安，将肠胃积滞除去，自然能眠。

5. 有因外感发热，烦躁失眠，要治疗外感，使表里邪热肃清，自然能够睡眠。

6. 因本身肝火炽盛，烦躁头痛失眠，必需调理内部，解决矛盾，使阴平阳秘，肝火不浮动。对症治疗，自然能眠安。

失眠原因在外感者，当辨伤寒、温热及湿热、伏暑。所谓阳明病不得寐，去其邪而神自安，攘外即所以安内也，故治风寒宜散，温热宜清，湿热宜透达，暑湿之邪宜宣表清里，伏暑之邪宜解表清里，要根据病情施治。

若因内伤杂病引起不眠，如咳喘、胃痛或便闭，当治杂病为主。主要矛盾治愈，失眠亦随之而愈。

以上是讲因病失眠的种种不同，以治主要病因为主。

若因身体虚弱引起失眠，有不同原因，因脾不摄血，元虚失眠，用济生归脾汤或丸治疗（黄芪、党参、白术、茯神、炙甘草、当归、广木香、枣仁、远志、红枣、龙眼肉、生姜）。

若因阳气衰弱失眠，可用保元汤（黄芪、党参、炙甘草、肉桂粉）治之。

若因营卫不和，气血失于流通，引起失眠者，用桂枝龙骨牡蛎汤（《金匮》

方，桂枝汤加龙骨、牡蛎）。此用桂枝汤调和营卫，加龙骨、牡蛎收敛浮越之神以安眠。

若因虚劳虚烦不得眠，《金匮》酸枣仁汤治之（枣仁、炙甘草、知母、茯苓、川芎）。

若因心肾不交，烦躁失眠者，用王孟英验方坎离丹（枸杞子、玄参、甘草）治之。

若因痰湿中阻，气滞失眠，脉迟，舌淡苔白滑，用半夏秫米汤治之。

若因心胆虚有痰失眠，怔忡惊悸，欲呕，脉滑，舌苔微黏，用十味温胆汤去熟地加红枣（陈皮、姜半夏、茯苓、炙甘草、枳实、竹茹、枣仁、远志、西党参、红枣）治之。

若因劳心过度，阴血虚，心烦不得卧，脉象弦细数，舌红苔薄黄，用黄连阿胶汤治之（《伤寒论》方：黄连、阿胶、白芍、黄芩、鸡子黄）。

若因脏躁症（西医癔病）失眠，容易头痛，动怒，烦躁者，以百合龙琥甘麦汤（常用验方：百合、龙齿或用龙骨、琥珀粉、炙甘草、淮小麦、红枣）治之。

有因情志抑郁失眠者，以越鞠加百合、夏枯草、乌药治之（香附、川芎、苍术、六曲、焦山栀、百合、夏枯草、乌药）。

有因肝火炽盛，烦躁，头痛，失眠，用钱乙泻青丸（龙胆草、炒山栀、生大黄、川芎、当归、羌活、防风）治之。

若因妄想，夜不安眠，有梦遗精，此因阴虚，内有相火，用丹溪大补阴丸同二至丸治之，清相火，滋阴，镇静安神（大补阴丸：龟板、生地、知母、黄柏，猪脊髓为丸；二至丸：女贞子、旱莲草）。

若因肠胃积滞失眠，大便闭，胸腹胀痛，脉滑，舌苔黄，用焦山栀、淡豆豉、枳实或加生大黄下之。

失眠有因瘀血为病者，其坐卧不安，将卧则起，坐未稳又欲睡，一夜至天明无宁刻，重者满床乱滚，此乃瘀血失眠，用《医林改错》血府逐瘀汤（当归三钱，大生地三钱，桃仁半钱，红花三钱，枳壳二钱，赤芍二钱，柴胡一钱，甘草一钱，桔梗一钱半，川芎一钱半，怀牛膝三钱）。临床实践可以随不同体质，灵活加减。

失眠病因甚多，治疗以去其病因为主要目的，切不可墨守成规。某汤与某丸可治失眠，界述大旨，应为研究所以然开一门径。

继承弘扬，勤耕不倦
——记张卫华老师

在杭州市中医院，您经常可看到一位受人尊敬、面容和蔼的医师，她发型优雅，服饰得体，举止端庄，无论对患者还是同事，脸上总带着慈祥的笑容，七旬之年却显得十分年轻，她就是我们的老师，杭州市名中医——张卫华。

张老师从医已有 45 年，始终厚德行医，术德共济，多年钻研，总结出宝贵经验。退休以后，她未享受花鸟鱼虫的闲暇，仍然兴味盎然地工作在临床一线，读书学习、继承弘扬、勤耕不倦，在中医事业上有了更深的造诣和建树。

张老师曾师从于浙江省中医院名老中医魏长春先生，深得其精髓。在动荡的"文革"年代，中医著作很少，读书人更少，她依然重视学习、孜孜不倦，常因获得一本好书而喜悦满怀。数十年来，她勤求古训，博采众方，在精读《黄帝内经》、《伤寒论》、《金匮要略》等经典的同时，还阅读了张锡纯、蒲辅周、岳美中、朱良春、颜德馨、焦树德、俞尚德、梁剑波、徐景藩、王绵之等名医的著作，从中吸取经验，提高自己。张老师特别对温热药物作了重点研究和实践，逐渐形成了自己的学术观点："寒邪非温不散，水饮非温不去，痰湿非温不化，疼痛非温不止，瘀滞非温不通，气机非温不畅，食滞非温不消，虚寒非温不补。"近年来，张老师又阅读了郑钦安、李可、卢崇汉、张存悌等扶阳派学者的著作，深受扶阳理论思想影响，更坚定了自己的学术观点，用温法、温热药物解决了很多沉疴痼疾，尤其在胃肠疾病、痛证、口腔溃疡、发热及疑难杂症上有独到的见解和方法。如慢性胃炎治疗上自拟了先后天方（附子理中汤合黄芪建中汤）；口腔溃疡主张补土伏火，用潜阳丹加味；中风从外风论治，用小续命汤加减；发热性疾病从六经辨治；失眠从协调阴阳论治等，对许多疾病都有自己的特定验方，临床疗效颇佳。

张老师不仅是一位善于积累、求索的智者，更是一位乐于分享的长者与导师，曾多次被杭州市卫生局评为学术继承优秀带教老师。能成为她的学生是我们的荣幸。她总是不遗余力、亲切和蔼、有问必答。每每跟老师临诊，讨论临床难题，她的寥寥数语便使我们茅塞顿开。老师基础扎实，方歌倒背如流。问及缘由，她说学习时间可以无处不在，即便是骑车等红绿灯的空隙，也是可以温习吟诵方歌的。如此精神令我辈叹服！她认为"三人行，必有我师"，鼓励我们多发表自己的见解，诊室里经常可以看到我们师徒一起热烈讨论的场景。老师酷爱读书，也希望我们能读更多的书。凡有新书好书，都不忘多买几本给我们一起分享。我是从事神经系统疾病研究的，当时高允旺的《脑病心悟》是师弟桐亮向作者订购的，书店网上无处可买，她就完整地复印了一本送给我，令我非常感动。老师白天忙于门诊，休息时间点评我们的月记、病案，备课写作，每篇文章都亲力亲为，完成后第一时间发给我们。她将毕生临床实践的心得精髓传授给学生，字里行间都渗透着她的心血，还有什么比这更宝贵呢？

张老师行医朴实诚信，对病家心理很重视。记得跟随她抄方时，时有患者问："中药效果是否很慢？"她回答："不，有效就马上有效！"令患者改变认识，提高信心。遇到患者疗效不佳，她反复推敲，对现代医学不明白的地方又请教我们这些学生，真可谓"不耻下问"。一些疑难危重患者需要超常规使用毒性中药，她总是反复交代煎服方法，而且把自己的电话告诉患者，以便及时联系，解除患者后顾之忧。

除了高超的医术，张老师心地非常善良，对患者关心体贴。曾有一位家境贫困的患者，因严重心脏病需手术治疗，老师不但细心诊治，还自己掏钱让他加强营养，患者感动万分。一疝气嵌顿患者需住院，医疗费差额较大，老师掏出数百元，周围患者被感动，纷纷捐助，解决了其燃眉之急。有患者失窃后痛哭流涕，老师不但宽慰她，还拿出路费让她安心回家。像这样的情况经常会有，老师常说："患者生病本来就很可怜了，能帮就尽量帮一点吧。"

"医者仁也"，张老师就是这样一位有着仁心仁术的医者。今天她将诊病思路、治疗方法娓娓道来，展现在我们面前的是一幅幅栩栩如生的诊治画面，为我们在临床上开拓了更广的思路。这本浓缩了几十年经验及感悟的著作，无论对于我们学术继承人，还是在职医生、在校学生，都是指导临床诊治不可多得的书籍。

由衷感谢您！我们尊敬的张卫华老师！

全体学生（周天梅代笔）

2013 年 6 月